教师不可不知的
脑科学知识

脑科学指导下的教学设计原则

[美] 凯瑟琳·斯凯里斯（Kathleen Scalise） [美] 玛丽·菲尔德（Marie Felde） 著

陈斐娴 译 杨长江 审校

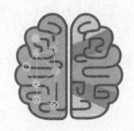

华东师范大学出版社
·上海·

图书在版编目(CIP)数据

教师不可不知的脑科学知识:脑科学指导下的教学设计原则/(美)凯瑟琳·斯凯里斯,(美)玛丽·菲尔德著;陈斐娴译.—上海:华东师范大学出版社,2023
ISBN 978-7-5760-3617-6

Ⅰ.①教… Ⅱ.①凯…②玛…③陈… Ⅲ.①脑科学—普及读物 Ⅳ.①R338.2-49

中国国家版本馆 CIP 数据核字(2023)第 068958 号

教师不可不知的脑科学知识:脑科学指导下的教学设计原则

著　　者	[美]凯瑟琳·斯凯里斯　[美]玛丽·菲尔德
译　　者	陈斐娴
审　　校	杨长江
责任编辑	张艺捷
责任校对	刘伟敏
装帧设计	刘怡霖

出版发行　华东师范大学出版社
社　　址　上海市中山北路 3663 号　邮编 200062
网　　址　www.ecnupress.com.cn
电　　话　021-60821666　行政传真 021-62572105
客服电话　021-62865537　门市(邮购)电话 021-62869887
地　　址　上海市中山北路 3663 号华东师范大学校内先锋路门
网　　店　http://hdsdcbs.tmall.com

印　刷　者　上海展强印刷有限公司
开　　本　787 毫米×1092 毫米　1/16
印　　张　19.75
字　　数　365 千字
版　　次　2023 年 9 月第 1 版
印　　次　2024 年 12 月第 2 次
书　　号　ISBN 978-7-5760-3617-6
定　　价　68.00 元

出　版　人　王　焰

前言

作为本书作者之一，人们总问我，为什么要写这本书？我和其他作者一起写这本书有什么必要吗？为什么教师和教育工作者们需要了解脑的学问？

《教师不可不知的脑科学知识》这本书源于我自 2005 年起在俄勒冈大学为教育工作者们教授的一门高级学习理论课程，叫作"教学分析"。这门课的"学生"都是平均有 20 年或更长的教学经验的小学校长和老教师。他们说，如果要上一门关于学习理论的课程，他们希望可以从中学到一些新鲜的内容，这些内容在他们的工作中也能够具有很高的实用性和重要性。

因此，这门课程的重心是培养教师或其他教育工作者的一种科学素养。正如它的名字，我们分析了教与学相关的文献，反思认知心理学、神经科学和教育研究的融合是否为教师们提供了任何有用的东西，同时仔细思考记忆、情绪、态度和动机等领域的研究发现。令我感到十分惊喜和欣慰的是，教育工作者们很快就投入了相关阅读和思索，且孜孜不倦。

他们的求知欲越来越旺盛，尤其想了解脑和脑的工作机制。我的课程一开始是一个小型的博士研讨会，之后规模成倍扩大，上课的房间也越来越大，上课的过程还在很多网站上直播。刚进入这个领域的新教师、退伍军人和校长也开始报名上课，他们想知道他们的领导和同事在学什么。

这就是我和其他作者一起写这本书的一部分原因。教师和教育工作者需要了解脑科学，这是有充分的根据的。如果给他们提供相关的途径，他们不仅会来，而且还会带他们的朋友和同事来。因为不论是管理者还是教师，是新手还是熟练工，他们都很想了解脑科学，且从脑科学中得到了许多共鸣。毕竟，有哪位教育工作者没好奇过学生的脑子里究竟在想些什么呢？教师又是教学一线工作者，所以对他们来说，能了解脑科学，他们感到很兴奋。

此外，教育工作者们发现科学知识并不像他们一开始想象的那么难。对脑科学领域有所了解之后，他们渐渐习惯于跟进了解脑科学的新进展。在我和其他作者合作写这篇文章的时候，如果没有不断产生的新研究，我们很难写完一章。教师对于了解正风靡的知识领域是非常有激情的。

撰写本书的另一个原因是考虑到脑科学领域当前的状况。每天新闻报道中都有关于脑的科学发现，研究期刊和学术会议也正爆发式地刊登和讨论这些科学发现。尽管脑研究非常艰辛，但新的知识时代即将来临。例如，今天刚入职的新教师可能在以后 30 年或更长的职业生涯中会被不断涌现的关于学生学习方式的新信息所包围。这意味着每位教师都需要有脑科学知识基础，以便未来能够理解新的研究发现。因此，我们必须为教育工作者了解脑科学提供可参考的框架。

美国教育咨询委员会和各国教育咨询委员会对此持有同样的观点。不论是美国国家科学院（the U. S. National Academies），还是经济合作与发展组织（Organisation for Economic Co-operation and Development，OECD），他们在面向教师的科学和政策咨询报告中都建议教师了解大脑和思维的科学，否认了教师不需要了解脑科学。尽管脑科学还未探索完全，但已有许多重要的发现可以为我们所用，每个教师都应该了解它们。怀疑主义也是有根据的，教师应能够评估这些要求。

在给教师上课的这一段愉快旅程中，我们了解到了一些重要的信息。首先，我们发现在交流中要让教师发声，这很重要。因此，读者会发现，教师的叙述是本书的重点，同时还有对神经科学家和认知心理学家的简介和访谈。故事和叙事是大脑学习的一种主要方式，大脑将它们视为一种证据或"社会性证明"，因为它展现了对他人有价值的或令人信服的经历。

其次，我们认为，教师缺少的是一本重点聚焦于融合神经科学、认知心理学和教育研究这三门心智科学的教科书。把这三门科学的内容放在一起很重要，因为教师很忙，他们没有时间自己收集所有的新信息。参加脑科学会议的一位教育工作者说，她被那两天的讲座和讲习班深深吸引，所以她想把这些信息也带回给同事了解。但是由于这些信息松散、没有被整合，她很难共享给他人。因此本书旨在将丰富的信息及其可适用的场景整合起来，以供教师分享。

最后，教师们会发现脑科学已不是一门要自主选择学习的学科，而是已内化于自身的存在。这太神奇了。如果你对脑科学知识了然于胸，你将成为在教师午饭时间引领话题的"核心"人物。你的同事之前可能对于学生的一些学习行为不太理解，而当你分享的脑科学知识启发了你的同事，让他一下子明白了那些行为时，令人惊奇的事情就发生了。教师们会发现，脑科学不仅可以运用到他们的教学实践中，还能启发他们的学习实践。这是非常有价值的。

致谢

　　我们要感谢许多帮助过我们的人,尤其是哥伦比亚大学的神经科学系、哥伦比亚的莫蒂默·祖克曼(Mortimer B. Zuckerman)心脑行为研究所、哥伦比亚的教师学院以及俄勒冈大学的教育学院,它们共同赞助,与我们合作,使得本书得以完成。我们还要感谢许多为每一章作出贡献的科学家、认知心理学家和教育研究人员,他们协助我们进行了文档编撰,并在访谈中给我们提供了许多信息。我们也想感谢以下为我们提供了宝贵建议的手稿审稿人:东密歇根大学(Eastern Michigan University)的安妮·贝德纳(Anne K. Bednar);查尔斯顿学院(College of Charleston)的安妮·古茨霍尔(C. Anne Gutshall);普利茅斯州立大学(Plymouth State University)的伊丽莎白·里德(Elizabeth K. Reed)和圣约翰·费舍尔学院(St. John Fisher College)的琳达·施洛瑟(Linda Schlosser)。

　　最后,我们感谢与我们分享故事的教师和校长们,以及所有每天在教室和学校与我们的孩子和年轻人一起工作的教育工作者们。我们希望这本书对他们有所帮助,也期待他们的故事和反馈,以便我们与读者一起成长。

凯瑟琳·斯凯里斯(Kathleen Scalise),副教授

俄勒冈大学,主要研究领域:教育方法论、政策与领导力

(*Educational Methodology*, *Policy and Leadership*, *University of Oregon*)

目录

第1章 脑科学的核心原则和大观念
第一部分：理解核心

　　本章将介绍七项核心指导原则：每位教师、教育工作者和领导都应了解，以便于将脑科学应用到课堂中，并为能够在这个新兴领域内终身学习打下基础。本章涵盖了寻找脑科学通用依据的研究。紧随本部分之后，将有一个标题为"核心的框架"的部分。这一单独的部分将总结指导原则，并为每项原则介绍一组相关的大观念。这些原则解释了为什么教育工作者应该对此感兴趣。大观念则介绍了教育工作者们应该了解的内容。

小课堂

　　注意力：指人的心理活动集中于环境中特定的信息或刺激，而忽略其他信息或刺激。

　　脑——执行关键功能的生物器官，如接收、组织、处理、指导、储存、运用和传播信息与思考。

　　教育工作者可用的脑科学基础概念——提供已被该领域研究界所了解的大脑和思维运作机制的信息。

　　教学设计——为产生有效的教学系统而进行的分析、综合和评价的扩展过程。

　　学习——基于经验产生的思想、态度、行动或行为上的相对持久的变化。

　　元认知——监控、反思、调节和控制自己思维的过程。

　　神经科学流言——脑科学或认知心理学研究的某一个方面因被广泛误解或过度简化而误用的情况。

　　可塑性——大脑物理结构产生变化的能力。

引言

　　一位幼儿园教师不耐烦地跺着脚，说："我没办法介绍这篇文章！这是关于脑的，我怎么会了解脑呢？"

　　她当时正在参加一门为教育工作者开设的关于学习理论的课程，每个学生都在课堂上介绍了一次自己的阅读经验。

这位幼儿园教师恳切地问："有人能替我吗？"然后她扫视了整个房间的人，满怀希望地问："也许科学教师可以？"

"好吧。"她叹了口气，"我试试看。"

轮到她了，她像是给小朋友展示一本图画书一样把她的文章高高举起，说："这很重要，之前我不想给你们介绍，但现在我想了，让我来告诉你们为什么！"

她说："牙医是医生的一种。对于牙医来说，必须了解……"这时她指着自己的牙齿，全班都看着她，她对全班大声说："大家说！"

"牙齿？"房间里传来一些回答。

"正确！"这位幼儿园教师说。"牙医必须了解牙齿！"

"足科医生是治疗脚部疾病的医生。"她继续说，"一名足科医生必须清楚……"

"脚！"这次全班都喊了。

"对！"她说，"非常好！"

"现在，一名教师必须知道……"她指着自己的头部一侧。

全班都犹豫了。"头？"一位同学试探性地回答道。

另一位大喊"头发"，并露出困惑的神情。

从同学们的反应来看，似乎很多人都不确定答案是什么。

这位幼儿园教师很吃惊，"不是！"她咆哮道，"不是头！也不是头发！是脑！我们是教师，我们必须了解脑！"她开始解释，例如通过知道脑如何形成记忆，教师可以理解为什么要注重让学生将所学的知识与已有的知识相联系，而非学习孤立的知识。因为通过此过程可以将新知识内化于脑，并应用于第二天的测试。

没错，她是对的。任何热衷于探究人们怎么思考、学习和行动的人都会觉得认知与脑科学是很让人着迷的学科。大量有关教师发展的国内外报告肯定了神经科学已经发展到一个可以对那些对教育工作者来说非常重要的发现进行批判性思考的水平（National Research Council，2000）。例如，由 38 个国家/地区组成的国际合作组织甚至认为将脑科学纳入教学是出于一种道德要求。［请参阅核心指导原则 1（1）；OECD，2007 年］。

当代的教育工作者处于一个前所未有的地位，他们是在教育这一历史悠久的行业中第一批将认知神经科学运用于班级教学和教育政策设计中的人。将对大脑学习方式的认识应用于教学实践中，学生和教师都能从中受益。

脑科学领域正在迅速发展。每年有关大脑及其功能的研究发现都以无与伦比的速度增长。然而,对于教师而言,理解和展望其中的许多新信息和新的见解是至关重要的。

例如,麻省理工学院的神经科学家正在利用实时大脑成像技术区分视觉场景记忆中已准备好和尚未准备好进行学习的脑区(Yoo 等,2012),并开始识别使大脑准备好加工和记忆信息的条件。同样重要的还有加利福尼亚大学伯克利分校和其他机构的研究,他们已经开始识别干扰我们学习能力的因素。该领域也为我们理解睡眠和营养在学习中所起的作用提供了重要而崭新的思路,其作用远不只是让学生吃好、休息好然后来上课而已。脑科学也阐明了与他人互动的重要性——即使是与他人短暂的互动,也能不可估量地增强认知理解力。脑科学领域的一系列发现能够很大程度上帮助教师并造福学生。

所以,教育工作者应该学习脑科学是毋庸置疑的。重要的是在这样一个庞大且不断增长的脑科学体系之中,教育工作者们要学习**什么**? 目前什么内容最能够支撑他们在这个日新月异的领域内终身学习?

为此,本书为教师和所有教育专业人员明确了有关脑科学的核心知识基础。这一基础被称为"核心",这将在本章中总体介绍,并在之后的各章中对其进行交叉引用和扩展。"核心"由针对教育工作者的七个脑科学指导原则组成,这些原则来源于美国及世界各地的教学团体和神经科学家对教师教育教学实践所作的研究。

三门学科合作的力量:三门学习科学交叉引用,效用大于任一单门学习科学

神经科学、认知心理学、教育研究科学——每一门学科都以其独特而有价值的方式加深了我们对学习方式的理解(见图1.1)。神经科学着眼于研究大脑的生理功能,而认知心理学通常通过实验室的实验和行为观察来研究**注意力**、语言、记忆和思维等过程。教育研究科学则聚焦于课堂学习或学生和教师的经验以评估现实中的教育教学实践情况。

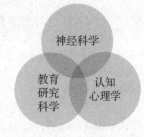

图1.1 三门学习科学

这三个领域都能为有效学习和人类的认知提供有用的见解,因此被称为**学习科学**。然而,近来随着各个学科的发展前沿不断更新,这些领域和其研究结果却总是相互隔绝的,无法相互交流或促进。这一情况的快速变化将对教师和教育政策制定者大有裨益,但也意味着我们暂时无法在同一个地方获得跨学科的资料。正如一位教授人类学习和认知的讲师所言:"我必须花很多时间、精力为我的课程收集大量的资源和材料,因为我无法同时在一本书中找到所有的信息,这就是为什么我认为创作此书的想法是很伟大的。"

在本书中，我们坚定地使用**"教育工作者可用的脑科学基础概念"**这一术语。一些讲师认为这一术语不够清楚或可能被误用（请参阅"一则神经科学流言"），所以选择尽可能避免使用它。正如一位讲师所说，一些对神经科学与教育之间的关联感兴趣的人曾将**"脑科学基础"**这一术语视为一种妙计或花招。在本书中，我们十分看重该术语并赋予了其新的含义，进而突出了科学素养对于教师的重要性。依据调查研究的理解方式，我们将**"脑科学基础"**定义为能启发对于脑和思维基本运作机制的理解的相关内容。

有些专家认为与学习有关的一切活动都涉及大脑，因此无论采用何种方法学习都是源于大脑的。另外有些专家则认为对脑科学基本知识的理解无法影响教师的教学。我们认为大脑、思维和行为对于学习和教育都是至关重要的，因此本章和整本书中介绍的基于脑的原则是要理解脑和思维的运作机制，并将其与我们所知道的课堂上的行为和学习联系起来。

越来越多的脑科学研究通过跨领域合作开展研究。例如，人类连接组项目（Massachusetts General Hospital HC Project，2013），即致力于建立首个可以与人格特质、认知技能和遗传学交叉链接的基线数据库。该项目请1200名健康人士参加认知测试和心理访谈，并绘制他们大脑中的远程神经通路图谱。

该项目由美国国立卫生研究院[①]资助3 000万美元。项目的一个部分是通过实时观察特定的记忆任务如何激活不同的脑区，来研究个体大脑差异与思维方式之间的联系。

资源

教师可用的在线、媒体和印刷资源：高曼（Gorman，2014）。（请参见本章结尾的引用列表）

正是来自神经科学、认知心理学和教育研究科学三个领域的知识和观点的**交叉**内容为本书奠定了基础：三门学科合作的力量。当三者结合在一起时，它们至少可以为促进学习活动的某些方面提供信息。因此，本文的基本前提是这些研究领域现在可以整合起来为我们理解某些内容提供强有力的支撑。换句话说，三门学习科学合作的力量大于任一单门学习科学。

三门学科合作的力量：聚焦阅读

认知心理学家迈克尔·波斯纳（Michael Posner）博士与脑研究团队进行了多年的广泛合作，他经常以阅读教学长期存在的挑战为例来阐述将学习与脑科学融合在一起的价值。

---

① 本章末尾的参考书目分为两部分，便于职前教师和在职教师根据需要和用途进行选择并使用这些材料。"参考文献"部分列出了研究和科学参考资料；"教师可用的在线、媒体和印刷资源"部分列出了教师可能希望在课堂上直接使用的材料。

尽管何为阅读教学的最佳方法仍存在争论,但所有人都赞同阅读是一项基本技能。研究已经证明,阅读是发现新知识、扩展创造力以及为就业和大学做好充分准备的关键。而且,正如研究者、作家斯坦尼斯劳斯·德海恩(Dehaene,2009)在《大脑中的阅读:我们如何阅读的新科学》(*Reading in the Brain：The New Science of How We Read*)一书中所描述的那样,神经科学的研究表明,学习如何进行有效阅读本身可能会带来巨大的认知层面的收益。通过对阅读者和非阅读者的研究,德海恩讨论了在他们大脑组织中观察到的差异,其中一些差异可能来自学习如何阅读本身的过程。

波斯纳认为,关于阅读教学的争论已持续多年。在俄勒冈大学办公室的一次采访中,他将这一争议描述为教育工作者的难题:阅读教学应该采用许多教育工作者已知有效的方法,即通过语音(声音单元)的方法来进行阅读教学,还是应该将教学重点更多地放在书面文字上,即采用另一种常用的涉及符号视觉处理的方法? 波斯纳指出,脑科学研究现在提供了能回答这个问题的关键数据和有利发现。他说,通过对大脑进行扫描,我们现在知道有效的阅读可以激活两个不同的脑区:一个处理视觉上的文字形式,另一个处理语音(赋予语言意义的声音组织)。事实上,有阅读学习困难的儿童常常无法像成年阅读者一样激活其中某一个关键脑区。尽管这并没有在究竟是选择语音教学的方法还是强调意义的"全人"教学方法给出答案,但它确实为我们提供了如何在阅读过程中进行解码的思路。

波斯纳说:"大脑的一部分负责将字母分成一个单元,而另一部分则与听觉有关,特别容易受到语音训练的影响,有时甚至可在短短几周内看到效果。"波斯纳坚持认为大脑的这两个部分必须协同合作才能使阅读效果最大化。他指出,有关阅读教学的问题多年来一直争论不休,但这项新研究清楚地表明,大脑存在两个负责不同阅读功能的区域,这一发现着实令人惊奇。

一则神经科学流言

人们对基于脑科学开展的教育越来越感兴趣,对使用脑科学来改善学习的呼吁也越来越强烈,这带来了一个不幸的结果,即它很容易被误解、过度简化和误用。这一不幸的结果被称为**神经科学流言**(neuromyth)。

"有这么多发表和讨论的东西都是无用的,"国际心智、大脑与教育(Mind, Brain, and Education, MBE)协会创始会长、哈佛大学心智、大脑与教育研究生项目主任库尔特·菲舍尔(Kurt Fischer)说道(引自 Bernard, 2010),"所谓的基于脑科学的学习根本没有神经科学基础。"

教育工作者和科学家试图揭穿的一个非常典型的神经科学流言是，大脑是一个静止的器官，在人年轻时就已经发育成熟，并在人一生中都不会改变。另一个流言是，一些人是左利脑，另一些人是右利脑，因此必须对他们采用不同的教育方式。此外，我们仅使用了大脑容量的 10%，这也是一个普遍的误解，它甚至成了 2014 年十分受欢迎的科幻电影《露西》的理论基础。我们不打算在本节讨论这个主题（因为这个主题会在第 8 章再次讨论），在这里提出来是为了让教育界对这一正在进行的讨论有所了解，并强调神经科学应该拥有科学和文献的基础。据讲师们反映，认识神经科学流言是教师最难以接受的问题之一。毕竟在任何职业中，放弃旧的观念，转而接受更先进的理念都是十分困难的。

8

资源

教师可用的在线、媒体和印刷资源：伯纳德（Bernard，2010）。（请参见本章末尾的引用列表）

本书的结构

在本章中，我们首先介绍专为教师和其他教育工作者而开发的核心基础知识。俄勒冈大学的研究人员在哥伦比亚大学研究人员的协助下，使用一种被称为**饱和度评估**的技术来探索大量经研究验证的资源，并确定了能够促进教师对于脑科学基本理解的知识（见附录A"核心开发技术报告"）。该部分内容广泛，从解剖学的基础知识、神经元的功能到可改善教学设计的新兴研究都有覆盖。

在本书中，信息的呈现方式是基于学习科学所发现的内容。已有研究告诉我们，通过将新信息与已知信息整合在一起（无论是在任一新的情境还是在不同的背景下），我们都可以学得更好。因此，本章所介绍的"核心"神经科学和认知科学观点将在后面的章节中通过大量教与学的故事再次扩展讨论。

教育工作者的叙事、对研究人员的访谈以及课堂示例将贯穿于各个章节，以构成"相关性"这一关键要素。本书所涉及主题的呈现顺序引入了相互构建的概念。但是，我们鼓励读者和讲师以最适合自身背景和需求的顺序阅读这些章节。且每一章都会以对"学习要点"的简介为始，以"预告"读者本章内容，并以"结束模块"总结本章中可运用于解决问题的内容。正如你即将阅读到的，所有这些方法都是基于已被教育研究证明有效的教学实践，而脑科学提供了它为什么有效的证据。

通过检索教育和学习科学相关的前沿资源，我们找到了通用依据（common ground），并形成了一个核心知识库，这里我们称其为"核心"。脑科学告诉我们，如果依据原则和大观念(big ideas)来组织知识,就能更好地掌握知识,因此"核心"被组织成从研究中概括出的七个指导原则。此"核心"涵盖从基本的大脑解剖结构到复杂的认知系统的关键信息及原理,为教师筛选出了在该急速发展领域中可能需要的信息。

组成核心的事实、信息和理论经过调查和评估选自科学报告、书籍章节和教师指南等62篇资源。其中有 5 篇重要的摘要出版物为本章的原则大纲来源,其余的资源为之后的章节内容提供了详细信息。

这 5 篇出版物涵盖了与教育工作者有关的脑科学领域,代表了主要科学学会(Society for Neuroscience,2008)、服务于许多国家的教师和教育工作者的国际组织(OECD,2007)以及美国和英国的国家科学智库。例如,美国国家研究委员会(National Research Council,2000)的报告描述了一场对教育产生了重要影响的"思维研究"革命,而英国经济与研究委员会(Economic and Research Council)(Howard-Jones 等,2007)的报告则讨论了脑科学知识是如何在经济、政治行为以及教育等不同领域不断凸显其重要性与相关性。关于脑科学和学习理论,一篇文章还为教师提供了与之相关的理论性及计算机建模上的理论(Hawkins 和 Blakeslee,2004)。这些资源共同为教育工作者描绘了一幅信息核心图,接下来我们将通过七项原则及其相关的大观念进行探讨。

核心解决了许多问题,例如,如果大脑非常活跃并且可以改变,那么驱动其改变的是什么? 大脑如何判断各事物之间的相关性? 是什么让它选择记住了某些东西? 大脑为什么以及如何建立连接? 同样重要的是,如果大脑的工作是学习,那么什么会干扰成功的学习? 其所必不可少的神经和认知活动是什么呢?

相关研究正在逐步给出一些答案。伴随着本章介绍的知识基础以及第 2 章介绍的物理变化中神经可塑性相关的基础知识,我们进入了教育工作者世界的核心。第3、4 和 5 章通过教学设计专门介绍了认知与学习之间的联系,包括大脑系统的运作,如记忆。随后的第 6 章涵盖的研究范围扩展到大脑和身体所处的物理环境,包括睡眠、锻炼和营养。第 7 章探讨了在大脑功能中起主要作用的情绪和态度,第 8 章探讨了压力的性质。第 9 章探讨了构成有用的反馈和证据的内容,这两者对大脑的学习来说都是必不可少的。第 10 章讨论了大脑发育的敏感期。最后,第 11 章提供了各"核心"领域的具体示例,为读者额外提供了有关核心观点的练习机会,第 12 章最后给出了相关行动计划以及对于教育工作者的展望。

那些对自己的科学背景没有什么信心的人可能不愿一开始就读核心部分,但是如果坚持下去,继续学习,很快会在随后的章节中看到更为熟悉的知识领域。神经科学和认知心理学无法告诉教育工作者在教室里或在政策层面具体应该做什么，但是这些基于科学和研究的基础知识将可贵地帮助我们理解我们是如何学习的，从而可以利用这些信息来改善我们的教学。从更广泛的层面来看，这正是教育工作者取得教育教学成效的第一步。

七项指导原则介绍

核心的七项指导原则将脑科学概念归纳为教师和其他教育工作者可以理解的"块"，每项指导原则都与大观念的关键信息相关，它们将在本章"第二部分：核心的框架"中呈现，并在每个后续章节中进行详细介绍。每个指导原则都说明了**为何**核心的大观念对教育工作者很重要，即它们是教师要实施这些原则必须知道的内容，这些内容较多启发于基础神经科学、认知心理学和教育研究中，更清晰地展现了学习科学之间的三元关系。

正如我们将在以下各章中看到的那样，"核心的框架：七项指导原则及相关的大观念"部分中的信息实质上是这些领域中关键信息的概述。随后的每一章都将对核心原则进行更深入的探讨，并尽可能地将这些概念与教师的课堂教育教学相关联。

建立一个核心

从心理学的角度来看，**学习**通常被定义为通过获得经验而产生的思想、态度、行动或行为上的相对持久的变化。从教育的角度来看，这种对学习的定义通常被运用于学校教育或学习经历中，但教育研究也表明除了正式学习，也存在各种非正式的机会进行有效学习，从与父母、照料者和同伴的互动过程，我们与自然世界的关系，到我们可以利用的学习资源，如互联网、书籍、电影以及其他知识和表达的信息库，应有尽有。

神经科学认为学习是无处不在的，并且在很大程度上决定了人类的经历——活到老，学到老。更深入地讲，科学表明所有学习都会对大脑产生生理性的改变，这给我们带来了真正具有革命性意义的见解，我们将在第3章中对此进行进一步的讨论。无论这样的改变是多么细微，学习这一活动都在对我们产生着影响。我们一边学习，一边改变。

什么有助于教师了解新兴的脑科学和我们学习的方式？研究者对此意见不一，各专家、工作组、机构和政府给出了大量的建议。从各种资源中可以看到许多通用依据，因此对其进行概括是很有帮助的，而本书所进行的研究便旨在总结这一通用依据。

研究首先搜索横跨17年（1995—2012年）的出版书籍、报告、网络资源和其他参考资料，以获取所有教师公认有用的信息和知识库。这个在技术上称为**饱和度评估**的调查还指出了教育工作者、心理学家和科学家们存在分歧及疑惑的问题（有关方法、结果和资源的详细报告，请参阅附录A和附录B）。

核心的内容

指导原则 1

在学校的学习活动实际上是通过神经可塑性的生物学特性塑造大脑的过程,而教师在此过程中扮演着重要角色。

第一个面向教师的脑科学指导原则是经验和学习会直接影响大脑的结构,这一原则简单而又意义深远。

近来,大脑的秘密被慢慢揭开。大脑扫描和成像技术的进步,极大帮助了当今的神经科学家准确记录和观察大脑内部结构和动态。他们能够在学习活动发生时确认大脑参与的时刻和大脑活动发生的位置,也能确定对大脑产生持久变化的刺激。借助这些工具以及它们带来的大量新发现,科学家对复杂的大脑功能和网络有了越来越多的了解。先进的脑部扫描技术使得研究人员能够观察工作中的大脑,这催生了越来越多的研究项目。一些研究聚焦于关于学习的神经科学,这种学习活动发生于教室中、与父母和朋友在一起时、看电视和使用计算机时以及在日常生活的探索中。

本书中讨论的第一个也是最重要的概念之一是,大脑不是一团静态的、皱巴巴的灰色组织。实际上,它是高度动态的,被其经历的事物和学习方式以清晰的物理方式改变着。尽管最近的研究表明,大脑的变化能力是终身的,但这种重塑在儿童和青少年时期尤其活跃。因此,教师不仅仅是简单地教授一门课程,而是与父母、同龄人和照顾者一起,发挥塑造和改变大脑本身的重要作用。如第 2 章详述,学习中发生的变化会引起持久的大脑重构。

大脑随着时间推移究竟会发生多大程度的重构和自我构建?对于教师而言,这是近年来大脑研究中出现的最重要且最令人兴奋的话题。大脑的重构和自我构建在早期和学龄期尤其明显,其物理结构发生改变的能力被称为**可塑性**,至少有一部分目的是帮助大脑更好地完成任务。实现改变的途径包括改变大脑回路、去除某些神经连接和增加新的连接等。该指导原则的关键是大脑内部会发生实质性变化,而我们的经验和所学的一切都可以从根本上重新配置我们的大脑。

为了支撑这个原则,"核心"资源表明,教师应该理解神经可塑性的运作方式。"核心的框架"部分的指导原则 1 介绍了它的重要观点,第 2 章对此进行了详细探讨。

12

指导原则 2

掌握学习科学利于教师确定、提出和支撑影响其职业生涯和促进学生成功的观点或看法。

指导原则 2 极大地鼓励了教师提升自身科学素养。简而言之，如果你按照指导原则 1 所述重塑或改变大脑，那么你需要知道大脑是如何变化的。这一原则的大观念描述了可选择的、但都是基础的大脑解剖结构概念，没有它们，教师将很难理解和应用接下来的原则。通过了解大脑的工作原理，教师可提高他们的效率和支持学生的能力，为他们提出和支撑课程及评估决策提供所需的资源（Pratt，2002，p. xiv）。

该指导原则的目标**不是**要把教师变成技术人员。教师并不需要了解大脑的所有知识，但一定会因了解一些关键概念受益。因此，该指导原则是专门为教师提供信息和知识等必要的资源，使他们能够在课堂上制定和支撑决策。教育工作者在整合有关大脑的知识时更新了教学策略的深层基础，这会影响他们自己以及周围其他人的实际行动。

如今，所有教育工作者都需要这种素养，而不仅仅是科学教师。随着信息时代的快速发展，教师需要能够思考在教学中为什么某些策略和方法比其他的更有效。在"核心的框架"中，核心图 2 展示了与此指导原则相关的大脑解剖结构。一些解剖概念复杂且包含许多新词汇，教师在本书中遇到时无须记忆，而是应该将它们更广泛地理解为大脑结构和功能的大观念。"核心的框架"中"指导原则 2"下介绍了这些大脑解剖结构的大观念，第 2 章开始则进行了详细探讨，后续它们将被融入本书每一章节中的教育信息相关内容中。

指导原则 3

学习方式在很大程度上影响了我们可实操的知识，诸如导入、精讲、扩展和知识整合等教学方法是取得学习成果的关键，而这些均与教师的教学设计有关。

指导原则 3 是关于为学生建立一个关于知识和技能的功能系统，聚焦于**学习方法**。研究表明，我们学习的方式从根本上影响着我们可以利用知识做什么。从帮助我们识别有意义信息的"学习观察"（learning how to see），到在新环境中应用知识的"迁移"，**学习方法**都是我们能否真正有效学习的关键。这里的问题是自己的知识可以发挥什么作用。

例如，大脑的**执行功能**被定义为我们如何控制认知过程，如计划、注意、选择、复述及监控从记忆中提取的信息。当我们从事各种各样的任务时，某些大脑区域会活跃起来，发挥分配注意力和其他大脑资源的作用。

教学设计是一个分析、综合和评估的延伸过程，以便产生一个有效的教学系统。学习科学的新兴观点可以指导教学设计过程,但这些观点不能替代或包含它。在此指导原则下,认知科学与脑科学的基本观点相互促进。由本文描述的方法所指导的教学实践已经被证明可以支撑脑的功能。其中的每一个概念都是教师在适当的情境中能够理解和运用的重要思想。"核心的框架"中"指导原则 3"下的部分介绍了认知和教学设计的内容,第 3 章开始对其进行了更详细的介绍。

指导原则 4

我们所学的知识与技能之所以能够在大脑中保留较长的时间,是因为我们可在不断的实践中强化对信息和经验的记忆。

指导原则 4 是关于记忆,或学习在大脑中的储存**位置和方式**。没有大脑的记忆系统,我们无法获取新信息,也无法记住之前所学。存储、访问和检索所学知识可很好地发挥学习的作用。研究表明,当教师教学时,学生大脑的神经通路被增强。换句话说,在学习时,大脑可以更容易和快捷地处理一些信息。

教师经常抱怨很多时候学生的学习效果持续时间短。学生们努力学习,但如果他们的知识和能力不能持久,挫败感便会不断增加,这种高投入低收益比破坏了教师和学生的努力。

研究表明,教师可以通过"**记忆曲线**"教学生如何延长记忆的持续时间。例如,"遗忘函数"(forgetting function)领域中有趣的大脑研究,或者有关我们记忆内容的图表,告诉我们回忆所学需要多长时间、需要什么条件。不同的学习方法可能导致信息有不同的"衰减"率,即信息在大脑中存储和提取所需时长。因此,当需要将理论转化为实践时,学习方式可能是我们能否获得知识的关键。"核心的框架"中"指导原则 4"下的部分介绍了编码策略和记忆,第 4 章和第 5 章中对其进行了更详细的介绍。

14

指导原则 5

在学习时,我们会受到与大脑有关的重要因素(包括情绪)的影响。在学习过程中我们过滤掉什么与加工什么一样重要。

指导原则 5 聚焦**学习时间**。出乎教师的意料,大脑本身在对学习方式至关重要的地方具有各种复杂的过滤系统和情绪通路。这些过滤器似乎可让我们管理接收到的大量信息和来自各方的刺激,它们可以帮助我们专注于大脑所识别到的周围的重要信息。

过滤系统和情绪通路对于成功发挥大脑的作用至关重要,但如果教师不能很好地处理这两者,它们也会严重妨碍学生在学校的学习。例如,感知到的信息与大脑中已有信息的相关性能够极大地促进认知系统的发展，从而产生成功的学习。相反，如果没有感知到这种相关性，则这可能成为学习的主要障碍。同时，压力状态也会影响大脑的功能。

对于教师而言，关于指导原则 5 的一条有用经验是，教师的教学不仅要建立指导原则 1至 4 中所述的学习途径，还必须减少障碍。这些障碍是人类大脑自然的、可贵的、重要的部分，没有它们，我们就不会拥有高功能认知能力。意识到这些障碍有助于避免自己陷入其中。大脑的情绪和态度将在"核心的框架"指导原则 5 下的部分中进行介绍，且在第 7 章中会有更详细的讨论。

指导原则 6

支持有效学习的身体条件不仅包括睡眠、锻炼和营养等因素，还包括大脑发育关键期，即适合学习某些特定类型的知识与技能的时期。

指导原则 6 指出了一系列最有效学习的身体条件。学习之前的整体身体状态是非常重要的，好的学习需要有充足的睡眠、良好的营养和适当的体育锻炼，压力状态也是重要因素。此外，研究表明，人脑对于学习某些特定类型的知识技能可能具有内在周期或"敏感期"（sensitive periods），在此期间进行学习可产生超乎其他时期的效果。这些阶段可能和年龄有关，涉及自然的发育过程，这还需要进一步的探索。

尽管本质上截然不同，但是了解大脑是怎么调节身体状态的可以帮助教师更方便地确定学生的需求。教师普遍认同营养会影响学生学习，但可能不太知道体育锻炼的作用。锻炼可以为大脑提供氧气，并使大脑所依赖的系统保持良好的运行状态。此外，越来越多的证据表明，睡眠似乎在大脑的发育和知识的巩固中起着独特的作用。在压力方面，不论是对学生还是教师而言，压力都是一个复杂的因素，对于学习的影响也取决于压力的类型、大小和持续时间。

敏感期也许是"核心的框架"指导原则 6 部分中最吸引教师而又最有争议的内容。它有时被称为**关键期**（尽管也有争论），即个体大脑被发现特别适合学习特定技能的发育期。基本上，科学家们发现大脑不同区域到达学习敏感期的时间不同，而这些时间可能在一定程度上与个体的年龄有关。同时，个体在视觉、感官丰富（sensory enrichment）、语言、锻炼和情绪发展上都存在敏感期。

有关敏感期的研究目前是否可供教师使用，研究者们存在不同的意见。但已达成共识的是，教师应意识到人类学习有敏感期，且应在相关研究不断展开的过程中思考相关问题。

15

第 6 章将讨论营养和给身体供能、锻炼、供氧和调理以及睡眠。第 8 章中将讨论压力,而敏感期是第 10 章的主题。

指导原则 7

大脑是一个典型的"模式捕获器",它通过各种反馈来调节学习过程。教师应以各种形式帮助学生有效利用元认知,即学生自身具备的调节或塑造自己学习的能力。

指导原则 7 涉及大脑如何通过反馈和证据来调节学习过程。这可以有多种形式,从身体上的("啊! 疼")到社交上的("哇,我所有的朋友都在文身,所以我最好也去文身"),大脑在不断做出行动决策以对外界做出反馈。教师是该反馈循环的重要组成部分。

神经科学研究表明,人脑有惊人的模式捕获机制(pattern-capturing mechanism)。模式被大脑视为证据,反馈使大脑能够调整其对证据的反应方式。在学习时,以反馈的形式剥夺大脑足够的证据会阻碍**元认知**——大脑最强大的学习工具之一,它赋予我们调节自身学习的能力。

脑科学研究表明,当大脑从外界挖掘信息时,学生需要知道他们学习的目标是什么、距离目标还有多远、如何查缺补漏以达到目标。在此原则中包括一些被认定为是神经科学流言的概念,和可能会被误解或未被充分证实的关于脑的观点。因此,大脑中的反馈和证据是第 9 章的重点。

在 21 世纪取得成功

本书的一个目标是提供有用的知识基础,另一个目标是带启发性的:激励教师了解更多有关大脑的工作机制,并研究他们是否知道这样做的效用(utility)。效用是指其带来的附加价值。

若教师没有清晰地体会到**为什么**要了解大脑的工作机制,就对他们施加学习要求,这忽略了现代脑科学所重视的脑的相关性。因此,出于实用的且前后相关的目的,本书希望利用科研来有效支撑教育教学实践,从而帮助教师更好地理解为何某些举措有效而某些无用或未达到预期效果。为教育教学实践和直观的教学内容提供科学依据可以帮助教师更好地选择教学方法并提供理论依据。

虽然我们还远没有完全了解大脑的工作原理,但是自 18 世纪的日本艺术家将人的大脑描绘成一团放在头形碗中的面条以来,我们已经知道了许多有用的信息。例如,现在我们知道当新信息以有意义的方式呈现时,我们能最有效地识记它们(如第 2 章所述)。事物的相关性对知识的记忆、整合和内化至关重要这一重要观点在学习科学中一次又一次地出现(National Research Council,2003;Schunk,2003)。

16

从幼儿园教师到大专教师，无论何种阶段，教育工作者都应认真讨论脑科学相关的发现。21世纪，我们对人类认知的理解取得了巨大进展，因此人们不断思考如何将神经科学基础知识与已被充分研究的教学实践相结合，这也必将成为未来教育的一部分。

西茨(Sitze)是一位退休的教师也曾是一名校长，他在一篇面向教育工作者的文章中写道，他认为教育行业已经有一些开始应用神经生物学的先行者(Sitze, 2012)。他描述道，尽管他们仍在细节上存在一些分歧，但他们普遍认为神经生物学有在教育行业中的用途。西茨认为"学习"不仅仅是学习，而是成为人类意识"变化"的隐喻。帮助教育工作者获得有关人们如何变化的新观点，例如了解一门新语言是如何形成的，可能会帮助他们改善教育方式。了解影响青少年自尊的因素或激发幼儿动力的方法，可能会使教师更了解如何利用丰富、有益的环境进行教育。因此，西茨说，教师可能不知道他们其实已经了解很多，可能需要的是以新的方式看待这些知识。因此，**改变**是这里的基本原则。一些教育工作者意识到了这些可能性，并已经迫不及待地开始在学校应用学习科学。

将认知科学带入课堂

在20多年深耕教学之后，蒂娜·拉格丹曼(Tina K. Lagdamen)回到了她教育生涯的起点——旧金山市。她曾经在旧金山市经济最贫困的地区之一——湾区(Bayview)担任二年级教师，当时她还是个职场新人，但自那之后很多事情都发生了改变。其一，拉格丹曼是该市另一区一所有着700名学生的学校校长。其二，她对教学的热情因她对神经生物学和学习科学的热爱而更加高涨。

拉格丹曼说，正是她早期的教学经历引发了她对利用认知科学促进学生进行更有效学习的兴趣。"当我们开始接受培训，并阅读有关孩子学习方式的书时，我已经有大约4到5年的教学经历了。然后我和其他人谈论这些内容，发现(他们)完全不知道孩子们的学习方式。"她在一次采访中说。

"我一直觉得教学好像缺少些什么。我认为我是一位好教师，但学生有时却无法理解我教的内容。我只是在教浅层的知识，学生都不算是在进行学习活动。我反思了很多，但是我想知道怎么教才可以让学生获取到知识并进行迁移运用。"

拉格丹曼在旧金山州立大学读硕士，她结合教育科学和心理学的研究，将硕士课题聚焦元认知及其如何改善阅读理解上。"我就是这样进入认知科学领域的。这个领域太棒了，为什么在教师资格证培训课程里没有纳入相关内容？"她回忆道。

不久后，她将自己对认知科学的理解运用于教学，更新了她的教学方式。"在实践中，认知科学改变甚至是颠覆了我的课程设计和教学方法（pedagogy）。因为它让我理解了教学内容，这个变化对我而言具有巨大的革命性意义，这就是教师应该做的。"

拉格丹曼举例道："我转变教学实践方式是因为理解了大脑如何保存信息和建立心理模型。大脑偏向于从部分到整体的思考，它喜欢隐喻。如果以这种方式教学，学生能将知识记得更久，甚至永远记得。"

"课堂中，如果之前我的一节课的教学目的是教孩子们如何写概要（summary），那我可能会让学生阅读《夏洛特的网》（Charlotte's Web）并据此写概要，学生只要把故事中发生的事情写出来了就行。这是我从方法论课堂中学到的。当然，如需在别种情境下写概要，例如社会研究，他们就无法迁移泛化这种方法。"

"现在我教学生如何写概要，我会让大家深入思考，而不只是说'今天我要教你们写概要'。我会将其作为思考的一部分。概要分为不同的部分：首先是这本书的标题和作者；其次是故事中的重要事件，包括故事情节；另一部分是作者的目的，即作者写这篇文章或故事是为了传递信息，还是为了娱乐或解释些什么。现在，学生可以轻松地写出概要的主题句。例如，'怀特的书《夏洛特的网》描述了夏洛特和威尔伯之间的友谊。'这表明这位学生在写概要的过程中理解了中心思想，这是十分重要的。"

"如果学生理解了概要的所有部分，那我在修改学生初稿的时候，我可以对他说：'你已经写得挺完整了，但你漏了一些东西。'然后学生会回答：'哦，我漏了一些重要的情节。'这个过程有助于他的思考。"

"我没有在我的教师资格证培训课程中学到这种有利于学生思考的方法。没错，以前我一直在努力教他们怎么写正确的概要，但从这之后，我意识到实际上我应该注重的是教授学生如何思考，这样他们才能够掌握写概要的技能，并且举一反三。"拉格丹曼说，她坚信在不久的将来，了解基于脑科学的学习方式将成为教师培训的重要组成部分。"我遇到的大多数教师都很厉害，他们一直在想办法提升自己的教学实践水平，但是他们大多数都没有接受过认知科学方面的培训。而（有关加利福尼亚州的教学标准的）所有文献都强调教师要训练有素。我坚决认为，如果他们没有接受过认知科学方面的培训，他们就不算训练有素。这是因为教师不具备认知科学知识，就像医生不具有解剖学知识一样，而我们的教师却一直在没有这方面知识的情况下进行教学。如果你知道你的医生没有学过《101系列：解剖学》和生物学的内容，你还会去找这名医生看病吗？而教育界的'解剖学和生物学'就是认知科学、心理学和神经科学。"

18

她说："学生通过学习大脑的运作机制也会受益匪浅。我有一本关于大脑的书，我用了它很多年，现在它已经破破烂烂的了。它里面有大脑的图片，学年初的时候，我会用它给我的学生做自我介绍。我也会给我的父母看，给他们介绍大脑的解剖结构，介绍大脑哪个区域是主管记忆的。还给他们介绍大脑的前端，大脑的哪些部分控制着他们的感觉，以及人在阅读的时候，大脑哪一部分被激活了。他们十分着迷。我问他们：'你知道你的大脑每天都在发育吗?'……阅读、数学、音乐这些都可以促进大脑发育。"

脑成像

19

眼见为实

技术的进步使科学家能够看到活跃的大脑内部正在发生的事情，这有助于人们不断增进对大脑的工作机制的理解，并将开创性的研究引入记忆、认知和许多其他领域。现在神经影像学(neuroimaging)日益发展，它不仅能识别大脑活跃的区域，而且能解决观测到的活动所反映的问题。

神经影像学包括两大类：结构性成像（structural imaging）和功能性成像（functional imaging）。**结构性成像**可提供大脑的静态视图，以识别病变或损伤，或监视大脑结构是如何随着时间而变化的。**功能性成像**可提供特定时间点或特定功能表现上大脑活动的信息。例如，在过去三十年的自闭症谱系障碍研究中（Salimpoor，2003），有介绍两种结构性的和六种功能性的技术（见图1.2）。教师可以从中知道，利用成像技术可以直接或间接地获取大脑的结构或活动。

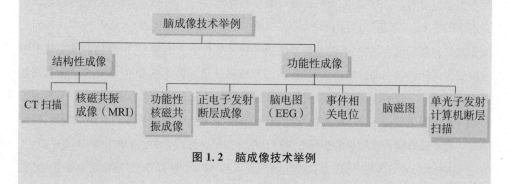

图1.2 脑成像技术举例

● 计算机断层扫描（computerized tomography，CT 扫描）使用 X 射线和计算机创建人体的横截面图像。它于 1970 年代开启了高级大脑成像的时代。

● 核磁共振成像（magnetic resonance imaging，MRI）可用于诊断和研究。它是完全非侵入性的，可从任一视角获得大脑视图，且可以生成选定脑区十分清晰的细节图像。

● 功能性核磁共振成像（functional MRI，fMRI）用于测量大脑的实时活动。人们认为它是监测大脑工作时最有用的技术。因为它利用的是大脑固有的信号（与使用同位素和放射性探针相反），所以它可以对同一个人进行重复观察。

● 正电子发射断层成像（positron emission tomography，PET）通过追踪注射到人体内的同位素来绘制脑功能过程，如利用 PET 进行脑血流测定。

● 脑电图（electroencephalography，EEG）是一种神经学测试，它使用电子监控设备来测量和记录大脑电活动。

还可以使用许多其他类型的大脑成像，包括事件相关电位（event-related potentials，ERP），脑磁图（magnetoencephalography，MEG）和单光子发射计算机断层扫描（single photon emission computed tomography，SPECT）。

"它给了学生希望，让他们很兴奋。我会问他们：'在座每个人是不是都有大脑？摸摸你的头，是？只要你有大脑，你就会学习。你可能不如别人学得快，但学习就是大脑的工作。所以只要你有大脑，你就会学习。'我看到他们的眼睛突然闪光了。他们可能在想，'好，虽然我在上一年级学得很辛苦，我一直在挣扎，但是这堂课的教师说，我会学习。'"

拉格丹曼还说，看到她的学生热爱学习，她很高兴。但认知科学在她的教学实践中给他们带来的真正回报是，她发现学生可以将学到的知识迁移到另一个情境中，因此她相信通过这种方式学生真的学到了东西。

在未来，学习科学将发挥日益重要的作用，从第 2 章开始，我们就是为了帮助教育工作者建立知识基础，为未来做好准备进行介绍。

不止步于"核心"

这七项原则及与之相关的"大观念"对于一些教育工作者而言将是全新的挑战。对于其他教师而言则很容易理解这些内容，并且不止于此，在接下来每一章的学习中，将准备快速超越它们，扩展相关知识。

然而，在本书中，我们会将内容限制在"核心"范围内。我们的目的是帮助建立每位教师应该知道的基础知识库，并形成一个所有教师都应该知道的学习科学的框架。当然，这绝不意味着在神经科学、认知心理学或教育科学研究领域，其他已知或已证实的东西就不值得关注了。我们十分鼓励教师进一步补充材料，学生学完本书后开始进阶学习。有大学讲师表示，通过教育使他的学生对神经科学和认知心理学产生了兴趣，并渴望将这些知识基础内化于心。由职前和新任教师组成的焦点小组表示，他们才刚刚开始将他们对教育方法论的理解融合在一起，他们对学生在不同学科的学习模式或不同年级学生的学习模式了解有限。焦点小组成员认识到了"核心"所包含的大脑和认知信息在他们这个学习节点中有多关键。他们也相信，在教师有效的支持下，他们能掌握"核心"，但也仅仅是掌握而已。因此，视本书读者学习情况的差异而定，"核心"可能足以满足初学者的需求。

科学和心理学专业的学生读这本书可能是为了了解更多下一代教师将了解的内容。而对于非教育工作者，可能很难弄清这本书所有教育术语和示例的含义。因此，那些想要进行知识拓展的人可以用神经科学、认知心理学或教育研究领域的材料来补充"核心"内容。当然，无论如何，我们都应该努力为我们所教授的学生进行教学设计。

结论

在所有"核心"原则中显而易见的是教与学的重要前沿领域。教育工作者应该对这些主题有所了解，并与自己的工作相联系。"核心"不是**学习**科学，而是**实践**科学。教师应该利用自己的知识基础和教学经验，与"核心"相结合，并加以实践。认知科学家迈克尔·波斯纳（Michael Posner）说，教师们每天都可以这样做，因为他们总是在思考学生该如何学习、下一步该做什么。（详见第 11 章）。

掌握科学事实的教师能够时不时扮演"神经科学流言终结者"的角色，这可能很重要，但是教师并不想必须成为脑科学家才能胜任教学工作。此外，成为脑科学家可能对于教学也不是很有帮助。如果说关于大脑和学习，存在所有神经学家都同意的一件事，那就是他们无法告诉教育工作者如何教学。正如我们在本章开始时所说的那样，关键问题是：了解哪些大脑的运作机制对于教育工作者来说是最有价值的？关于这个问题有很多有效的观点和方法。现在，许多大学都会提供学习科学方面的教师教育项目。以"三门学科合作的力量"作为本书的前提，本书聚焦的是知识和观点的**交集**，即神经科学、认知心理学和教育科学研究三个领域中可以给课堂学习带来启发的共同内容。

一位讲师在给学生讲授这三门学习学科之间的差异时,她解释道:"学生们应比较不同学科研究的数据类型。"她发现,将教授这三门学科的重点置于何处很重要。学生们需要知道各个学科的研究群体是如何构建新的知识体系并将其教给从业者的,并且知道他们并非竞争关系。她帮助学生了解了各种研究方法是如何被运用于学科研究之中的,以及它们如何相互促进从而更易让人理解。第 3 章将对此进行更多讨论。

各领域之间还应进行对话,在对话中通过反思、回应和共同建构知识体系来推进理念共享。英国的学习科学报告称其为从单向的由神经科学信息流向教育变为双向学习甚至寻求更广泛的合作。学习科学和脑科学的知识可以相互促进。英国经济与社会研究理事会(Economic and Social Research Council)首席执行官伊恩·戴蒙德(Ian Diamond)表示,这将给神经科学和教育领域都带来新知识,并能提高学习成效。

虽然七个原则及与之相关的"大观念"足以展开对话,但是当然,正如附录"核心开发技术报告"和"核心参考资源总结"所描述的那样,这还不足以构成教育工作者想知道的内容。这体现在某些"大观念"的代表性不足,以及对某些领域的讨论不足以满足教师们的需求,部分原因是大量关于脑的研究尚待开发。但是,接下来的章节将更深入地探讨"核心"的许多特定领域,通过呈现研究发现和专家评述来论述所提出的观点,并为教育工作者探索这日新月异的领域。

22

引用

教师可用的在线、媒体和印刷资源

Bernard, S. (2010). Neuro myths: Separating fact and fiction in brain-based learning. *Edutopia*. http://www. edutopia. org/neuroscience-brain-based-learning-myth-busting

Geake, J. (2009). Neuroscience and neuromythologies in education: The ups and downs of an inter-disciplinary research. *Faculty of the Professions: Bridging the Gap between Ideas and Doing Research*, 4th Annual Postgraduate Research Conference. http://www. une. edu. au/faculties/professions/Resources/confabstracts/jgeake. pdf

Gorman, J. (2014, Jan. 7). The brain in exquisite detail. *New York Times: Science Times*, pp. D1 - D - 3. Retrieved from http://www. nytimes. com/2014/01/07/science/the-brain-in-exquisite-detail. html?_r=0

参考文献

Dehaene, S. (2009). Learning to read. In *Reading in the brain: The new science of how we read* (pp. 195 - 234). London: Penguin Books Ltd.

Hawkins, J., & Blakeslee, S. (2004). A new framework of intelligence *on intelligence* (pp. 85 - 105). New York: Times Books.

Howard-Jones, P., Pollard, A., Blakemore, S.-J., Rogers, P., Goswami, U., Butterworth, B., ... Kaufmann, L. (2007). Neuroscience and education, issues and opportunities: A TLRP commentary. http://www. tlrp. org/pub/documents/Neuroscience Commentary FINAL. pdf

Massachusetts General Hospital HC Project. (2013). Human Connectome Project. *Laboratory of Neuro Imaging and Martinos Center for Biomedical Imaging.* http://www. humanconnectome project. org/

National Research Council. (2000). Mind and brain. *How people learn: Brain, mind, experience, and school, expanded edition* (pp. 114 - 128). Washington, DC: The National Academies Press.

National Research Council. (2003). The nature and conditions of engagement. In Committee on Increasing High School Students' Engagement and Motivation to Learn (Ed.), *Engaging schools: Fostering high school students' motivation to learn* (pp. 31 - 59). Washington, DC: The National Academies Press.

OECD. (2007). Understanding the brain: The birth of a learning science. Paris: Author. doi: 10. 1787/9789264029132-en

Pratt, H. (2002). Introduction. In R. W. Bybee (Ed.), *Learning science and the science of learning.* Arlington, VA: NSTA Press.

Salimpoor, V. N. (2003). Advances in neuroimaging of autistic spectrum disorder and other developmental disabilities. *NADD Bulletin, 6* (3). http://thenadd. org/modal/bulletins/ v6n6a3~htm

Schunk, D. H. (2003). Information processing. *Learning theories: An educational perspective.* New York: Macmillan.

Sitze, B. (2012, January). Creating an appropriate 21st century education: Taking cognitive neuroscience beyond education. *Information Age Education Newsletter, 82,* 1 - 4.

Society for Neuroscience. (2008). *Brain facts: A primer on the brain and nervous system.*

Washington，DC：Society for Neuroscience.

Yoo，J. J. ，Hinds，O. ，Ofen，N. ，Thompson，T. W. ，Whitfield-Gabrieli，S. ，Triantafyllou，C. ，&. Gabrielia，J. （2012）. When the brain is prepared to learn：Enhancing human learning using real-time fMRI. *NeuroImage*，*59*（1），846 – 852.

第二部分:核心的框架

七项指导原则及相关的"大观念"

这一特别部分的标题为"核心的框架",为第1章介绍的七项指导原则提供了较为便捷的参考。每项原则及与之相关的"大观念"都会被逐章引用。

如何使用本框架

此部分内容为教育工作者理解脑科学提供了两个有用的工具作为**框架**。在阅读之后每一章节前,这个框架会简要概述关键的概念。此外,各章中还会充分解释此章呈现的所有观点;每介绍一个"核心"概念,都会交叉引用一个"大观念"。

例如,在介绍记忆相关内容的第4章中,有一行写道:"教师需要了解的一个重要概念是人们对同一物体的单词记忆和图片记忆之间的对比。[请参阅核心指导原则4(7)]"读者在参考了"核心"指导原则4(7),并查阅了"大观念"后会看到以下内容。

将人们对同一个物体的单词记忆和图片记忆进行比较时会发现人们通常能够更好地记忆图片,对图片记忆的时间更长。基于这样的发现,教师应通过多种方式给学生呈现信息。大脑中不同的区域会有选择性地处理不同类别的信息,因此与这些信息的管理和储存相应的"遗忘函数"也有所不同。

讨论指导原则的基础是"大观念"。我们提供的这些观点是对于指导原则所支持的研究和科学发现的支撑。浏览"大观念"时,一些教师喜欢核对他们已经理解的观点,其他教师通常会划出他们想要进一步了解的概念。当然,无论以哪种方式阅读七项指导原则的"大观念",读者都应参考相应章节的内容,从中了解更多的词汇、定义和语境,例如各个领域的研究和科学发现。

指导原则1

在学校的学习活动实际上是通过神经可塑性的生物学特性塑造大脑的过程,而教师在此过程中扮演着重要角色。

大观念

(1) 神经科学已经发展到可以批判性地思考如何使研究信息为教育工作者所用的高度。教育神经科学是一个新兴领域,它促进了神经科学与教育学之间的正式对话与融合。这是一次相对较新的交流,科学家和教育工作者都可以参与其中,为如何促进学习作出贡献。目前提出的一个问题是:在反思教育时**不考虑**大脑学习科学的相关影响,这是否合乎道德。见第 1 章,第 3 页。①

(2) 大脑是学习的核心,学习改变了大脑的物理结构。从细胞变化和连接的微小改变,到由于损伤或发育而导致的大脑重新映射的大规模改变,学习都给大脑带来了各种不同程度的改变。见第 2 章,第 41 页。

(3) 这些结构性的改变会在大脑中施加新的模式来组织和重构大脑,从而对学习进行编码。见第 2 章,第 41 页。

(4) 这样的改变贯穿于个体的整个生命历程,大脑不仅仅是先天基因作用的演变。相反,大脑是一个动态器官,在很大程度上是由经验塑造的。神经科学研究也已经证实了经验和学习在构建大脑结构中的重要作用。见第 2 章,第 41 页。

(5) 生物特性不是命中注定、终生不变的,遗传特质会与经验相互作用,从而影响大脑结构,因此每个大脑都是独一无二的。如果仅仅讨论大脑的发育过程是先天决定的还是后天决定的就将问题过于简单化了,因为大脑的发育是两者相互作用的连续过程。例如,大多数的遗传疾病都受到环境的强烈影响。再如,同卵双胞胎的遗传性研究也是遗传变异的证据之一,它表明相同的基因不一定会产生一样的结果。见第 2 章,第 47 页。

(6) 近年来,脑科学在教育领域最重要的发现之一就是"大脑可塑性"这一概念,即大脑会随着时间的推移从实质上改变其神经结构。尤其是在学龄阶段,可塑性发挥着巨大的作用。可塑性使大脑面对新的环境时能够作出改变以更好地进行适应。新的神经元并非在脑的大部分脑区都可生成,而是仅在少数脑区生成。但产生改变的方式是通过重新配置在大脑中传输信号的大脑细胞之间的通路,以及通过添加和消除或"修剪"大脑中的连接。伴随着这些化学变化,细胞损伤也会产生。见第 2 章,第 41 页。

(7) 在生命的某些特定阶段,神经连接会大量增长,但随后会被削减(修剪)以使大脑系

① 书中所提页码均为原书页码,请读者按照正文两侧边页码对照查找。——编辑注

统更加行之有效。活跃且不停产生电流的大脑连接更有可能存活，而较少甚至没有活动的连接则更容易失活。因此，通过削减较少使用的连接，大脑便发生了永久性的改变。见第 2 章，第 52 页。

指导原则 2

掌握学习科学利于教师确定、提出和支撑影响其职业生涯和促进学生成功的观点或看法。

大观念

（1）大脑是参与学习的主要器官。教师们不必识记脑的概念，但应将它们作为脑科学的"大观念"去理解。第一个解剖学概念是脑作为人类心理功能的中枢（seat），不仅控制呼吸等重要功能，而且还控制推理和学习。我们可将脑描绘成一个海绵，由 3 磅重的大量密集折叠的组织构成。大脑和脊髓组成中枢神经系统（CNS）。见第 2 章，第 39 页。

（2）大脑有三个基本单元：前脑、中脑和后脑。前脑是人脑最大的区域。它由大脑和藏于其下方的许多结构组成。大脑分为两半，每一半有四个裂片：枕叶、顶叶、颞叶和额叶。这些小叶的表层包括大脑皮层，人们认为大脑皮层对人类的高级思维过程至关重要。见第 2 章，第 40 页。

（3）脑细胞主要分为两种：神经细胞（也称为神经元）和神经胶质细胞（提供支持服务）。大脑中神经胶质细胞多于神经元，但神经元将是教师学习的主要重点，它专门负责传递和接受信息。见第 2 章，第 42 页。

（4）电信号在神经元内传播，其化学反应的过程通常是一个神经元通过突触或细胞之间的间隙传递到下一个神经元。见第 2 章，第 43 页。

（5）神经元包括四个主要部分。教师不需要记住这四个部分，但应理解整体的流程。关于（for）神经元集，①树突是检测信号的树状结构；②它们连接到收集信号信息的主细胞体；③绳状轴突从细胞体伸出以传递信号；④轴突的末端可以将化学物质释放到下一个神经元。见第 2 章，第 45 页。

（6）电信号可以打开和关闭带电物质穿过的那些小通道。当发出或"发射"信号时，带正电荷的物质会冲过膜。这会产生微小的电压变化，将局部的内部环境暂时从负转为正。这就导致了"动作电位"即信号迅速通过膜。见第 2 章，第 44 页。

（7）通过学习和更频繁地触发某些神经元集，大脑的物理结构会逐渐发生变化，从而特

27

定的大脑活动也会逐渐随之改善。举个例子,"弃用即重连"。见第 2 章,第 46 页。

(8) 神经元的髓鞘是绝缘的,这使得信号传递得更快且更一致(more consistently)。一些疾病就是髓鞘恶化造成的,如多发性硬化症。见第 2 章,第 45 页。

(9) 一个神经元会把所有信息组合起来,以决定是否应该发送该信号。这就像是收集一个包含许多信息的样本,而不是只依赖某个单一的信息。收集到的一些信息可能会促使神经元放电,而其他一些信息则可能会抑制放电。见第 9 章,第 226 页。

(10) 人脑中有多达 800 到 1000 亿个神经元,它们像广泛互连的网络一样分布在大脑当中。如果将神经元比作人类,那么一个大脑就可以繁殖出超过整个世界 10 倍的人口。即使是在我们做每一项日常任务的过程中,我们也会使用到大量广布的神经网。见第 4 章,第 115 页。

(11) 视觉、听觉和语言等功能大部分由大脑的某些特定区域负责,这些特定区域与它们互连的网络有关,其中一些区域涉及多个功能。见第 11 章,第 261 页。

指导原则 3

学习方式在很大程度上影响了我们可实操的知识,诸如导入、精讲、扩展和知识整合等教学方法是取得学习成果的关键,而这些均与教师的教学设计有关。

大观念

(1) 认知是包括获取、保留和应用知识的一系列过程,依赖于大脑活动。某些认知策略和环境已被证明能够更好地支持学习,教师也应该认识到这一点。而将认知模型与脑科学的研究成果联系在一起的正是认知神经科学。见第 3 章,第 71 页。

(2) 大脑"执行功能"的定义为个体如何控制认知过程,如计划、注意、选择、复述和监控从记忆中提取的信息。当我们执行各种任务时,某些大脑区域会活跃起来,并进行注意力分配。青少年大脑中的执行功能仍在发展,包括注意力的引导、未来任务的规划、不适当行为的抑制、多任务处理以及各种社会性任务。见第 3 章,第 74 页。

(3) 充足的刺激可以改善大脑功能。在复杂环境中饲养出来的动物,其大脑可能有更充足的血液和氧气供应。更多的细胞可能通过营养物质和清除废物(星形细胞)来支持神经功能。大脑皮层的重量和厚度以及每个神经元的突触数量可能会改变。在富足的环境中饲养动物,其大脑功能可得到改善。见第 3 章,第 80 页。

(4) 从认知的角度来看,智力可通过记忆、预测、应用和扩展大脑模式的能力来衡量。

这在语言、数学、物理特性和社会环境等领域都适用。见第 3 章,第 85 页。

（5）有些学习方法特别有利于记忆。它们主要涉及认知层面的阐释和延伸,能够帮助我们辨别事物之间的关联,丰富已有的概念或观点。如有效的提问策略、反思性活动和问题解决方法,都通过创造和加强记忆与知识整合来促进我们对事物的理解。见第 3 章,第 65 页。

（6）学习的重要纬度之一是认识到情境的相关性。大脑通过推理、信息归类和其他信息处理方式来创建信息经验。但是首先,识别（recognition）对于分割大脑的感知场或"学着如何观察"（learning how to see）是很有必要的。同时,教授学生如何识别有意义的方法也能促进大脑发展。在许多学科领域,人们都发现,学会识别相似性和差异性最能促进学生的学习成就。见第 5 章,第 124 页。

（7）为了促进有效学习,知识必须在大脑中"条件化"。也就是说,学到的知识必须与其使用的情境清晰地联系起来。在多种情境下使用知识并进行跨学科整合能够促进这种"条件化"。然而,最令教师沮丧的挑战之一是,有的知识是有"惰性"的,或者说在神经加工过程中未被有效地激活。见第 5 章,第 131 页。

（8）教师应"淡化"或系统性减少学习支持,用教师的话说便是减少对于"脚手架"的需求,包括环境提示、手势、触发词、细分为小步子的任务和外部激励等。应该让学生复习知识,从而更加熟悉知识。但是将新知识置于旧情境之中去理解或为了取悦教师而学习并不是独立学习。见第 5 章,第 134 页。

（9）社会互动既是大脑结构早期发育的重要因素,也是认知功能和学习正常发育的重要因素。见第 5 章,第 137 页。

29 指导原则 4

我们所学的知识与技能之所以能够在大脑中保留较长的时间,是因为我们可在不断的实践中强化对信息和经验的记忆。

大观念

（1）学习的最终结果是记忆通路或强化的神经通路。见第 4 章,第 101 页。

（2）记忆是一种认知过程,通过获取新信息（痕迹的发展阶段或神经先前活动的路径）和记住信息（痕迹的重新激活阶段或激活的先前路径）,我们可以记住过去的经历。因为记忆,学习的益处能够持续存在。见第 4 章,第 102 页。

（3）记忆既不是单一的实体，也不仅发生于大脑的某一个部分。而有意义的巩固能够促进大脑的感知、加工和整合过程。因为我们更能记住最开始或最后呈现的信息，因此在有限的教学时间里可以将新的内容放在最初（例如前10分钟）或最后（例如后10分钟）进行教学。而诸如小组反思或动手学习之类的方法则有助于将最初的教学内容和最后的教学内容联系起来。见第4章，第104页。

（4）如果按照指导原则或"大观念"的架构把知识组织起来，我们可以更好地掌握它们。然而，当前课程设计中采用的方法很难帮助大脑有意义地组织知识。例如有的知识介绍得过于浅显，有的观点呈现得不连贯以及在推理呈现重要观点环节花的时间太少。见第4章，第105页。

（5）当一系列事件随机呈现时，人们在试着回忆它们的时候会将它们重新排列成有意义的序列。举一个重新排列或"有意义地分块"信息的例子，在学习过程中，记忆过程会与其他信息建立关联。个人会根据自己的经验逐渐建立一套"表征"（representations）或个人观点，将对于外部世界的认知转化为个人的感知。见第4章，第114页。

（6）认知负荷包括大脑的执行控制和工作记忆能力，还包括给定任务对其施加的"负担"。在学习过程中掌控认知负荷对于掌握知识来说很重要。掌握认知负荷的策略可包括提供认知支持，如利用结构图、视觉提示、表格、词汇表和工具。"外部表征"减轻了学习过程中对工作记忆的繁重要求。第4章，第112页。

（7）将人们对同一个物体的文字记忆和图片记忆进行比较时会发现人们通常能够更好地记忆图片，对图片记忆的时间更长。基于这样的发现，教师应通过多种方式给学生呈现信息。大脑中不同的区域会选择性地处理不同类别的信息，因此与这些信息的管理和储存相应的"遗忘函数"也不同。见第4章，第98页。

（8）记忆通路或先前的神经通路被激活的次数越多，它"被标记"的次数就越多，因此它被遗忘的可能性就越小。由于大脑强调信息的关联性，类比推理便成为大脑识别外部世界中可归纳的模式或"图式"（schema）的过程。见第4章，第99页。

（9）记忆使得大脑发生持续的结构变化。可以将其看作一种对于大脑资源的投资和花费。教师应该知道每个人的大脑资源是有限的。大脑会选择记住什么、保留什么，部分是基于它有意识或无意识地感知到的条件，例如关联性。见第4章，第100页。

（10）研究表明，至少有两个基本的长期记忆过程：陈述性记忆（记忆事实和事件）以及程序性或非陈述性记忆（涉及掌握技能和其他认知操作的记忆）。第4章，第95页。

指导原则 5

在学习时，我们会受到与大脑有关的重要因素（包括情绪）的影响。在学习过程中我们过滤掉什么与加工什么一样重要。

大观念

（1）神经科学的最新贡献揭示了学习的情绪维度。情绪来源于大脑，对于人类行为的适应和调节十分重要。见第 7 章，第 168 页。

（2）不同的情绪对应大脑中不同的功能系统，且都具有自己的大脑回路。这些回路通常涉及边缘系统中的结构，这就是我们所知的"情绪中枢（seat of the emotions）"。情绪还涉及皮质结构，主要是起着情绪调节作用的前额叶皮层。见第 7 章，第 173 页。

（3）如果学习者在学习中感受到积极的情绪，则可以促进成功，而如果感受到消极的情绪，则容易失败。情绪状态激烈、情境特殊、动机高涨或注意力提升会影响学习中对某一事件或信息的记忆或回忆。见第 7 章，第 182 页。

（4）拥有学习的内在动机是非常有益的，所以至少应将一部分研究视野转向学习的内在动机，着力加强对它的研究，这非常重要。见第 7 章，第 185 页。

（5）大脑并非完全由大脑皮层组成；大脑中还有许多其他对于学习十分重要的结构，包括海马体（对于巩固新记忆至关重要）和杏仁核（在情绪反应中起重要作用）。杏仁核似乎主要在赋予中性的刺激和事件以情绪意义方面发挥作用。见第 7 章，第 173 页。

31

（6）情绪是一种复杂的反应，具有三种成分：特定的心理状态、生理变化和行为冲动。见第 7 章，第 175 页。

（7）研究人员已经深入了解了分子神经药理学的机制，从而对成瘾机制及脑功能与动机的其他相互作用的方式有了新认识。被称为神经递质和神经调节剂的化学物质可能会激发或抑制行为。释放的化学物质的数量和相应的受体数量会对经验作出反应，这是大脑可塑性的细胞基础。见第 7 章，第 172 页。

（8）科学家新发现了负责引导神经系统发育的分子，这使得科学家对于大脑早期发育有了更好的了解。其中一个重要的发现是，在神经递质作用于受体后，所谓的"第二信使"触发了与细胞的生化通讯。"第二信使"对细胞遗传物质的直接影响可能导致细胞功能和行为的长期改变。见第 7 章，第 172 页。

（9）人类的前额叶皮层成熟较晚，在个体的第三个十年结束时大致结束其发育。这表

明在个体的发育过程中,情绪调节和对边缘系统的过度补偿发生得相对较晚。见第 7 章,
第 172 页。

指导原则 6

支持有效学习的身体条件不仅包括睡眠、锻炼和营养等因素,还包括大脑发育关键期,
即适合学习某些特定类型的知识与技能的时期。

大观念

(1) 正如人体的其他任何部分一样,大脑的功能在人体拥有健康生活(包括有充足的营养和适当的锻炼)时可得到最好的发挥。此外,诸如噪声和通风条件等环境因素也会影响学习,噪声会导致大脑处理信息效率下降,通风条件差则会使大脑缺氧。见第 6 章,第 143 页。

(2) 睡眠是大脑关键的功能之一。在睡眠中,大脑会经历一些可塑性与巩固知识的过程,这对学习、记忆、保留和有效整合知识有着重要的作用。见第 6 章,第 144 页。

(3) 压力与健康和情绪相互作用。这种情况十分复杂,对于教育工作者而言,重要的是不仅要了解如何进行教育教学,也要保持自己在工作中的健康状态。见第 8 章,第 193 页。

(4) 不同的脑区准备作出学习活动的时间可能不同。尽管我们通常称之为"关键期",但更准确的说法可能是"敏感期"。科学家们正在通过研究证明在人发育的某些时期中似乎特别适合学习某些特定技能。在这些关键期,大脑会利用特定类型的刺激,以建立并维持相关的大脑结构和功能的长期发展。在这些阶段,个人的经验可能是导致大脑产生重大变化的首要影响因素。见第 10 章,第 234 页。

(5) 在出生后的某些时期,大脑的神经连接会广泛减少。在这段时期之后,神经连接的数量减少了,而变化的可能性也变小了。剩下的连接则更牢固、更可靠,且更精确。见第 10 章,第 236 页。

(6) 即使没有抓紧机会在敏感期学习某些特定内容,也并不是说不能再学习这些内容了,但这可能会花费我们更多的时间和认知资源,并且学习效果通常没那么好。见第 10 章,第 235 页。

(7) 我们已经发现了关键期学习的例证,例如在视觉、感官丰富性以及语言、锻炼和情绪发展领域均存在。预计之后可能还会在更多领域内发现相关例证。我们认为未来脑科学研究的重要途径之一是更好地了解这些时期以及学习是何时发生的。对于敏感期研究是否可为教育工作者所用,目前还存在不同的意见。但普遍的共识是教师至少应该知道人

类学习存在敏感期。见第 10 章,第 236 页。

（8）在整个学龄期至 20 岁初,大脑都在持续发育。青少年青春期的大脑发育十分重要,我们可以根据青春期的突触修剪和髓鞘形成情况判断其发育程度,这是神经科学领域令人惊喜的新发现。见第 10 章,第 242 页。

（9）发生在生命不同时期的脑损伤或破坏可能会导致不同的后果。教育工作者对于脑功能严重衰退十分感兴趣。当人患病、受伤和处于不健康状态时,脑功能会严重衰退。对于从事老年人教育的成人教育工作者来说,他们认为衰老是正常的过程,在此过程中大脑仍然可以保持相对健康和完整的功能。而神经科学家目前认为,在任何年龄段中出现的十分严重的脑功能衰退情况,都意味着存在疾病、发育障碍或动态损伤的情况,而非自然衰老导致的。见第 10 章,第 244 页。

指导原则 7

大脑是一个典型的"模式捕获器",它通过各种反馈来调节学习过程。教师应以各种形式帮助学生有效利用元认知,即学生自身具备的调节或塑造自己学习的能力。

大观念

（1）人脑利用存储的记忆不断地对我们看到的、感觉到的和听到的事物进行预测。一些科学家认为,预测可能是新皮质的主要功能,也是智力的基础。见第 9 章,第 216 页。

33　（2）因此,来自各种渠道的反馈是促进我们大脑发育以及强化学习内容的关键因素。大脑将反馈作为依据,这也是教师在进行教学设计和教授学生时应理解的重要原则。见第 9 章,第 216 页。

（3）当与情境无关联的模式进入大脑时,它与大脑的预测不符,便会引起错误的或有偏差的注意。见第 9 章,第 224 页。

（4）科学家已经假设大脑会在每个特定的时刻对其期望看到、听到和感觉到的东西进行低水平的感官预测,新皮质的许多区域同时也会试图预测下一个感知到的事物将是什么。见第 9 章,第 225 页。

（5）对于各个年龄段的学习者来说,认识到自己现有知识的局限性,然后采取措施来弥补是极为重要的。这涉及元认知,即监控自我知识的能力。见第 9 章,第 225 页。

（6）统计技术能够帮助我们探索大脑如何通过预测和反馈机制借鉴过去的经验,从而做出新的决定。见第 9 章,第 226 页。

（7）诸如核磁共振成像（MRI）和正电子发射断层成像（PET）之类的成像技术记录了大脑网络的工作机制，它可为我们展示人如何集中注意力、记忆、感觉和学习等。成像通常通过检测大脑活动期间增加的血流量来完成，血流量增加的地方就是大脑发挥作用的位置。这种成像无须手术或其他侵入性技术即可完成。见第9章，第228页。

34

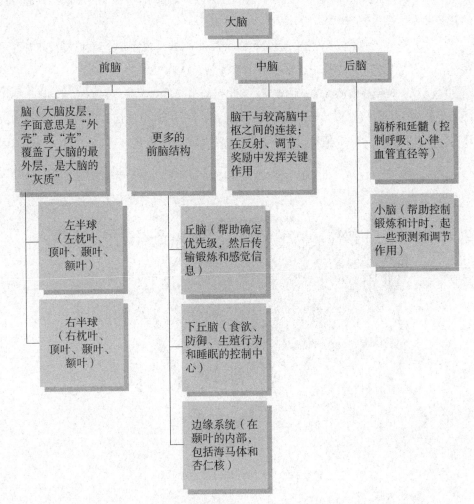

核心图 1　大脑的三个基本单元

（8）大脑的许多预测是在无意识中发生的。这些无意识的预测是普遍且近乎连续的，而我们却很难发现。而且，我们的大脑可以根据先前对事物的表征"梳理"和完善传入的数据。大脑的这种无意识操作可能存在巨大影响，而教师应该意识到这一点。见第 9 章，第 227 页。

（9）神经科学流言源于对脑研究结果的误解、曲解或扭曲。教育工作者可以通过学习足够的脑科学知识来了解新的概念，以避免和纠正流行但错误的流言。大学的高等教育课程（Post-secondary programs）应负责给职前和在职教师提供培训，让他们了解这快速发展的新兴领域——神经伦理学。见第 9 章，第 213 页。

（10）一条神经科学流言是脑分为左利脑和右利脑，这需要分开给教师讲解；还有的流言是，人只用大脑的一小部分进行学习、工作和生活。见第 9 章，第 214 页。

（11）消除神经科学流言的一种方法是突出可能引起教育工作者兴趣的神经科学研究问题。在学习科学领域（例如教育、心理学和神经科学）中，这可能是确定朝着跨学科的协作研究迈出的重要一步，能使得所有人受益。见第 9 章，第 215 页。

35

额叶
控制（regulate）决策、推理和计划；
有利于情绪、问题解决、行为和锻炼。

顶叶
加工感官信息，例如味觉、触觉及冷热觉。

枕叶
处理如与视觉相关的信息。

颞叶
有助于听力、语言和言语以及记忆。

小脑
有利于锻炼、平衡和协调。

核心图 2　大脑各部分的主要作用

总结：大脑
额叶控制决策、推理和计划；有助于情绪、问题解决、行为和锻炼。
顶叶加工感官信息，例如味觉、触觉及冷热觉。
枕叶处理如与视觉有关的信息。
颞叶有助于听力、语言和言语以及记忆。
小脑有助于锻炼、平衡和协调。

第 2 章 神经可塑性

本章介绍了核心的指导原则 1,侧重于学生在学习和生活中不断塑造大脑,而教师在其中起着重要作用。本章也呈现了指导原则 2 中的概念:掌握学习科学利于教师确定、提出和支撑影响其职业生涯和促进学生成功的观点或看法。

学习要点

1. 大脑是一个动态系统,其物理结构取决于它的经历。人的大脑一生都在变化,而不仅是按照先天模式发展。这一信息对教师而言是有价值的,与教师的工作有直接的关联。

2. 学习使大脑具有了新闻模式(news patterns)。通过对学习内容进行编码,即大脑基于什么是最有用的内容进行组织和重组,使我们可以根据所学的知识采取行动。

3. 可塑性(plasticity)是神经系统发生实质性的结构和功能变化的能力。我们认为,人出生后,在儿童的早期和学龄时期的神经可塑性是最活跃的。神经科学家认为可塑性是为了让大脑适应新的环境。

4. 可塑性的常见机制是一种被称为重连(rewiring)的过程。重连具有至少两种整体元素以将大脑重组成一个有效的系统。一是,它增强了最活跃的神经通路,因而被认为是最有用的;二是,它修剪掉了不用的或不需要的神经回路。

5. 大脑的改变是持久的且经常是永久的重组,因此每个大脑都是独一无二的。

6. 大脑由不同的区域组成,每个区域都有自己的主要功能,但它们以重要的方式相互连接以建立高度动态的系统。

7. 人类的大脑皮层在学习中起着核心作用。它和大脑的其他区域一样控制着人许多能力,如思考、感知、注意和大脑许多高阶信息处理功能。

8. 神经元是大脑中的信号细胞。每个神经元都是单个细胞,它从自身的主体细胞中蜿蜒出长长的线状纤维,称为**树突**。突触是某些类型的脑细胞之间的小间隙,树突通过由突触传递的化学物质侦测其他神经元发出的信号。

9. 神经回路及其附带的支持构成了互联系统，它可以累积信息、中继信号，并指导加工和行为。这为诸如认知、语言和记忆之类的大脑功能奠定了基础。

10. 生物特性不是命中注定的、终生不变的。遗传特质会与经验相互作用，从而影响大脑结构。任何一个大脑连接的最终命运都可能取决于它是否被使用或其"功能验证"（functional validation），后者也被称为"弃用即重联"。

小课堂

回路

轴突（Axon）：神经细胞的一部分，由狭窄的管状结构组成，可在细胞之间传递信号。

中枢神经系统（Central nervous system, CNS）：人体中神经和神经信号处理器的集合，（人类）包括大脑和脊髓。

大脑皮层（Cerebral cortex）：处理高级思维的大脑中枢区域。

树突（Dendrite）：线状纤维，从某些神经元（神经细胞）中蜿蜒出来检测信号。

胶质细胞（Glial cell）：一种为神经元提供支持服务并隔离神经元的细胞。

髓磷脂（Myelin）：一种绝缘材料，可保护电信号，防止其散布在神经系统中。

神经细胞（Nerve cell）：见神经元。

神经元（Neuron）：有时也称为神经细胞，在如大脑和中枢神经系统其他部位发现的能传递信号的细胞。它通常由附着着树突和轴突的主要细胞体组成。

周围神经系统（Peripheral nervous system, PNS）：遍布全身的感觉神经，收集信息和发送锻炼指令。它与大脑和脊柱的中枢神经系统一起工作。

峰电位序列（Spike train）：由单个神经元发出一系列电信号，提供大脑作出反应的一系列"编码"。

突触（Synapse）：神经元之间化学物质交叉的微小间隙，将信号从一个细胞传递到另一个细胞。

38

引言

美国著名的心理学之父威廉·詹姆斯（William James）患有严重的抑郁症，有时几近产生自杀的念头。他曾写信给他的弟弟——著名作家亨利·詹姆斯（Henry James），说他无法控制自己，总是在极度抑郁和极度兴奋的情绪之间来回转换。

仿佛是决心将痛苦转化为医学知识，他着手编写当时已知的有关大脑工作机制的所有资料，当然不仅于此。1890 年，詹姆斯还出版了他的前沿性著作《心理学原理》（*The Principles of Psychology*）。詹姆斯在这本书中首次明确了大脑的一个特质，并创造了**可**

塑性这个词来形容它。可塑性是本章的主题,它也已经成为现代神经科学最重要的概念之一,同时对教学也有着直接且积极的影响。

当时人们对大脑的可塑性只有模糊的想象,但詹姆斯用不朽的话语预示了它,大脑可塑性的概念就此牢固确立。詹姆斯写道,(如大脑中的)神经组织,"似乎具有非凡的可塑性"(James,1950,1890)。他认为,大脑可以为了实现人体新的目的而自我塑造和重塑。

詹姆斯的另一著作《**与教师交谈**》(*Talks to Teachers*)专门提及了教育工作者,当他写到自己坚信教师的工作中会涉及大脑可塑性时,他很好地阐述了心理学、教育科学和神经科学领域的早期融合(James,2005,1892):"简而言之,神经系统的生物可塑性使得我们在第一次做某件事时可能觉得很困难,但是很快就变得越来越容易,最后在大量的练习后能够半机械地或几乎不需要任何意识地完成。我们的神经系统已经……形成了经过练习后的形式,就像一张纸或一件大衣,一旦被弄皱或折叠,之后往往就会自动沿着已有的折痕被折叠。"

受限于当时的知识水平,詹姆斯的预言基本上被搁置了数十年。当时,包括现代心理学在内的脑科学各个分支都是新的领域,在哈佛大学像詹姆斯这样的讲师也很少。实际上,他讲授的第一堂心理学课就是转述他听过的第一个心理学讲座。令詹姆斯感到苦恼的正是该领域的新颖性,有时他感觉自己在飞速创造一套自己的学说,他担心自己无法创造真正的价值。

批评者认为詹姆斯在《心理学原理》一书中介绍的可塑性是"想象力的产物"并"肯定这是该领域内的专家学者最怀疑的问题"。但是詹姆斯也有坚定的支持者——著名的教育改革家和哲学家约翰·杜威(John Dewey),他主张经验对于有效教育的重要性,而不是仅靠死记硬背去学习。他着急地为詹姆斯辩护,讽刺地总结了他人的批评,称《心理学原理》是"一本好书,但因太活泼,所以不是一具好的尸体,而每本科学书籍都应该是一具尸体"。杜威的观点对当时的科学思维状态提出了令人生畏的批评。

由于科学进展缓慢,詹姆斯并没有在有生之年看到他的可塑性思想得到验证。而如今,神经科学已经表明,可塑性是现代脑工作机制观念的核心。本章介绍了核心指导原则1:学校的学习实际上是通过神经可塑性的生物学特性塑造大脑的过程,而教师在此过程中扮演着重要角色。此外,本章还介绍了核心指导原则 2:掌握学习科学利于教师确定、提出和支撑影响其职业生涯和促进学生成功的观点或看法。

可塑性的定义

39

　　从形式上来说，**可塑性**是神经系统一生中在结构和功能上产生实质性变化的能力。这也是即将讨论的第一个主题，因为它参与所有的学习活动，可塑性机制是我们学习能力的基础。

　　"可塑的"（plastic）一词是指可改变的且可维持改变后的新的结构的特性，它早在现代合成塑料如聚乙烯垃圾袋和聚丙烯番茄酱瓶之前就存在了。塑性（plasticity）一词来自希腊语 plastikos，意思是"可成形或塑造"。用工匠、雕刻家和泥瓦匠的话来说，塑性是可随意弯曲或延展的物质的共性，既遵从他们的意志，又给创作者留有发挥想象力的空间。在 19 世纪，动物象牙可谓是"可塑"材料的翘楚（crème de la crème，希腊语，奶油中的奶油），因为它可以塑形，正因如此人们大范围地捕猎海象和大象，导致它们濒临消亡。

　　大脑由细胞和生物组织构成，因此可塑的大脑并不会随着意愿或想象力而改变，但会根据人的经历而改变。在古希腊语的意义中，大脑展现出可塑性的方式或性质，它具有重塑并保持新的结构的能力。不论好坏，这些改变都包括大脑持久的且通常是永久性的重新排列。

可塑性的重要性

　　大脑是一块 3 磅重的海绵状脂肪组织，它曾不受人们重视，以至于古埃及人在为亲人准备来世时会把大脑扔到一边，但保留其他大部分器官并小心地将它们做成木乃伊。他们不知道大脑有什么用，并认为他们寻求的来世中将不需要它。

　　现在，当然，我们知道我们不该那么随意地丢弃大脑。尽管说大脑只是一个器官没错，但它是由不同的区域组成的，每个区域都有自己的主要功能，它们以重要的方式相互连接以建立高度动态的系统。为了更好地从整体上了解这个系统，由来自加利福尼亚大学圣地亚哥分校（University of California，San Diego）的物理学家、生物学家、化学家、生物工程师和心理学家组成的团队于 2012 年开始进行创新性的基础研究，以研究大脑如何通过集体行动产生学习，包括作为一个系统如何进行连贯的功能性活动。

　　基本上已经确证，大脑中被称为大脑皮层（参见核心图 2）的部分在学习中起着核心作用。**大脑皮层**被认为是人脑进行高阶思维最发达的部分。作为认知的中心，它和前脑的其他区域支配着如思维、感知、注意和许多大脑信息处理功能等能力。大脑皮层分为与视觉、听觉、锻炼和语音等功能相关的区域，其中一些区域会与多个功能相关联。从人类进化的角度来看，大脑皮层被认为是大脑进化过程中最晚出现的结构。［请参阅核心指导原则 2(2)］

与动物的大脑发育进程相比,人类的大脑皮层需要相对较长的时间才能完全成熟。一些证据表明,人类要直到 20 多岁才能完全具备成年人的能力。此外,根据美国国家卫生研究院(National Institute of Mental Health, 2007)的科学家所做的研究,患有注意力缺陷多动障碍(Attention deficit hyperactivity disorder, ADHD)的青少年发育成熟的方式往往与普通人相似,但时间上会比同龄人延迟三年或更久,这意味着他们的大脑可能要一直到 30 多岁才能成熟。

人们尚未完全理解的是,在大脑形成过程中发挥核心作用的是大脑经历了什么,即大脑学习了什么。教育研究表明,学习不仅仅是记忆的静态编目,大脑也不仅仅是一个存储大量信息的图书馆。神经科学表明,学习实际上在不断修正大脑的功能和行为,改变大脑的物理结构。在学习过程中,大脑为了适应任务,会产生相应的区域变化。比如伦敦实习的出租车司机们因于伦敦各条街穿梭,他们大脑的记忆容量有所增加(Woollett 和 Maguire, 2011)。而小提琴演奏者演奏时常用左手演奏指法,他们大脑扫描图显示,与左手相关的脑区能力有所提升(Elber, Pantev, Wienbruch, Rockstroh 和 Taub, 1995)。

因此,学习为大脑增添了新的模式,大脑变得井井有条,这就是认知心理学家在大脑不断发展的能力方面的发现。大脑的变化可能会发生在各个层次上,从细胞变化和连接的微小改变(稍后讨论)到由于损伤或发育而导致的大规模改变。[请参阅核心指导原则 1(2)]重组对学习进行编码,从而使我们更有可能应用所学知识,以化为行动。[请参阅核心指导原则 1(3)]

41

如果没有这里所说的这种结构性变化,人类将无法理解我们周围的世界,也无法以人类的方式进行推理——简而言之,我们无法理解教师所教的内容。

可塑性的一个主要目的是,它可以使大脑产生变化从而更好地面对新的环境。[请参阅核心指导原则 1(4)]教师经常问这是什么意思。从发展生物学的角度来看,人类的每一代都出生在一个略有不同的世界。我们的环境会随时间和地点而变化。如果大脑有能力适应周围环境,将有利于生存和成长。而且,环境对大脑的需求可能会随着时间的推移改变。

教师在教授学生的过程中扮演了塑造学生大脑的重要角色。而教师并不是唯一帮助学生塑造大脑的人,学生的父母、兄弟姐妹、照料者、祖父母、温暖的阿姨和机智的叔叔,都在孩子的生活中起着重要的作用,塑造着他们的大脑,并产生着持续性的影响。

由于教师经常有较多的正式学习大脑功能的机会,他们有时可以发挥与学生父母社区分享知识的作用。因此,通过这种方式,他们不仅可以教他们班级的孩子和年轻人,他们还可提供广泛的外延服务。

教师可以分享的一点是,研究发现人的大脑一生都在变化,而不仅是按照先天模式发展。相反,大脑是一个动态的器官,它会根据经验而变化。[请参阅核心指导原则1(5)]这与教师的工作直接相关,对教师而言是宝贵的信息。研究还表明,理解这一概念对学生而言有很大的好处。当他们了解到大脑可以通过学习某种事物(例如一个困难的数学概念)而形成更强的连接时,学生会更有动力坚持学习,正如第5章提到的研究所述。

基于有用的经验

神经科学研究证实了经验在构建大脑结构中的重要作用。哈佛大学脑部研究员兼儿科学教授查尔斯·尼尔森(Charles Nelson)是约翰(John)和凯瑟琳·麦克阿瑟(Catherine T. MacArthur)基金会关于早期经验和大脑发育研究网络(Foundation Research Network on Early Experience and Brain Development)的主席,他将神经可塑性这一概念优雅地描述为一场大脑与环境之间精心准备的舞蹈(Nelson, 1999)。大脑是由经验塑造而成的,反过来,新塑造的大脑还会吸收新的经验,从而产生更多的神经改变。尼尔森还说,这种状态会一直持续,**永无止境**。

尼尔森还认为,心理学家(以及教师们)感兴趣的大多数行为现象,例如认知、感知、语言和情绪,都是通过神经可塑性过程建立的(见图 2.1)。那么这场被称为"可塑性的认知舞动"的机制是什么? 它是如何发生的?

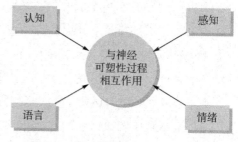

图 2.1 驱动神经可塑性的一些要素

在人脑中,绝大多数传递信息的细胞似乎在生命的早期就已经存在。但是,人确实发生了大量相当重要的变化,并且其中许多变化都是通过有连接功能的**神经回路**发生的。这是一种被称为**重连**的大脑重组过程。重连通过增强特定的神经通路的方式在分子水平上塑造大脑。

两种信号系统

这么久以来连大脑的基本运作机制都还是个谜,这事也不足为奇。毕竟,当你的心脏跳动得更厉害时,你可以感觉到;当皮肤变冷时,你可以感觉到;当你的肌肉活动时,你有时

42

甚至可以看到。但是当你的头脑进行思考时,你不会感觉到大脑在工作。它就像一个无声的幽灵,拼命工作,但丝毫不明显,至少在没有特殊设备显示的情况下是这样。

此外,大脑中不仅有一个主导一切的"鬼魂",还有很多其他的"鬼魂"。大脑中有多到无法想象的脑细胞,它们一起工作。神经科学揭示了脑细胞主要有两种类型:**神经细胞**,也叫**神经元**,它传导信号,发送和接收信息;**神经胶质细胞**,它提供支持服务并隔离神经元。大脑中的神经胶质细胞多于神经元,但神经元是教师需要了解的重点。每个神经元都有着独特但简单的工作:检测并传递信号。[请参阅核心指导原则 2(3)]

为了想象大脑信号传导的目的以及细胞在做什么,我们可以来到位于意大利南部沿海城市克罗托内附近一座狭窄的沙坡上,思考坐落于此处的一座高大石头城堡的作用。这座城堡已经存在了数千年,传说中它与荷马关于尤利西斯被陷害的事有关。今天,你可以看到它的结构被完好地保存着,它被称为"卡斯泰拉"(Le Castella)或译为"城堡",是一个世界遗址。夜晚,它矗立在金色的灯光下,俯瞰着壮观的爱奥尼亚海。

在罗马和迦太基战役的发生地附近,有许多这样的城堡,据说卡斯泰拉是它们中的一环。传说中,如果出现一队入侵者,人们就会点亮卡斯泰拉的警示灯,由此信号会大面积地从一个哨兵传到另一个哨兵。卡斯泰拉会尽可能发出远光,信号会穿越无数的小海湾和入口,随时待命的人会收到信息,富有的人会出资以保护他们的家园。这是希腊最早的殖民地之一,尽管以奥林匹亚勇士和军阀而闻名,却时常遭受侵略。

随着信号在海岸上蔓延并深入内陆,甚至可能连附近美丽的锡拉地区的山脉和森林边界都得到了信号。据称,锡拉地区是但丁在《神曲》(The Divine Comedy)开头中模拟的黑暗森林——**塞尔瓦·奥斯库拉**(selva oscura)的原型。总而言之,在卡斯泰拉使用的是一个简单的信号传递系统。它充其量只是一种原始的手段,只靠有无灯光、有没有看到灯光来传递和接收信号。但它仍然可以让整个区域的人们被调动起来,每个人都清楚接下来该做什么。

大脑中的神经元也是如此。作为庞大的信号系统的一部分,神经元的工作是收集和积攒信息。如果收到足够多的信息,神经元会发出警报,它将触发电信号并将其传递给旁边所有的神经元。

当手指被刺时,一些神经元会收集并发送诸如疼痛之类的感觉信息,其他神经元会收集可驱动其他细胞发出动作信号的信息,例如发声(叫一声"哎哟,疼")和发出动作(把刺从手指上拔掉)。无论输入什么信息,细胞都会收集信息,然后做出行动,例如产生一些言语和动作行为。

43

　　每个神经元都是单个细胞(见图2.2)，它从自身的主体细胞中蜿蜒出长长的线状纤维，称为**树突**。这些树突检测其他细胞发送的信号。树突有大分支和大量纤弱的小分支，与下一个神经元很相近。它们位于一系列化学信号中，这些化学信号的传递或喷出是通过任意两个脑细胞之间存在的微小间隙实现的。我们称这样的间隙为**突触**。当化学信号表明细胞已发送信号后，信息就收到了。如果条件合适，信息将沿着轴突传播。之后电信号会在神经元内传播，而此化学过程可以将信息从一个神经元传递到下一个神经元。[请参阅核心指导原则2(4)]

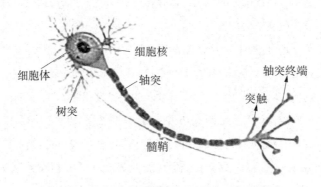

图2.2　单个神经元及其轴突、树突和突触示例

44　　信号一旦发送，它就会通过一个很长的管状结构，即**轴突**。收到消息后，轴突需要快速工作，将信号传达到正确的位置。与其来源的微小细胞体相比，轴突可以非常长。例如，从脊柱到脚，轴突可以延伸超过一码。对于一个小到肉眼看不见的单细胞来说，这是相当了不起的壮举。

　　像卡斯泰拉一样，神经元使用的是一个简单的且几乎可以说是原始的信号系统。信号系统大多只能发出单个音符——"哒，检测已触发"——或者静止、沉默或无反应。单个神经元发出的一系列此类消息成了**峰电位序列**(spike train)或一系列电代码，这是我们的大脑所聆听的语言。

　　峰电位序列可能是一串"哒、哒、哒"的紧急电波，反复触发而引起强烈的注意，我们可以试图想象这是由狼群的袭击所触发的，当然也可能是因为捕捉到了壮丽的日落，这种美丽强烈到令人无法忽视。然而同样地，另一种峰电位序列可能是"哒……哒"的慵懒电波，也许是在深秋的日子里发现的第一滴雨滴的声音。

电信号可以打开和关闭带电物质穿过的那些小通道。当发出或"发射"信号时,带正电荷的物质会冲过膜。这会产生微小的电压变化,将局部的内部环境暂时从负转为正。这就导致了"动作电位"即信号迅速通过膜,信号速度可达每小时数百英里。[请参阅核心指导原则 2(5)]

但与卡斯泰拉不同的是,它不是哨兵的一环,不能发送大脑的峰电位序列信息。相反,新的研究表明,成年人大脑中平均约有 860 亿个可活动的神经元(Azevedo 等,2009),此外还有约为其三倍数量的支持细胞。

由大脑和脊髓组成的中枢神经系统细胞以及全身周围神经系统的细胞都是信号系统的组成部分。这样一来,它们能够覆盖并勘测身体的绝大部分区域。因此,神经回路及其所有的支持细胞形成了相互连接的系统,该系统以通过突触端点从一个神经结构向另一个神经结构发射电信号的形式中继和处理信息。

这个过程是大脑许多功能,包括认知、语言和记忆的基础。就像卡斯泰拉一样,大脑依赖一个来自古老景观的信号系统。它是古老的,至少是过去遗留下来的,因为人脑的某些部分是从过去的时代传承下来的。原始生物中的基本神经元的工作原理与人类的相同。人脑之所以与众不同,很大程度上不是因为神经元细胞单位本身,而是因为神经元在大脑网络和区域中的组织方式。

神经元由四个主要部分组成。教育工作者不需要记住这些,但是应该理解整体流程(National Research Council,2000)。研究表明,许多神经元:

1. 树突是检测信号的树状分支结构。
2. 它们连接到累积信号信息的细胞主体上。
3. 绳状的轴突从细胞中延伸出来以传递累积的信号。
4. 轴突终端为向下一个神经元释放化学物质的区域。[请参阅核心指导原则 2(6)]

为了推动此过程,一种称为**髓鞘**的重要物质通常会隔离并保护电信号,以防电信号在途中被耗散或冲掉。[请参阅核心指导原则 2(7)]事实证明,髓鞘的衰变是某些影响人类神经系统功能疾病的关键。

与时俱进

可塑性使大脑完全与时俱进。例如,可塑性改变了神经元相互连接的网络。发送什么信号、多久发送一次、在什么条件下更新、更新到什么程度,这些都是由大脑可塑性决定的。

科学家们已经开始揭示这一过程的分子基础，对学习和记忆是如何发生的提供了更多的见解，从而进一步揭示了与我们的学习方式有关的"心理学"。

46　　　尽管每个人的大脑都保留了一些信息流动的共同特征，神经科学发现随着时间的流逝人脑中神经系统会发生重大变化。它利用人在早期发展和学龄阶段遇到的线索来优化人的一生。例如，通过可塑性，由峰电位序列频繁触发的路径得到了强化和维护。［请参阅核心指导原则 2(8)］

强化"四处行进"的大脑路径可使得人的思维更加高效，人们进行如计算总和或读书的任务变得更容易。相反，被废弃的大脑"哨兵"，就像是狭窄的沙坡上孤独的卡斯泰拉塌陷到海中。神经元会死亡或被引向别的用途，而连接则会断开或偏移。

因此，生物特性不是命中注定的、终生不变的(destiny)，遗传特质(tendency)会与经验相互作用，从而影响大脑结构。图 2.3 中展示了来自美国国家卫生研究院的例子，可供教育工作者参考，包括如贫困的影响和可增强记忆力的教学实践等各种经历。因此，每个大脑都是独一无二的。科学家认为，如果仅仅讨论大脑的发育过程是先天决定的还是后天决定的就把问题过于简单化了，因为大脑的发育是两者相互作用的连续过程。例如，大多数的遗传疾病都受到环境的强烈影响。尽管有针对双胞胎的研究表明，同胞兄弟姐妹患相同

47　　疾病的风险更高，但研究还表明该概率通常不是绝对的，并且通常只有 30％到 60％。［请参阅核心指导原则 1(6)］

工作记忆容量是学习的关键，且曾被认为容量是相对固定的。最近的影像学研究表明，通过训练可以提升与工作记忆有关的大脑活动，这是学习导致可塑性的一个例子。

· 训练工作记忆
· http://www.ncbi.nlm.nih.gov/pubmed/14699419

神经影像学研究表明，阅读能力差的人大脑白质区域组织减少。对这些阅读能力较差的人进行密集的教学，可显著增加他们的大脑白质区域组织，提升大脑工作的可塑性。

· 阅读和识字改变大脑结构
· http://www.ncbi.nlm.nih.gov/pubmed/20005820
· http://www.ncbi.nlm.nih.gov/pubmed/20395549
· http://www.ncbi.nlm.nih.gov/pubmed/21071632

动物研究表明，贫瘠的环境与皮质灰质的减少有关。认知和影像学研究开始揭示儿童大脑的哪些网络可能受贫困影响最大以及受影响的原因。

· 贫穷在可塑性中的角色
· http://www.ncbi.nlm.nih.gov/pmc/articles/PMC3421156/
· http://www.ncbi.nlm.nih.gov/pmc/articles/PMC2950073/

图 2.3　供教育工作者参考的一些美国国家卫生研究院关于可塑性的例子

探索改变的能力

2000 年,哥伦比亚大学教授埃里克·坎德尔(Noricist Eric Kandel)因其在学习和记忆方面的贡献而获得诺贝尔医学奖,他表示,学习通常通过改变神经细胞之间的连接强度来造成变化,而不是通过改变大脑的基本回路(Pittenger 和 Kandel,2003)。

尽管研究人员在探索大脑变化的能力上有时会存在分歧,但是可塑性机制仍持续激发着他们的兴趣,同时与意识(awareness)有关的研究也开始变得更受欢迎。《国家地理》杂志的一份报告解释说,如果说有一个主题主导着过去十年的神经学研究,那就是大脑的可塑性——大脑重塑和重组自身的能力十分令人兴奋。

资源

教师可用的在线、媒体和印刷资源:史莱芙(Shreeve,2005)。(请参阅本章结尾的引用部分)

关于成年大脑自然可塑性的程度或它的变化程度方面,研究发现存在差异。神经科学家迈克尔·梅泽尼奇(Michael Merzenich)在 TED 演讲中做了有关重连大脑的演讲,他提出了一些非常乐观的观点,包括:某些大脑锻炼可以和药物一样有效地治疗成年人严重的心理健康问题,老年人的大脑信息处理功能可以基本保留,并且成年人可以通过利用某些特定的大脑技巧流利地使用新语言而无须通过烦琐的记忆。无论在哪个年龄阶段,此类训练都是存在许多争议的,教师应该对此有所了解。根据最近在《自然》(*Nature*)杂志上发表的一项研究,关键问题不是在如计划、空间技能和注意力等认知任务中能否通过训练提升评估的成绩,而是所获得的进步是否可以转移到其他相关任务或泛化为总体水平的提升(Owen 等,2010)。根据科学家采用的研究技术,《自然》杂志中的研究报告其受试者很少有上述进步的转移和泛化。当然,众所周知,在所有类型的学习中,实现转移都具有挑战性,下一章将对此进行讨论。

资源

基础教育教师与学生皆可用:(TED,2004)。(请参阅本章结尾的引用部分)

从事成人教育的工作人员在对成人提出要求时尤其要小心,例如加利福尼亚大学戴维斯分校的郑怀钟教授和合著者劳伦斯·劳(Lawrence K. Low),他们在世界上最老的持续运作的科学期刊——皇家学会的《哲学会刊》(*Philosophical Transaction*)上发表了著作。研究人员报告说,从早期发展中吸取的经验教训表明,未成熟的大脑含有利于大规模变化的环境(Low 和 Cheng,2006),而成人的大脑则非常不一样,它并不具备利于大规模变化的环境。

48

不管最终的成型范围是什么,延缓成人大脑中可塑性过程的"硬化"已经成为医学研究工作的目标。有人希望这一领域的成功有一天可以为各种问题提供治疗和补救措施。我们是否可以让成人的大脑重新打开如儿童大脑中一些明显的可塑性"通路",以使其变得更加灵活——以及我们是否愿意这样做——这些都是重要的问题。

脑研究中存在许多分歧和不同的结论,这不足为奇。杰伊·吉德(Jay Giedd)在 2011 年担任马里兰州国家心理健康研究所(National Institute of Mental Health)儿童精神病学分部脑成像部门负责人,他发现要了解大脑的工作原理是非常困难的(Giedd, 2008)。吉德十分幽默地表达了大量关于脑科学研究挑战的真相,即大脑被包裹在一层坚韧的膜中,被保护液包围,还被包裹在骨头中,这很好地保护了大脑,使其不会被跌倒、袭击,也不会被科学家的好奇心伤害(Giedd, 2008)。无论是从生物学、心理学还是教育研究的角度,都很难理解大脑及其运作机制。一位神经科学博士对这个脆弱的大脑经过一番艰苦的研究后宣称"我讨厌大脑"。

因此,要理解大脑可塑性如何在神经系统中发挥作用,还有很长的路要走。先前人们已经知道大脑和脊髓组成了**中枢神经系统(central nervous system, CNS)**(Society for Neuroscience,2008),并且它与在身体其他部位发送和接收信号的**外周神经系统(peripheral nervous system, PNS)**连接。在 1960 年代中期,加州大学伯克利分校的大脑研究先驱玛丽安·戴蒙德(Marian Diamond)及其同事在《科学》(Science)杂志上发表了研究成果,该研究成果使得科学家走上了理解神经可塑性的道路(Bennett, Diamond, Krech 和 Rosenzweig, 1964)。

玛丽安·戴蒙德的团队发现,对老鼠的研究表明,动物的大脑结构与其所经历的事情有关。他们说明了大脑如何应对环境压力。研究人员说,他们关于学习和记忆生理学理论的发现揭示了这一结论,这在当时可谓一石激起千层浪,引发了很大的争议。尽管当时仍处于现代大脑研究阶段的早期,伯克利的研究人员推测,在书写大脑在学习和记忆方面的"最终故事"时,用的将会是化学和解剖学的语言。

此后,许多早期研究人员在无法使用工具的情况下进行的研究表明,大脑的重组不仅发生于老鼠(Nelson, 1999)。对各种生物的研究均表明,其大脑中的连接正在进行广泛的微调(fine-tuned)。人们发现发展和经验导致了过剩的局限和关联(Kandel, Schwartz, Jessell, Siegelbaum 和 Hudspeth, 2013)。

为什么是老鼠？

为什么这么多的大脑研究都使用小鼠和大鼠？

一方面，从物理角度来看，小鼠和大鼠的大脑相对容易观察，而且均有相对平滑的大脑皮层，方便测量它的变化。相反，在哺乳动物的大脑中，尤其是人的大脑，皮层带有许多褶皱、裂痕和波峰，因此很难测量到表面积的变化。另一方面，小鼠和大鼠在解剖、生理和基因上与人类高度相似（95％的小鼠基因组与人类相似）。最后，小鼠和大鼠的成长速度比人类快得多（小鼠1年大约等于人类30年），这也使研究人员可以评估寿命的变化。

不过，我们注定是不同的。几乎没有人比迈克尔·冈萨尼加（Michael Gazzaniga）更敏锐地发现了老鼠与人之间的异同，他是世界上领先的认知神经科学家之一，著有多本著作，其中包括《人类的荣耀》（*Human：The Science Behind What Makes Us Unique*）（Gazzaniga, 2008）。他说，很明显，人类在物理上是独一无二的，但我们与其他动物有许多更复杂的差异。他打趣说，我们可以创造艺术、制作意大利肉酱面和构思复杂的机器。我们中有些人甚至了解量子物理学或脑科学。2008年，他在《前沿》（Edge.org）的采访中说，我们不需要神经科学家来告知我们大脑在发号施令，但如果想要解释我们是如何以及为何如此独特，就需要神经科学家。

资源

教师可用的在线、媒体和印刷资源：教育慈善机构（Edge Foundation, 2014）。（请参阅本章结尾的引用部分）

大脑发育研究先驱和传奇教师

如今，神经科学家玛丽安·戴蒙德承认，无论环境多么丰富，唯一不能生长的大脑，就是大家都知道的她装在快乐帽盒中带去上课的那个人脑。

戴蒙德既是作家又是著名教师，她在实验室和其他地方所做的研究表明，大脑在任何年龄都可以发育，但需要五个条件：适当的饮食、锻炼、适当的挑战、新奇事物和爱。她在加州大学伯克利分校办公室接受采访时解释说，这五个条件都已经实验室证实。**经实验室证实**是这位著名科学家的关键词。

　　戴蒙德教授在接近 90 岁高龄时仍在教书并积极从事脑科学研究，在伯克利大学是具有传奇色彩的人物。她很高，且十分优雅，灿烂的笑容映衬着一丝不苟的白发，散发着标志性的法式风情，她很快就被几代学生认可，并且是该大学最受欢迎的教师之一。

　　她将礼帽放在演讲厅的讲台上时，她戴着手套，隆重地将手伸进帽子，取出并举起人脑说："这个庞然大物只重 3 磅，但它有能力构想出十亿光年的宇宙。这难道不神奇吗？"这次演讲是加州大学伯克利分校的标志性事件之一。她在大学的优兔（YouTube）视频网站相关频道上进行的人体解剖学讲座使她成为在线学习社区中的明星人物。自 2007 年以来，来自世界各地的所有年龄段的学习者都相继涌入，点击她的解剖学视频（Diamond，2007）。

　　如本章之前所述，戴蒙德是该研究领域中处于前沿的神经解剖学家，但是她发挥着深远影响的领域却在于有关大脑成长和变化能力的认识。加州大学伯克利分校研究科学家大卫·克雷奇（David Krech）、马克·罗森茨威格（Mark Rosenzweig）和爱德华·贝内特（Edward Bennett）在实验室中研究老鼠的大脑化学特性，发现放在精心设计的丰富环境——特别是在装有玩具且有足够多的老鼠同伴中的大笼子——中饲养的老鼠在迷宫中的表现要比相对匮乏的环境中饲养的老鼠更好。

　　这是否意味着它们的大脑也不同？解决问题的关键是寻找大鼠推理能力的中心——大脑皮层的物理变化。利用这些实验大鼠，戴蒙德博士开创性地揭示了哺乳动物大脑在暴露于丰富的环境中时大脑皮层有增厚的潜力，而同等重要的是，在匮乏的环境中，大脑皮层也有可能会萎缩。1964 年，戴蒙德和她在伯克利的同事在名为《丰富环境对大鼠大脑皮层组织学的影响》（*The Effects of Enriched Environments on the Histology of the Rat Cerebral Cortex*）的论文中发表了他们的研究结果。随后，其他科学家发现，大脑皮层的生长是由于神经元树突分支及其相关结构的生长。

　　戴蒙德和其他科学家持续的努力，极大地扩展了"丰富环境"（enrichment science）中的研究。当被问到："如果您现在正在教孩子，那您一定会教的关于大脑的知识是什么？"她回答说，她会告诉他们大脑在任何年龄都可以发育，不论是在他们自己还是他们的祖父母的年龄，大脑都可以发育。戴蒙德补充说，实验室的研究表明，当人们经历丰富且有刺激的体验时，神经细胞的每个部分都会有所改变。

51　　我们已经更多地认识了构成丰富环境的要素有哪些，包括需要适当的饮食和锻炼、新鲜或多样的元素以及定期的挑战。她解释说，在实验室中，没有新玩具的话，老鼠会感到无聊，所以需要不时地微微旋转一下玩具。此外，大脑发育需要挑战。你不能只是一遍又一遍地重复同样的填字游戏。但是,她也提醒道,重要的是搭建挑战,这样大脑便不会不堪重负。所以她建议先从简单的问题开始。

2012 年,戴蒙德在丰富环境的构成要素中增加了"爱"的概念。她承认这是一件大胆的事,尤其是在科学会议上提出这个观点。所有人都会问她"你如何向老鼠表达爱意",戴蒙德回答说,你把它们举着,放在实验室的外套上,然后抚摸它们。她说,每天清洁笼子时,老鼠都会得到一些爱抚,老鼠很喜欢这样的爱抚。而实验中得到爱的老鼠的寿命更长,寿命更长的老鼠的大脑也变得更大了。

"修剪"具有惊人的作用

人类从幼儿期到青少年期的整个过程,大脑都在选择最有用的成分,例如特定的神经元、突触和树突,以为成年大脑作准备。

与通过增强神经回路来重组大脑(看起来很合逻辑)的机制相反,这种令人惊讶但同样重要的大脑塑造机制被称为**"修剪"**。在修剪过程中,现有的脑细胞会大大减少。活跃的、不停产生电流的大脑连接更有可能存活,而较少活动或没有活动的连接则更容易失活。然后,基于最有用的连接塑造大脑,并将价值不大的部分去除,如此来创建一个更有效的大脑系统。

当我们出生时,大脑皮层中的每个神经元都充满大量突触。实际上,人类婴儿的每个神经细胞可能有多达 2500 个突触。到 2 或 3 岁时,突触数量大约会增加到原来的 6 倍。"修剪"可显著地去除大量很少使用或不需要的神经回路。到了成年时,我们大脑所包含的突触数量只有我们幼儿时的一半。

消除脑细胞是一件好事的观点听起来似乎违背直觉,以至于有些教师在了解这一过程时感到非常震惊。青少年们也感到很困惑,他们会立刻问为什么他们的大脑建立了连接然后又破坏它们。对他们而言,这就像砌成了一座塔楼而之后被推倒一样,他们不理解这么做的目的是什么。然而,这的确是在早期发育和学龄期会发生的事情,而且具有重要的作用,甚至可以说是至关重要的作用。

"修剪"本质上就是"摘除果实",减少突触的过度繁殖,从而将精力集中于更少但更高质量的连接,使剩下的突触能更好地完成任务。[请参阅核心指导原则 1(7)]这使大脑至少能根据"修剪"关键日期的经验,将能力集中于它所需要的最重要的加工和通路上,同时这种"修剪"似乎是针对未使用或较少使用的大脑能力。科学家们开始发现,大脑的许多区域基本上都是针对大脑的经验而定制的。重要的是,从大脑因任何进一步的变化而成为了新实

52

体的意义上来看,许多削减和变化是永久的。因此,经验和发展正在塑造大脑,这是确定的。

脑细胞的死亡本身就是"修剪"的一部分。现在许多新的脑成像技术和其他的方法能让我们看到细胞的**凋亡**或死亡。脑研究人员发现,进入细胞分裂阶段后,大约50％的脑细胞无法存活到成年(Low 和 Cheng,2006)。大脑通过可塑性发生改变的某些方式如图 2.4所示。

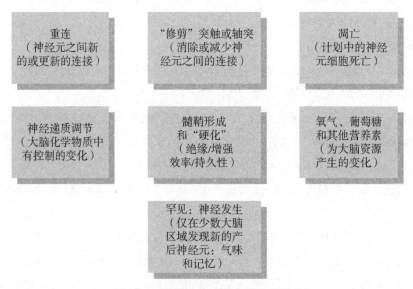

图 2.4　可塑性:大脑变化的一些方式

在"修剪"时,挑选的过程会一直密集地进行,特别是在 2 岁左右和青少年早期。据推测,当一切顺利进行的时候,学生时代的大脑"修剪"工作就完成得很明智了。也就是说对生存和支撑大脑最佳功能的连接和能力将被持续保留,而不太有用的连接则可能会被"修剪"。

有时,一个区域中不需要的神经功能可以循环到其他如大脑发现神经回路通过更多的地方。例如,这个孩子是否在面临全新的遭遇? 在这种情况下,神经功能可能会转移到面临新需求的区域。从某种意义上说,它塑造了一个可适应需求的大脑,然后将适应后的大脑稳定下来,稳定后的大脑将可能保留在人的一生中。

这使得人的思想可高度适应每一个时代。认知心理学指导我们可将其视为一种流体智力,或是一种在我们的构造中,遇到需要的情境时,能将认知最优化的能力。许多教育研究者已采用了**流体智力**(fluid intelligence)的说法,即以高度灵活的方式应用我们的知识。

此外，他们还采用了**晶体智力**（crystallized intelligence）的说法，例如在学校或其他场合掌握的事实、思想和技能。

大脑除了"修剪"，也可以产生新的连接。**突触形成**（Synaptogenesis）是指神经元之间形成了新的突触。新的突触可以形成，但尤其在人生的某些阶段会迅速形成，这阶段通常被称为"敏感期"或"关键期"（Howard-Jones 等，2007）。第 10 章将详细介绍此内容。[请参阅核心指导原则 6（4）—6（9）]

"修剪"和突触形成的基本思想都是：大脑在发育的早期阶段就以惊人的速度增殖细胞和产生新的连接，在此过程完成之后，就将精力集中于更少但更高质量的连接。通过"修剪"，大脑可以优化能力，使其专注于最重要的加工和通路。

正方与反方

脑再生问题

神经科学家提出了一个问题：我们什么时候获得了脑细胞？科学家需要知道大脑再生的条件、时间以及方式。

早期发育后，大脑皮层是否会随时创建大量新的神经元？为了回答这个问题，就像神经学家在研究该主题时所做的那样，让我们先回到过去（Purves 等，2008）。现在，先联想环保运动，尤其是 20 世纪的核弹和原子废料问题。

美国国家科学院（the U. S. National Academy of Sciences）2011 年的研究报告（Bhardwaj 等，2011）表明，20 世纪的冷战僵局以令人毛骨悚然的方式闯入了与大脑有关的研究。20 世纪原子尘埃的兴衰影响了我们呼吸的空气，使大脑与碳 14 亲密接触。碳 14 也成了我们及我们的身体的"标记"。在 1950 年代中期至 1960 年代初，放射性碳 14 的含量猛增，在大气中的浓度几乎翻了一倍，在世界上大部分地区发布禁令后，在露天测试中其浓度才下降（Purves 等，2008）。

对于大脑研究人员来说，这提供了一种时钟，就像文物的放射性碳年代测定法，但适用于我们身体的组织。由于绝大多数释放到大气中的新辐射是 1955 年以后产生的，因此在那之前产生的辐射成为了大脑研究的标志。如果你出生于 1950 年代中期，那么你的大脑皮层神经元中碳 14 含量提升的唯一途径就是出生后所获得的新细胞。

54

　　再说得形象一点，我们已经知道在脑的某些小的特定区域，例如处理气味的嗅觉区域，会产生新的或"新生"神经元（Veyrac 等，2009）。在这样的研究环境中，鼻子所闻到的气味仿佛置身于祖母的厨房里，有胡椒粉、八角、茴香、肉桂、大蒜、洋葱、姜、杜松子、丁香、肉豆蔻、柠檬、芹菜、小茴香、巧克力、豆蔻、百里香、龙蒿、辣椒、薰衣草和橙的味道。

　　然而，尽管气味可能发生变化，但对于人类来说，几乎没有证据表明大部分皮层（给予我们独特力量的波纹状的外脑）可以自我再生。因此研究人员设计了一个实验寻找答案。他们问，如果利用地球大气在短时间内发生巨大变化的方式，会怎么样？

　　从儿童木乃伊到耶稣假想的坟墓布、都灵裹尸布，所有这一切都已经更新使用了碳 14 技术。因此研究人员决定在原子污染的关键日期前后检查尸检样品。他们选择了 1933 年至 1973 年之间出生的七个人（Bhardwaj 等，2011），这七个人已经去世，且有合适的大脑样本。最老的一位享年 72 岁，当大气中的放射性碳水平开始上升时，他已经 20 岁了。

　　结论：1955 年之前出生的人几乎没有显示碳 14 升高的皮质神经元。研究者得出结论，这直接推翻了成年人大脑皮层中会生成大量脑细胞的观点。这意味着在人受伤或生病后，现有神经元和连接会发生重组，但成年大脑不太可能自然地大规模产生新的细胞。

　　然而，我们发现在大脑的一些小的区域会再生神经元，例如处理气味的嗅觉区域，以及形成记忆的海马区（Eriksson 等，1998）。这使得利用人工或医学手段触发增殖有了可能性。一些研究者最近声称，其他脑细胞可能是被人为"唤醒"并再生的（Jiao 和 Chen，2008）。如果是这样，这可能对阿尔茨海默氏症、帕金森氏症和其他退化性脑疾病的治疗有极大的帮助。

55　　**大脑会作价值判断吗？**

　　神经科学家用生动有趣的语言如"过度活跃"或"误导"的连接来描述"修剪"前大脑中发生的事情，这听起来像是在作价值判断。毕竟谁能说出别人大脑中被误导的连接是什么呢？

　　然而，在这种情况下作价值判断的恰恰是大脑自身。**活跃**（exuberant）和**误导**

(misguided)之类的术语仅表示这些连接无法服务大脑所遇到的问题——有些神经回路并不经常被用到。因此，它们可能会渐渐被淘汰。

在教育领域，这既可能是有利的，也可能不利。加州大学洛杉矶分校记忆与衰老研究中心(UCLA's Memory and Aging Research Center)的主任加里·斯莫尔(Gary Small)做的研究便体现了这一点。在一个许多教师都知道的全国电视访谈中，他指出，年轻人在科技上平均每天花费 9 个多小时。斯莫尔问道，这些"数字原住民"(在数字媒体上花费了很多时间的 8 至 18 岁年轻人)之后会发生什么？他们在 20 或 30 年后会是什么样？他认为，基于人们对于大脑发育的了解，这些问题很重要。

科技在儿童发展中所起的独特作用是超出"核心"范围的更加广泛的研究主题。斯莫尔对于科技的研究为我们提供了一个示例，说明了教师感兴趣的一类问题。斯莫尔(引用于 Frontline, 2009)阐述了科技是如何因为"修剪"对发展中的、年轻的大脑比更成熟的、更老的大脑产生更深远的影响，并阐述了年轻人应如何度过自己的时间、将大脑置于何种环境，可对之后人生中大脑的样子产生深远的影响。这是因为从人早年直到青春期，他统计到大约有 60％的突触连接被"修剪"掉了。当采访者问他这些突触连接是否被永远"修剪"掉时，斯莫尔点了点头，表示同意。从某种意义上说，大脑不会向后退，只会向前发展。

研究表明，尽管可能需要花费更长的时间或实现起来更加困难，成年人通常可在任何年龄产生新的连接(Society for Neuroscience,2008)。但重点是，如果被"修剪"掉的能力想要完全恢复，则需要经历彻底的重建。由此大脑发育就是向前进而不是向后退的。

> **资源**
>
> 教师可用的在线、媒体和印刷资源：Frontline, 2009。（请参阅本章结尾的引用部分）

像爱因斯坦一样推理

智力研究人员丹尼斯·加里克(Dennis Garlick)报告称，要像爱因斯坦那样推理，就需要一个具有正确连接的神经系统(Garlick, 2003)。但是，一个人如何能拥有具有正确连接的大脑呢？

基本上，对于教师来说，这传达的信息是，我们的大脑在学习过程中如何变化很重要。经验有助于为后续学习奠定基础。基于我们所经历的事情，即使我们想要，也永远无法拥有和过去完全相同的大脑。因此，连接的发展走向对于我们之后能够做什么很重要。

对于那些从广阔的哲学观看待思维的人来说，谈论可塑性时，他们会摊手耸肩表示无

56

奈。就像混沌理论的蝴蝶效应一样，它可能导致一种结果，也可能导致另一种结果。谁能知道塑造这样的大脑可能会走向何种结果？我们可能无法确切知道答案，但还是有一些线索供我们参考。

显然，是正在被执行的动作在告诉大脑什么是有用的，所以保留什么是重要的或"明智"的。神经科学表明，要求大脑做的事情以及它所经历的事情有助于塑造大脑。

当教师理解并接受了大脑会自我重组并"修剪"掉那些未被利用的通路时，他们想知道的就是具体的解决方案。例如，如一位教育工作者所说，当一名学生按照课表时间（block scheduling）要求学习代数，可能在二年级的秋季学习代数Ⅰ，但直到三年级的春季才开始学习代数Ⅱ时，教师如何在这种情况下帮助他们保持"数学通路活跃"？

显然，没有什么灵丹妙药。正是如此，我们需要有机会应用知识。在这么长的时间间隔里不对知识进行整合或使用，这并不利于学习，教师们也已经知道这一点。使用知识并以实证作支撑是很重要的。教师能做什么？教师是学校环境中有影响力的变革推动者，他们不仅可以在自己的教室中作出改变，还可以通过向大家解释这么做的必要性倡导为学生提供更好的环境。当教师职位逐渐上升，担任了领导职务，还能够影响相关的决策。

对于教师而言，这些结论可能会使得他们陷入长时间的沉思。这是否意味着教育学生并让他们在某些特定的领域内钻研比为他们建立知识体系更重要？它真的会让大脑不一样吗？关于这些疑问目前还没有完整的答案。但是将智力研究与神经科学相结合的加里克（Garlick，2003）认为，如果人们要获得不同的智力，则需要受到适当的刺激，尤其是在儿童时期，因为此时神经回路具有足够的延展性并且较少发生重组。加里克说，无论是创造活动、音乐活动、科学思考、数学探究、问题解决、批判性思考还是自我表达的能力，都对我们年轻时如何运用思维至关重要。

激活即连接

尽管基因为大脑提供了蓝图，但研究也发现，在大多数情况下，个体经验都能够塑造大脑以适应环境需求（Brenhouse 和 Andersen，2011）。任何一个大脑连接的最终命运都取决于它是否被使用以及如何被使用的。这被称为**功能验证**（functional validation），或更通常被称为"弃用即重连"。［请参阅核心指导原则2(6)］相关示例见表2.1。

教师们经常问为什么我们的大脑会像这样重组。他们想知道是什么指导着大脑的形成及运作方式，尤其是在学龄期。

大脑研究表明精心选择的活动可通过可塑性改变大脑（Society for Neuroscience，

2008)。例如,仅对视觉呈现的面孔做出反应的大脑区域不可能会被诸如代数问题或语音强化之类的完全不同的事物增强。某一种活动不能促进所有的脑区发育。这与 20 世纪早期的一些学习理论相反。人们普遍不再接受所谓的"心理肌肉锻炼",即认为任何一种思维或大脑活动都可以促进所有思维和大脑活动的进行(Schunk,2012)。

表 2.1　大脑激活与脑回路的发展和加强相互作用的方式示例

弃用即重联		
元素/功能	是什么	为什么重要
神经回路	以电信号的形式中继和处理信息的互联系统构成的网络。	它是大脑许多功能的基础,包括认知、语言和记忆。
可塑性	神经系统通过在分子水平上重塑和重组大脑以实现实质性的结构和功能改变的能力。	改变使大脑能够适应周围的环境和经历,从而使每个大脑都独一无二且完全与时俱进。
修剪	修剪不需要或执行不当的回路的过程。	它创建了一个更有效的系统。
经验	给大脑添加新模式的关键因素。	神经科学表明学习行为会改变大脑的物理结构,持续修正其功能和行为。
大脑重塑在 3 到 16 岁左右(在学校学习的核心年龄段)尤其活跃。		

教师们还注意到,关于大脑可塑性的许多文献都主要提到脑发展较差时会发生的事情:疾病,成瘾以及许多其他问题。你想促进大脑中构建的功能发展良好时,脑获得的关注其实是远远较少的。对于教师来说,这似乎是一种倒退。他们想了解如何为脑的良好发育提供最好的支持。例如,他们会问,是不是任何一种一般性的脑力锻炼都能满足脑的全面发育? 答案是否定的;特定的大脑区域和网络只会对特定的用途做出反应(National Research Council,2000)。

结论

著名的早期心理学家威廉·詹姆斯(William James)看到了可塑性的基本概念。他有时也会陷入充满挑战的、令人沮丧的迷雾中,但他在其著作《**与教师对话**》中为科学家和教育工作者提出了大脑可塑性的基本概念。其中大约有 15 章,涵盖了他为剑桥教师所作的演讲,这些演讲强调了听众的重要性(James,2005,1892):

"我从已有经验中发现,我的听众最不喜欢的似乎是分析性的技术,他们最关心的是具体的实际应用……当然，教师会怀念那些细分、再细分的内容和定义，怀念那些用字母和数字编号的标题，怀念打字方式的变化，以及其他所有他们的思维所习惯的机械技巧。但是我的主要期待是让他们构想，且如果可能的话，让他们共情，在脑海中再现出他们学生的心理活动。"

在一个多世纪后，有些教师们想知道的内容并没有改变。下一章将继续介绍指导原则2，之后在指导原则3讨论认知的相关内容时继续探讨一些有关教学设计的概念。

结束篇
运用新知识
神经可塑性

如果你已经决定尝试这样的举措：学生能通过了解更多的大脑的功能备受鼓舞，尤其是大脑如何基于学习或经历的事情进行"重连"和物理上的重塑，而你之前从未教过这门课，那么现在你需要制定一个课程计划。

1. 你要提出的第一个概念是可塑性问题，但是孩子们只知道瓶子和玩具中的塑料。那么你要如何帮助他们理解大脑"可塑性"的含义？

2. 对所有学习者而言，知道学习的内容与他们有关是很重要的，那么你将如何表达，拥有一个可以自我重塑的大脑对于作为学生的他们来说很重要？

3. 你告诉你的学生大脑为改变而生，这就是人的大脑如此擅长学习的原因。但是，有些学生会想知道为什么脑必须不断改变，你会怎么解释？

4. 现在是时候给学生讲解一些脑的基础解剖知识了，例如核心图2中的内容。哪些活动可能有助于让学生使用视觉模式进行学习？

5. 即使学生无法像感受手或脚那样感觉到或看到他们的大脑在工作，他们也必须知道脑是非常活跃的。你将如何帮助学生理解神经元在发送信息的过程中所起的作用？

6. 你要如何描述大脑的学习方式？

7. 你将如何帮助学生理解"修剪"的功能？

引用
教师可用的在线、媒体和印刷资源

Edge Foundation. (2014). *Edge*. http://dev.edge.org/conversation/are-human-brains-unique

Frontline. (2009). *Rewiring young brains*. Retrieved October 30,2011, from Digital nation: Life on the virtual frontier, Public Broadcasting System (PBS) http://www. pbs. org/wgbh/pages/frontline/digitalnation/living-faster/digital-natives/rewiring-young-brains. html

Gopnik, A. (2010, July). How babies think. *Scientific American*, *303*,76 - 81.

Shreeve, J. (2005). Beyond the brain. *National Geographic*, *207*(3),1 - 12.

TED (Producer). (2004). Michael Merzenich on re-wiring the brain. Retrieved from http://www. ted. com/talks/michael_merzenich_on_the_elastic_brain. html

参考文献

Azevedo, F. A. , Carvalho, L. R. , Grinberg, L. T. , Farfel, J. M. , Ferretti, R. E. , Leite, R. E. , ... Herculano-Houzel, S. (2009). Equal numbers of neuronal and nonneuronal cells make the human brain an isometrically scaled-up primate brain. *The Journal of Comparative Neurology*, *513*(5),532 - 541.

Bennett, E. , Diamond, M. , Krech, D. , & Rosenzweig, M. (1964). Chemical and anatomical plasticity of brain. *Science*, New Series, *146*(3644),610 - 619.

Bhardwaj, R. D. , Curtis, M. A. , Spalding, K. L. , Buchholz, B. A. , Fink, D. , Björk-Eriksson, T. , ... Frisén, J. (2011). Neocortical neurogenesis in humans is restricted to development. *Proceedings of the National Academy of Sciences of the United States of America*, *103*(33), 12564 - 12568.

Brenhouse, H. , & Andersen, S. (2011). Developmental trajectories during adolescence in males and females: A cross-species understanding of underlying brain changes. *Neuroscience and Biobehavioral Reviews*, *35*.

Diamond, M. (Producer). (2007, October 17, 2015). Integrative Biology 131 - Lecture 01: Organization of Body. Retrieved from https://youtube/S9WtBRNydso

Diamond, M. C. , Krech, D. , & Rosenzweig, M. (1964). The effects of an enriched environment on the histology of the rat cerebral cortex. *Journal of Comparatiave Neurology*, *123*,111 - 120.

Elber, T. , Pantev, C. , Wienbruch, C. , Rockstroh, B. , & Taub, E. (1995). Increased cortical representation of the fingers of the left hand in string players. *Science*, *270*(5234),305 - 309.

Eriksson, P. S. , Perfilieva, E. , Björk-Eriksson, T. , Alborn, A. , Nordborg, C. , Peterson, D. A. , & Gage, F. H. (1998). Neurogenesis in the adult human hippocampus. *Nature Medicine*, *4*,1313 -

60

1317.

Garlick, D. (2003). Integrating brain science research with intelligence research. *Current Directions in Psychological Science*, 12(5),185 - 189.

Gazzaniga, M. S. (2008). Is anybody there? *Human: The science behind what makes us unique* (pp. 276 - 321). New York: HarperCollins.

Gibb, B. J. (2007). Chemical control: How legal and illegal drugs affect the brain. *The rough guide to the brain* (pp. 171 - 202). London: Rough Guides Ltd.

Giedd, J. (2008). The teen brain: Insights from neuroimaging. *Journal of Adolescent Health*, 42 (4),335 - 343.

Howard-Jones, P., Pollard, A., Blakemore, S. -J., Rogers, P., Goswami, U., Butterworth, B., ... Kaufmann, L. (2007). Neuroscience and education: Issues and opportunities: A TLRP Commentary. http://www.tlrp.org/pub/documents/Neuroscience Commentary FINAL.pdf

James, W. (1950,1890). *The principles of psychology*. New York: Dover.

James, W. (2005,1892). *Talks to teachers on psychology; and to students on some of life's ideals*. Retrieved from http://www.gutenberg.org/files/16287/16287-h/16287-h.htm

Jiao, J., & Chen, D. F. (2008). Niche strocytes stimulate neurogenesis from dormant neural progenitors in non-conventional neurogenic regions of the adult CNS. *Stem Cells*, 26 (5), 1221 - 1230.

Kandel, E. R., Schwartz, J. H., Jessell, T. M., Siegelbaum, S. A., & Hudspeth, A. J. (2013). *Principles of neural science* (5th ed.). New York: McGraw Hill Medical.

Low, L., & Cheng, H. (2006). Axon pruning: An essential step underlying the developmental plasticity of neuronal connections. *Philosophical Transactions: Biological Sciences*, 361 (1473), 1531 - 1544.

National Institute of Mental Health. (2007). Brain matures a few years late in ADHD, but follows normal pattern. http://www.nimh.nih.gov/news/science-news/2007/brain-matures-a-few-years-late-in-adhd-but-follows-normal-pattern.shtml

National Research Council. (2000). Mind and brain. *How people learn: Brain, mind, experience, and school: Expanded edition* (pp. 114 - 128). Washington, DC: The National Academies Press.

Nelson, C. (1999). Neural plasticity and human development. *Current Directions in Psychological Science*, 8(2),42 - 45.

Owen, A. M. , Hampshire, A. , Grahn, J. A. , Stenton, R. , Dajani, S. , Burns, A. S. , . . . Ballard, C. G. (2010). Putting brain training to the test. *Nature*, *465*(7299),775 - 778.

Pittenger, C. , & Kandel, E. R. (2003). In search of general mechanisms for long-lasting plasticity: Aplysia and the hippocampus. *Long-term potentiation: Enhancing neuroscience for 30 years, philosophical transactions: Biological sciences*, *358*(1432),757 - 763.

Purves, D. , Augustine, G. J. , Fitzpatrick, D. , Hall, W. C. , LaMantia, A. -S. , McNamara, J. O. , & White, L. E. (2008). *Neuroscience*. Sunderland, MA: Sinauer Associates.

Schunk, D. H. (2012). Cognition and instruction. *Learning theories: An educational perspective* (pp. 278 - 323). Boston: Pearson.

Society for Neuroscience. (2008). *Brain facts: A primer on the brain and nervous system*. Washington, DC: Author.

Veyrac, A. , Sacquet, J. , Nguyen, V. , Marien, M. , Jourdan, F. , & Didier, A. (2009). Novelty determines the effects of olfactory enrichment on memory and neurogenesis through noradrenergic mechanisms. *Neuropsychopharmacology*, *34*,786 - 795.

Woollett, K. , & Maguire, E. A. (2011). Acquiring "the knowledge" of London's layout drives structural brain changes. *Current Biology*, *21*(24 - 2),2109 - 2114.

61

第 3 章 认知和教学设计

本章将介绍核心指导原则 3:我们的学习方式在很大程度上影响了我们可实操的知识,诸如导入、精讲、扩展和知识整合等教学方法是取得学习成果的关键,而这些均与教师的教学设计有关。

学习要点

1. 将神经科学、认知心理学和教育研究知识结合起来,可为教师的教学设计提供有用的参考,教师在课堂上可以为学生输出更强的学习体验。

2. 通过元分析研究,教育工作者可以看到人类认知系统是如何在实际学习中发挥作用的。元分析研究的结果汇总了许多在不同教室和环境中进行的研究,因此可以从中找出**最佳实践**。

3. 作为众多教育元分析的重要体系中的一个例子,教育研究人员罗伯特·马尔扎诺(Robert Marzano)采用元分析确定了九类教学策略,这些策略在课堂上似乎对学习效果有着重大影响,包括可以帮助学生生成心理意象,即大脑中的虚拟快照。

4. 专门用于促进理解和运用所学知识能力的四个教学设计概念是导入、精讲、扩展和知识整合。

5. 在有充足刺激的复杂环境中,人脑可发育得最好。丰富的环境可以改善大脑功能,并增加大脑皮层的重量和厚度。

6. 丰富的环境不仅仅是视觉层面的复杂性。在课堂上使用大量词汇,提供学生可视化信息、较多的实践理论、解决问题和获得反馈的机会,都是教学设计的重要部分。

7. 有效的认知通常是能够汲取思维和行为模式并重新应用它们的过程。

8. 大脑因发现和利用其发现的模式而活跃。模式是指我们发现的所学习事物的布局、配置和关系。

9. 许多学生通常在数学学科面临挑战,其原因之一是重要模式的分层。在另一种级别上进行抽象,会提升我们所需的脑处理能力,尤其是对那些可能还未很好地捕获到模式的初学者。这个一般性问题在其他学科领域也可能是一样的。

10. 从认知的角度来看,教师有时可以将智力视为记忆、预测、应用和扩展脑的模式的能力,这是很有用的。

小课堂

认知连接(一)

能动性:负责和控制自己的学习、思想和行为,是自己知识的积极构建者。

认知激活:其有两种含义,教师经常用它来表示一个学生进行了有意义的学习。在认知心理学和神经科学中,它包括触发生物认知系统中的回路或网络的可能性。

认知心理学:通过采用心理学方法进行的获取、保留和运用知识的科学研究。

认知神经科学:针对认知功能进行的生物学基础研究,采用神经科学的工具和方法进行。

精讲:重组、连接和识别我们认知中的关系,以及在信息中加入新的元素。

执行功能:我们控制认知过程的一种方式,包括计划和注意,以及选择、演练和监控从记忆中提取的信息。

扩展:涉及获得和组织新知识的详述部分(见上文);由于并非上述所有关于精讲的定义都包含扩展,因此通常可在教学设计和认知的相关文献中找到该额外术语。

教学设计:从认知的角度来看,用于支持内部学习过程的外部事件设计。

知识整合:将通过多种方法、思维模型或表述形成的理解组合成一个有用的知识库,以扩展已掌握的知识或相关理解的范围。

有意义的合并/巩固:将新知识成功地整合起来,让学生能够真正理解新知识。一般来说,不仅需要成功的知识整合(见上文),还需要适当地对知识进行条件化,并满足大脑的相关性(见下文)来应用理解。

唤醒的神经基础:目前教师词汇中一般没有此概念,但它是神经科学中的一个关键观点;脑唤醒系统负责保持对监视和回应重要刺激的警惕性,例如检测是否有奖励和新奇的情况。

定向注意:注意不是整个大脑的属性,而是特定区域网络的属性,例如在引起、定向和执行注意力方面;教师应知道的关键是可能可以成功地训练这些网络,有时甚至是在学生年幼的时候,这可能改善学业。

模式:脑感知到的独特规律。脑从中汲取有用的信息以作出推断、确定因果关系或预测事件等;大脑在任何模式下都可能有正确或不正确的选择,并用感知到的规律来建立一种"最佳猜测"。

导入:接受会引发后续反应的刺激;教师经常在新授之前通过一个问题、图片、讨论或其他可提取记忆的方式激活学生先前的知识。

目标分解:人类认知系统愿意暂缓直接追求某个目标,通过分析和满足前提条件减少通往目标途中的障碍。

引言

64 　　一位年轻的教师讲述了当她第一次知道大脑可塑性的观点时，她有多么惊讶。她认为这是一个令人兴奋的概念，并且想知道别人是否也像她一样第一次接触这个概念。她问自己，为什么她的教师预备课程（teacher preparation program）中没有教授这个概念呢？难道是因为她的大学讲师难以将新知识与教师每天的教育实践相结合吗？

　　对于许多教师而言，新知识与教育实践的结合是通过成功的教学设计和关于认知的基本概念完成的。在本章中，我们将开始讨论指导原则 3：学习方式在很大程度上影响了我们可实操的知识，诸如导入、精讲、扩展和知识整合等教学方法是取得学习成果的关键，而这些均与教师的教学设计有关。本章会建立基本概念，在介绍了一些必要的关于记忆的含义之后，后续的第 5 章会补充大量的具体例子。本章和第 5 章还重点介绍了教师认为有助于教学设计的方法和主题。在接下来的章节中，我们将继续说明"核心"基本原理的内涵和关系——大脑在做什么——这些可运用于教学的具体细节。

走近教学设计

　　在教师预备课程中，教学设计是作为一个过程来教授的，第 5 章会对此进行更详细的叙述。在该过程的教学阶段（请参阅本章之后的图 3.3）中，教师会学习教学策略，也称为**教育学**、**教学法**或**信息设计原则**。多年来，这些策略已经在教师最佳教学实践及教育科学和

65 认知心理学研究等领域出现。它们被整合成教学设计过程，因为教师们需要选择一些教学方法和教育学方法，以使课堂更加生动，所以可从教育标准和课程材料着手。因此，**教学设计**是一个独特而复杂的过程，其中教学策略是重要的组成部分。

　　本章介绍了四个重要的教学设计概念——导入、精讲、扩展和知识整合，它们与我们已知的脑的学习方式有关。它们是：

1. 导入告诉学习者们在开始学习新知识时他们应有哪些先备知识。

2. 精讲促使人们对最初的想法进行更深入的思考，并重新架构。

3. 扩展要求学习者将这些新出现的想法付诸实践，在实践中扩展知识及其用途。

4. 知识整合是脑在整个过程都会运用的技能，过程中我们不断尝试，希望将我们的想法融合在一起，并将新的思想和行动与大框架中我们已掌握或经历的其他所有事物联系起来。［请参阅核心指导原则 3(5)］

　　当学习的这四个过程发挥作用时，大脑可以获得源源不断的知识，并真正理解和运用它们，由此得到了更好的支持。无论学生是学习文学、数学，作一首歌的歌词还是学习课程

的其他任何内容,都是如此。

根据学习科学家的说法,学习相关的所有方面的共同点是将信息变成一种活跃的记忆形式,然后进行**认知激活**,认知激活需要探索、重组和巩固学习(OECD,2007)。但我需要考虑的还绝不仅仅有这四个重要的过程。本章的后面将讨论一些其他的教学策略,并分享一些相关研究。在这一点上,我们鼓励教师去思考他们自己的教学策略是如何支持学生们学习的。

本章的重要主题之一是,对于资深教师来说,几乎没有什么新的教学策略。因为这些教学策略是基于教学理论和学习理论建立的最佳实践的示例,所以它们怎么会是新的呢?相反,重点是根据对大脑和认知科学发展的了解来解释这些教学策略。我们是否可以通过三个学习科学的视角,了解到更多这些教学方法的效用?例如正反例、原型形成、可视化、惰性知识、学校学习、情境认知以及迁移。目标是收集有利于加强对最佳教学实践的理解的信息。

正如上一章和下一章重点关注神经科学一样,本章将以同样的方式重点关注认知心理学。随着对学习科学的探索不断深入,各章之间的主要联系是分析神经科学的基础(例如不断提高的对大脑可塑性的认识)是如何指导我们在其他领域的学习的。上一章对可塑性背景的介绍或下一章对记忆的基本解释都有助于我们理解这个问题。

本章将提到许多重要的教学设计概念。为便于参考,本章将它们归纳为"小课堂:认知联系一"模块,置于本章较前的页面。我们特别鼓励非教育工作者和新任教师去复习这些概念,因为他们对这些概念比在职教师更陌生。

当我们讨论像刚才介绍的四个教学设计概念时,教师要注重将这些概念形象化/可视化,从而让它们在脑中变得"真实"。因此,读者的挑战是在遇到每一个概念介绍时,要求自己从自身的专业实践中找一个例子,以更形象地理解概念。

导入、精讲、扩展和知识整合

知识整合:示例

德里克(Derek)是一名七年级英语语言艺术的教师,他在教室里带领学生创作微型图画小说。这在外观上类似于漫画书,但它们具有更深的深度,并且通常遵循短篇小说的情节特征。

德里克认为,微型图片风格通过文学的形式而非传统的教师教授的方式使学生参与进来。他知道,只要能够帮助学生思考,采用创新的文章或更久经考验的古典文学形式都是可以的。作为一名资深教师,他已经知道了某些尤其有效的方法。在中学,英语艺术的方法和策略可能有很多名称,但是德里克发现他可以用四个强有力的教学设计观点来说明他的思想:导入、精讲、扩展和知识整合。他发现当他介绍他的教学设计时,其他所有学科和年级的教师都可以理解这四个概念。

67 　　在他的图画小说课中,德里克首先**导入(priming)**或给学生一个可以帮助引发后续反应的刺激,这将引导他们在整个活动中的思考。在他的课堂中,他经常给学生展示一些短漫画的"框架"或一部分内容,漫画多是曾与他人联合出版过的《卡尔文和霍布斯虎》(*Calvin and Hobbes*)的创作者比尔·沃特森(Bill Watterson)的作品。尽管近 20 年前沃特森出人意料地停更了他这一脍炙人口的漫画,但德里克发现它仍具有生命力,甚至在今天也可令年轻人十分开心。

　　德里克认为,微型小说的体验可使学生有机会以新的方式探索表达和创造能力。当然,只有设置足够深入的学习目标,才能在课堂上充分挖掘各种文学作品。他担心学校和州领导人可能意识不到这一点,但他认为作为一位专业人士,有一天他能证明此方式是有效的。

　　接下来,德里克提供了创建视觉效果的工具。如果授课当天可以使用学校提供的平板电脑,他就给学生发放数字设备。如果没有,他就给学生发彩色的记号笔和厚纸。他指导学生完全用可视化的方式讲述自己生活中的故事。学生们先画正方形空白格子,然后在格子里绘制图画,形成一系列图片。大约 30 分钟后,德里克看到教室里很多学生都画出了自己的故事。

　　接下来是**精讲**。在这一步,学生画出箭头和线条,并开始思考故事的流程,例如构思不断推进的环节、冲突和解决方案,也可以考虑加入带有特定目的的讽刺和论述。目的是**通过对漫画的想象**来重组、连接和识别**已经出现或开始出现的关系**。精讲从字面意思看是重组、连接和识别我们理解中的关系,并链接新的信息元素。

　　通过重新组织和扩展观点,精讲可以使大脑建立非常真实的联系,这些联系当然是精神上的,但也可以是身体上自然产生的。脑是活动的可塑性的一个微型例子,它会自己改变,或学着用新的方式思考这些概念。

　　我们的资深教师致力于通过各种方式帮助学生进行精讲,例如通过提示一些想法或问基本的问题。如他询问学生是否认为如果完全以文字形式写出故事,读者会更好地理解它。或者如果学生们认为他们新创造的用图片展示的方法更好,他会询问他们原因是什么。

　　学生们使用七年级学生特有的语言,例如**闪光图形**、**表情**和**海报**,双方都提出了令人信服的论点。德里克引用他们的回答,以学生理解的方式讨论了非语言表达的力量,从而与学生分享关于有效沟通的发现。

当有些学生谈论用 Animoto(视频加工网站)等数字成像工具制作动画,或者用编写应用程序将他们的相册"飞"在一起时,德里克并不感到惊讶。但他想帮助学生进一步地提升。当学生在社交媒体上发布他们的故事时,他创造了使教育标准栩栩如生的经验:他问学生他们更愿意成为读者还是观众,他们愿意选择创作文字还是艺术。

学生们的回答是两者都愿意,德里克便以此为契机开展了他的教学,让学生进行**扩展**练习。在这个过程中,学生收获了相关的新知识。第一次,教师让学生通过配对来完成最后一步:填写用文字表达故事的对话气泡。原作者与他的搭档谈论自己的想法,搭档记录下来,他们创造性地通过一种总结和记笔记的方式来为故事添加注释,进而创作出连载的漫画文本。

最后,**知识整合**是目标,即将从多种方法、思维模式或论述中收获的理解结合成一个有用的基础知识库,以扩展所掌握的知识及其外延的范围。为了达到这一目标,大脑会做好在特定环境中学习和独立完成任务的准备。

利用自身经验的优势

在尝试将我们的经验与本章中介绍的教师们的形象联系起来时,我们可以问自己,我们可以使用哪种策略来挖掘大脑的潜能。资深的教师和学校领导者们可能会觉得这很简单,因为他们在课堂上有很多经验。他们能够从现实生活中描绘出许多情境,因此他们的"延伸目标"可能是思考如何将这些情境与本章介绍的原则和观点相结合。另一方面,新教师可能还没有丰富的课堂经验。但是,我们都有大量的学习经验。我们鼓励新教师从实习、实践和辅导以及他们自己曾在教室作为学生的经历中汲取信息。这些都是先前经验中有关人的学习方式的强大资源。所以一些读者可能会发现他们作为父母、祖父母、亲戚或儿童照料者的经验也可让他们有大量的机会观察人的学习方式。这里要说的重要观点就是要将每个教育观点具化到你自己的情境中。

如将观点和示例具化到你自己的情境中,基于脑科学相关原则,你至少可从两个方面受益。首先是你会连接和关联到你记忆中的观点,这将极大地促进知识的获得、记忆和保留(请参阅关于记忆的第 4 章)。这意味着随着学习持久性和应用能力的提升,你可得到一些利于以后职业生涯的有效方法。其次,当你能够给脑构建明晰和相关的知识时,你的学习时间将得到更好的利用——这是我们将在下一章中更全面探讨的一个关键观点。

　　导入是指给学生一个可以帮助引发后续反应的刺激。心理学家对该术语的解释是在最开始时用某个提示指引朝着特定方向思考。教师经常用另一个术语——**激活先前知识**——来传达相同或相似的含义。例如，认知心理学家丹尼尔·里斯伯格（Reisberg，2010b）撰写了大量关于心智科学的文章，阐述了从我们已有的广阔知识库中提取的关键信息是如何影响我们理解日常生活中的故事甚至是对话的。否则，我们理解每个故事都需要从外界额外补充所有相关信息。例如，当给一个青少年讲在存钱罐中存钱的故事时，不需要给他解释什么是存钱罐或为什么存在存钱罐。如果摇晃存钱罐时，它嘎嘎作响，则需要告诉孩子这是金属硬币碰在一起发出的叮当响声——但是你必须先告诉孩子什么是硬币、金钱在社会中起什么作用。这肯定是一个漫长的故事。

　　不同短语如"**导入**"和"**激活先前知识**"，其实是"思维"领域之间相互串扰而产生的新词。各领域中用于论述的语言或推动对话的单词可能有所不同，将它们组合需要一定的规则。可能还要采用不同的方法或技术来运用它们。对于教师来说，激活先前知识或导入通常是通过一个问题、图片、讨论或其他检索或触发记忆的方式进行的。对于实验研究室中的认知心理学家而言，则可能是通过一个单词或一幅简单的图像来标准化地追踪患者或受访者的反应。

　　总之，导入可以激活大脑已有的信息，帮助大脑为学习做好准备。由此，可发挥先前知识的作用。大脑还会发出信号，说明在高阶推理、问题解决和新学习中所需的联系。

通过元分析转向课堂

　　一位有着 25 年教学经验的资深讲师介绍了他是如何见证教育发展趋势的起起落落的。通常，没有什么会一直存在，因为总会有不断更替的"最新"观点或潮流。他说他很喜欢教育元分析的发现以及许多教育研究报告的汇编，认为所有认真的教育工作者都必须了解元分析的发现，因为它对指导学生具有宝贵的意义。

　　并不只有他一个人推崇元分析的发现。信不信，当今在教育工作者中最畅销的一些书是元分析报告。在色彩丰富的封面后面，汇聚了多年甚至数十年的教育研究成果，这些书帮助教师将研究发现转译为可实践的方法。正如这位资深的教师所说，元分析报告的目标是找出真正被证实可以提高学生成绩的教学方法。

在许多学科中通常都有元分析,包括教育学、心理学和认知科学。甚至连神经科学也有元分析,例如在将成像数据整合时会运用到。

在教育中,许多领域都可找到元分析综合研究。今天对教师来说最知名的可能是来自美国的罗伯特·马尔扎诺(Robert Marzano)和最初在澳大利亚和新西兰工作的约翰·哈蒂(John Hattie)的一些大型元分析报告,此外还有詹姆斯(James A.)和陈琳·库里克(Chen-Lin Kulik)等人对课堂反馈和教学设计的早期研究。

从更大的角度看,这些教学研究和它们的姊妹领域——脑科学和认知心理学有着有趣的关联方式:它们基本上都与人类认知系统挂钩。因此,新兴的大脑机制是神经科学的基础,而正在发展中的关于思维和学习的观点则吸引了认知心理学家。在元分析中,教育工作者通过另一个"镜头"——汇总了许多课堂的实地学习过程——来观察人类认知系统是如何运行的。

我们将在本章中讨论来自罗伯特·马尔扎诺的一些发现,以作为介绍教育工作者例如之前提到的资深教师是如何从元分析中受益的一个例子,并在之后的章节中介绍其他的一些学者。《**有效的课堂教学**》(*Classroom Instruction That Works*)和其他许多基于元分析的指南(Marzano, 1998, p. 4; Marzano, 2003; Marzano, 2009)的作者马尔扎诺最初在纽约的公立学校教英语,并逐渐对如何实现成功的教学感兴趣。他注意到,似乎一直有新的研究成果出现,但他认为如果将重要的研究集中在一起进行分析会更加有用,可能描绘出更有启发性的图景。因此马尔扎诺重返学校,研究如何将该领域整合在一起,获得了博士学位。他的目标是帮助学生学习和帮助讲师授课。马尔扎诺的调查获取了已知的基于研究证据的信息。他提出教育领域如何从众多研究中收集研究发现的问题,以了解它们真正说了什么。马尔扎诺认为,为了促进这一领域的发展,应该通过对教师有利的方式进行该研究。

马尔扎诺有关课堂教学的书确定了 9 种教学策略,这些策略似乎对课堂学习效果有很大影响。根据研究文献,这 9 种策略都对学生的学习方式有重要影响。然后,他按影响的程度对 9 种策略进行了排名。因为这些结果是出自采用不同范式和研究方法的众多研究,因此只能粗略估计这些策略的效果,并且得出的结果可能无法适用于不同的课堂。但是通过给教师提供一个综合性的结果,为教师播撒一些观念的种子,且教师可能在今后自己的课堂中运用到它们。马尔扎诺利用这些研究向教师们解释了这些方法的作用。

70

71　　举例来说，在马尔扎诺教学策略列表中，有一种是"非言语表征"（nonlinguistic representation）。这是指在学习过程中创建和使用图片、图形和视觉的展示来帮助理解、建立心理意象。马尔扎诺发现对于学生来说在学习时产生心理意象尤其重要。在教学研究中，这种意象被称为**表征**（representation）。因此，非言语表征就表示通过除了书面或口头语言以外的方式产生的图像。这是一个简单的概念，但扪心自问：在任一年级的一个普通教室中，一个小时的教学中有多久是通过话语或文本讲授的，而又有多久是通过可视化方式呈现的？

　　就像大脑中的虚拟快照一样，大脑为我们正在学习的内容构建了一种心理意象。我们将各种关系编织成对我们有意义的整体，由此，我们可以看到它们的差异，理解它们。

　　任何领域，如阅读、写作、社会研究、数学、科学、美术或应用艺术、锻炼、健康研究都可以使用非言语表征。非言语表征的方法有画出我们的想法、创建图表、生成心理图，甚至制作物理模型等。

　　教师们通常在教室里使用这些方法，但是不会全部方法都使用，而是偏向于采用其中的某几种方法。马尔扎诺问：教师帮助学生在学习过程中将知识可视化有多重要？事实证明，对于那些重视这种方法的教师而言，它有非常重要的作用。在246个研究中，经常使用这些技术来加强他们对知识的理解的学生比没有经常使用这些技术的学生平均成绩高27%。举例来说，这样的进步大概意味着，班里一名普通的学生进入班级前四分之一，或者从州的层面来看，一个本处于平均水平的州升至全美前五。

想一想……认知

　　不久前，互联网上有一个很风靡的趣事。一个男人于新年期间在健身房办理了健身卡，他想要健身房退还他的钱。"办了健身卡后，我应该在两个月内练就非常健美的身体，"那个有着下垂的肚子和双下巴的男人说，"但是两个月过去了，你看看我！还是这样！"

　　一位健身房工作人员查阅该会员的健身记录后很困惑，她回复道："但是，先生，您实际上从未**使用过**您的健身卡。"

　　我们会嘲笑这种精神上的脱节，但这只是人类认知或思考方式的一个简单而幽默的例子。认知有许多不同的定义，但是我们在这里将其定义为一系列获取、保留、整合和应用知识的过程(OECD，2007)。正如上述笑话表明，认知依赖于思考和推理，而思考和推理又基于大脑功能。换句话说，脑的活动对于我们称为认知的信息加工功能和知识扩充(knowledge development)来说是必不可少的。[请参阅核心指导原则 3(1)]

健身房的故事令我们啼笑皆非，因为我们理解这矮胖男人一厢情愿的想法，而与此同时，我们也认识到了他认知过程中的错误：办健身卡并不等于获得好身材。如果在忙碌的生活中我们花点钱就得到好身材，那该有多好啊！我们理解并认识到这个愤怒的男人在**认知**上产生的错误，从而感到一种异想天开的幽默。

这种关于认知或思想的例子一直环绕在我们的周围；确实，我们一直在理解周围的世界。正如里斯伯格(Reisberg，2010b)所说，表面上看许多人类活动似乎并不需要智力，但是如果没有认知调节，我们将完全无法完成这些活动。他介绍了一种许多认知心理学家研究这些行为的方法，大致是从研究某种特定的表现或行为开始，然后假设出一系列可能导致该行为的心理活动。此外，他们并没有止步于此，而是继续讨论了哪些解释可能是合理的，并设计了新的研究来验证这些新的观点。

因此，**认知心理学(cognitive psychology)**是采用心理学方法对知识的获取、保留和应用进行的科学研究(Reisberg，2010b)。在某些传统方法中，通过给如猴子或老鼠等动物提供许多能够获取食物的方式来营造一个丰富的环境，然后奖励或强化它们产生一种特定的行为模式。这可能会有助于构建一种动物似乎会采用的决策模型，便于研究它的反应速度或信度，或相关研究关心的心理特质。

相比之下，**认知神经科学(cognitive neuroscience)**使用神经科学的工具和方法研究认知功能的生物学基础(Reisberg，2010b)，它可能会在同一个情景中采用不同的工具以回答不同的问题。该学科的研究可能集中于例如在行为过程中激活了哪些神经元、回路和网络。神经科学可能会将视角转向在部署执行功能、定向注意、认知激活和唤醒、记忆形成中涉及了哪些大脑结构。它也研究大脑是如何在学习过程中产生生理变化的。

虽然这些促进理解的方法采用了不同的认知方式，但它们可相互促进。在现代研究实践中，它们被越来越多地融合或整合，就像脑在丰富的环境中所做的那样。

谁是主导：脑还是思维?

认知是心理学词典中的一个交叉词。它不仅与大脑有关，也与思维的概念有很深的联系。那么什么是思维? 它与脑有何不同呢?

在这里，我们将思维定义为脑的有意识的认知过程。许多科学家和心理学家认为，思

72

维只是脑的工作。正如马文·明斯基（Marvin Minsky）教授在麻省理工学院
73 （Massachusetts Institute of Technology，MIT)的"心灵学会"课程中所说。换句话说，当特
定的神经通路被激活时，它们会产生视觉影像、有意识的观念、想法和推理，而这些就是我
们已知的思维。

在本章中，许多主题都涉及大脑的有意识的认知过程。通常，术语"脑"和"思维"可以
互换使用。在本书中，除非特别需要利用思维来与脑相区别，否则都会使用脑。这并不是
为了展示知识等级制，比如相比于采用思维的术语更偏向于采用脑，而是为了不使我们的
教师读者们感到困惑，他们可能会想知道为什么会用不同的术语来表述。

其他人甚至建议除非特别讨论神经生物学的证据，否则不应使用"脑"。但对于教师来
说，更细微的区分方法可能是将思维视为动词——意识活动是由一系列脑参与的过程产生
的。例如，康奈尔大学(Cornell University)心理学教授西蒙·埃德尔曼（Shimon Edelman）
是《追求的幸福》(*The Happiness of Pursuit*)的作者，他为脑是如何产生思维的提供了一
个相当老生常谈的例子：思维本质上是一系列不断进行的计算，而脑支持这些计算
(Edelman，2012)。

他说，从感知、动机和情绪到行动、记忆、思维、社会认知和语言等任何工作都是基于一
系列计算而产生的，甚至幸福也是(Edelman，2012)。

在"思维"科学中，这个概念仍然是一个有争议的话题，甚至对这个概念是否存在争议
也有争议。"心智哲学"是一个复杂的研究领域。在过去的岁月里，一个世纪又一个世纪，
多少概念或结论在这个领域进进出出，辗转曲折。人们已经对人类思维作出了探索，并得
出了许多不同的结论。有时灵魂和精神的概念也会进入。在其他时代中，我们会借助思维
来关注人类自身的不可知性，或是探寻思维知识的边界。

然而，在各个时代，思维都与人类的本质紧密相关。因此，无论思维是否纯粹是个生物
学的概念，它一直是令人着迷和困惑的。过去，我们更有可能通过自我检测了解自己有意
识的想法，而不会探索甚至是了解如神经通路这样的机制。因此，我们已经准备着手理解
关于思维的生物学机制了。如今，几乎所有的心理学家和神经科学家都同意该领域中的一
个观点——脑中的思维和意识有单纯的物理基础(Cherry，2010)。还有一些人持一种更形
而上的观点，尤其是对人类意识而言。换句话说，意识到我们的脑产生的图像及其联想或
想法是一回事，而要知道它们意味着什么或它们是如何产生的可能是另一回事。

对于教师而言，辩论使问题变得清晰且整体化，而不是零零散散地教授，因为有效的教

学设计应该将目标定位于**同时**增强脑和思维。如果脑和思维并没有什么不同，二者只是对同一事物的两种观点，那教师两种观点都可借鉴。如果脑和思维仍有物理和形而上学两种表现，那也行得通——教师在教学时，会与孩子的所有方面或与全人互动。

然而，对于教师来说，重要的是要记住强化神经通路可促进学习，学习才是教师和学生的工作。但是与此同时，从另一个有利的角度来看，教师也深入思考了学生在思考的想法，所以这也和我们在脑海中形成的观念有关。

执行功能：脑的首席执行官

用手摸摸你的额头，你摸到的就是所谓的"脑的首席执行官"——额叶。额叶是大脑的四个主要脑叶之一，对我们控制认知过程的许多方式负主要责任（见图 3.1）。它运行着脑

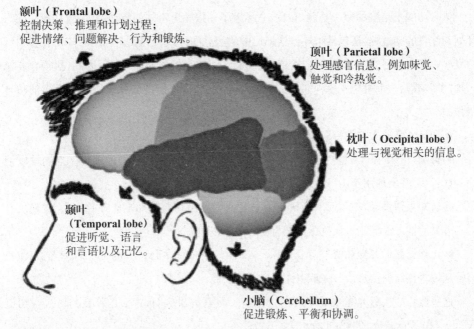

额叶（**Frontal lobe**）
控制决策、推理和计划过程；
促进情绪、问题解决、行为和锻炼。

顶叶（**Parietal lobe**）
处理感官信息，例如味觉、
触觉和冷热觉。

枕叶（**Occipital lobe**）
处理与视觉相关的信息。

颞叶
（**Temporal lobe**）
促进听觉、语言
和言语以及记忆。

小脑（**Cerebellum**）
促进锻炼、平衡和协调。

图 3.1　脑

脑有三个单元：前脑、中脑和后脑：
- **前脑**(forebrain)是人脑中最大的部分。它由大脑和隐藏在其下方的众多结构组成。
- **大脑**(cerebrum)被分为两半，每半有四叶：枕叶、顶叶、颞叶和额叶。
- 四叶的表层由**大脑皮层**(cerebral cortex)组成，它对我们的高级思维过程至关重要。人的大脑皮层有广泛的褶皱，由此形成了大脑独特的外观。也正是因为异常大的一张张皮层有了褶皱，人类头骨才能装下它们。

脑的其他两个单元是后脑和中脑，包括脑下一个称为**小脑**(*cerebellum*)的球形组织，以及连接到脊柱的**脑干**(*brain stem*)，它们对于锻炼和反射至关重要。虽然脑的其他区域也可参与执行较为自动化或无意识的脑功能，但这些功能通常由人类脑中较下位和较古老的区域执行。

74

75

的大部分**执行功能**(Society for Neuroscience,2008)。此外还有其他脑区也会参与运行脑的执行功能，包括顶叶。额叶受损会引起从协调不力、言语不清到性格改变、决策出现问题等多种症状。

如第 1 章所述，执行功能管理着大脑达成目标的过程。当教师们想方设法做出有效的教学设计时，他们常常在不知不觉中发挥着自己的执行功能。因此，了解大脑的首席执行官就像了解任何一个我们感兴趣的组织领导一样。如果我们知道一个领导者的能力和倾向将极有助于了解我们正在处理的事情。

例如，教师们吸引和保持学生的注意力是否需要通过执行功能？ 如果是，那么脑是如何操纵输入的信息流以理解它们的呢？ 且至关重要的是，是否可以对执行职能本身进行培训和完善？ 换句话说，我们可以增强首席执行官的天赋吗？

执行功能不是脑的单一功能，相反，它涵盖了一组完全不同的活动，其中包括我们进行计划和注意的脑过程，还包括指导检索记忆中的信息的方式。当我们利用已知信息去实行计划时，"首席执行官"会复述和监控信息。［请参阅核心指导原则 3(2)］因此，执行功能像一把"伞"，或是一个可包罗各种高级能力的容器，这些高级能力依靠并协调着更多的基本工作。

认知科学家通常将执行职能分为三个核心领域(Diamond，2012)：

● **抑制**(Inhibition)，包括建立自我控制、干扰控制和集中注意力的能力。抑制可以消除一些行为，并增加用于实行计划和实现目标的认知资源。

● **认知灵活性**(Cognitive flexibility)，这是我们准确切换脑加工任务的能力，表现之一为心理灵活性。人们认为该执行功能与创造力紧密相关。

● **工作记忆的分配和管理**(Allocation and management of working memory)，它可使我们管理短暂存储的信息。下一章将详细讨论该功能。

这些核心的执行功能共同构成了如推理、问题解决和计划等更高层次的执行功能(Collins 和 Koechlin，2012；Lunt 等，2012)。

研究人员指出，执行功能对于我们的身心健康至关重要，对于我们顺利地进行学习和生活，以及认知、社交和心理的发展也至关重要。认知科学研究有一个非常令人振奋的进展，即明确指出我们可以训练或提升执行功能，这对于教师来说也是个好消息(Diamond，2012；Posner 和 Rothbart，2000)。虽然我们需要通过努力来避免诱惑、实现延迟满足或通过为目标制定计划来训练和提升执行功能，但研究者表示，练习这些技能并学会自我控制可为我们带来很多好处。

与教育领域其他的最佳实践一样,教师拥有许多帮助儿童和年轻人制定规划并朝着目标前进的技巧,也拥有运用自我控制的技巧和促进注意、努力和专注的技巧。认知科学研究明确提醒学校不仅要注意教育内容(事实和陈述性知识)的标准,也要注重发展执行过程。第 11 章将对该话题进行更多讨论,分享跨课程的观点。这个主题引导着神经科学、认知心理学和教育科学研究三个领域可能会共同提出的研究问题。研究者一直想更多地了解教师如何能帮助学生提升执行功能。

根据经验,执行功能的目标是帮我们确定目标并确保目标得以实现(Tamminga,2004)。它可以像安排我们的未来一样富有诗意,也可以像制定每周购物清单一样接地气。无论如何,制定目标和执行计划对于我们大部分的工作来说都至关重要。它们会影响我们的工作方式和教养方式,影响我们选择创造和享受的事物。我们生活中进行的许多活动都不是自发的,而是利用执行功能进行了计划和协调的。

教师应知道年轻人尤其是青少年的脑执行功能仍在发展,这很重要。教师经常希望学生可将注意力转移到特定目标上、计划未来的任务,并减少不恰当的行为(Howard-Jones 等,2007)。这些要求对学生而言看似简单,但都涉及对执行功能要求很高的复杂行为。

总而言之,执行功能具有很高的要求,所幸我们的大脑可以满足它们。例如,在我们称为思维"额叶化"的成熟过程中,学龄儿童的前额叶皮层渐渐地可越来越顺利地掌握这些能力(请参阅第 5 章)。

最终到了 25 岁左右,前额叶皮层可能可以更加充分地调节行为反应,这一时间通常晚于学生大学毕业。这意味着年轻人通常是在认知系统没有完全成熟的情况下开始工作的。因此,必须通过设计相关的教学来提升脑正在发展中的这些技能。通过这种方式,教师帮助我们将大脑的执行功能付诸实践,从而为我们的心理成功奠定基础(U. S. Department of Health and Human Services,2013)。

执行功能不仅作用于人的智力活动,还作用于各种社会化活动。社交活动似乎很有趣,但它需要我们通过强有力的组织规划、凭直觉了解他人的想法,把我们的行为与他人相联系,从而在人类社会中与人相处,并相谈甚欢。无论在工作中还是娱乐中,我们都需要用脑力来作出规划和引导我们的注意力,并快速地记住一些观点和概念。因此,社交既是我们大脑的负担,也是对它们的拓展。

77   执行功能还包括我们同时处理多项任务的能力,即我们通常在不到几秒钟的时间内将注意力从一个目标转移到另一个目标或从一个任务切换到另一个任务的能力。最近有研究表明,至少对于简单的任务,大脑可能有能力将两个独立的目标分别分配给额叶从而保持两者同时在脑中运行(Charron 和 Koechlin,2010)。尽管它会有分散注意力的代价,且会按顺序处理额外的任务,但因切换任务的速度很快,所以人们不经意看时会觉得这些任务好像是同时进行的。一位学生可能看上去既在看教师、翻书,还在注意同学的举动,且当装在口袋里的手机有消息时能马上感觉到它的振动。但实际上,他正在进行大量的任务切换,分散自己的注意力(Harmon,2010)。

在教学设计上(请参见"基于标准的教学周期"栏目),这给教师带来了一个现代化困境。他们要选择何种程度的方法,才能为学生减少干扰从而使他们在课堂上可以有选择地集中注意力呢？教师又要在多大程度上帮助学生学会在多任务处理环境中茁壮成长呢？

从脑科学的角度来看,将信息移入或移出记忆以应对快速变化的焦点是需要代价的。在多任务处理过程中,当出现脑的执行部分现在不需要但之后会用到的信息时,或出现循环处理的信息时,"小帮手"便会派上用场。原来这个"首席执行官"有许多小助理(Reisberg,2010a)。它们可在短时间内存储信息,就像一张你可涂鸦的便笺纸,或者像你在打电话时让你的朋友帮你记一个电话号码一样,这些"助手"显然仅仅充当一个待处理区。在此过程中,记忆起着重要作用。第 4 章将对此进行更多讨论。

基于标准的教学周期

本章从一个特定的视角考察了教学设计的一个方面:这三门学习科学可作出什么贡献。为了回过头来给教学设计全局举个例子,在俄勒冈大学的高级学习理论课程中(请参见前言),我们将教学设计视为"基于标准的教学周期"(参见图 3.2)。在这里,标准指的是教育标准,通常由美国各州或地区针对特定的学科和年级指定。

给教师和学校参考的教学设计的全局不仅包括标准,还包括周期中显示的其他部分:

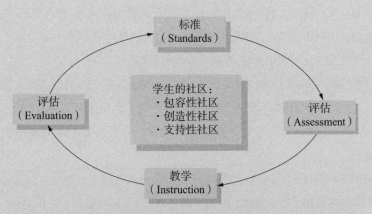

图 3.2　基于标准的教学周期（*Standards-based Instructional Cycle*）
　　一个教学设计周期的简单示例，强调将理论部分（基于标准的理论和教学理论/学习理论）与实证部分（基于教室的预评估和后续的形成性、总结性和反思性项目评估)结合起来。

● 需要明确和理解学习的目的和目标（这里为**教育标准** educational standards）。

● 在课堂上，预评估用于了解学习者相较于目标在何种水平，以及结合如内容分析等过程以根据学生的需求分解目标。

● 为了达到目标、解决需求，则要设计和实施**教学干预措施**（Instructional interventions）。此过程可包括对媒体的选择，对学习成果、范围和顺序的确定，信息设计和原型开发，这是一项比较庞大的工作，可在专业学习社区中完成，教师也可根据学生的需求进行相应的调整。

● 对一些方法的效果进行**评估**（Evaluation）可反映出学校的持续改进，它需要帮助学校给予教师有效的专业发展和支持。

　　此处展示的周期具有两部分理论（基于标准的理论和教学理论/学习理论），它们通过两部分实证结合在一起（出于持续改进目的的基于课堂的预评估和后续的形成性、总结性和反思性评估）。我们鼓励教师们共同努力，以创造一个支持性的学习环境和"延伸文化"，让所有学生都能学习和成长（DuFour，DuFour，Eaker 和 Many，2010）。

79   **空闲的脑力？并不存在**

关于脑有一个广泛存在的"神经科学流言"或者说错误的观念，它有关脑的能力，而许多教师都相信这个错误观念。许多教育工作者相信我们仅利用了脑约 10% 或更少的部分，且只有学生充分利用还未利用的脑，他们才会学得更好。

然而，这个观念并非来自神经科学研究，它完全是错误的。在《科学美国人》（*Scientific American*）一次被高频引用的采访中，温哥华西蒙·弗雷泽大学大脑行为实验室已故的巴里·拜耶斯坦（Barry Beyerstein）博士解释道，令许多人失望的是，我们的脑并没有待使用的"备用轮胎"。

目前我们尚不清楚这 10% 的流言起源于何处。有人认为这可能是对美国心理学家和作家威廉·詹姆斯早期工作的误解。威廉·詹姆斯在《人的能量》（*The Energies of Men*）中写道："我们仅利用了我们潜在的精神和身体资源的一小部分。"

其他人则认为，它是从工业时代初期开始流传的，当时工厂的管理人员用它来鼓励工人坚持工作。这一观念已写在戴尔·卡内基（Dale Carnegie）1936 年首次出版的自助圣经《人性的弱点》（*How to Win Friends and Influence People*）的序言中，这当然也是它流传下来的原因。

贝耶斯坦（Beyerstein，2004）在公开发表有关脑的演讲后，表示这 10% 的流言是听众问得最多的问题。他指出脑成像研究和对脑外伤患者的研究表明，脑的任何部分受到严重损害都会产生后果，从而揭穿了这个流言。换句话说，脑已使用了它所有的能力。此外，认知科学家已经确定，在我们的环境中有如此多的信息，以至于任何一个大脑都不能独自将所有信息处理掉。即使我们整天都在处理信息也无法实现，因为我们的感官所接受到的内部和外部刺激实在是太庞大了。因此结果是我们必须选择如何使用我们的大脑。与我们有许多备用空间的流言相反的是，事实上我们一直在进行一种认知分流。

通过执行功能和其他途径，每个人的脑都会有意识或无意识地优先排序。当出现多余的信号或"过多"的信息时，我们会判断其可用性，并进行过滤。因此，早在所谓的信息时代来临之前，我们就已经对所感觉的信息应接不暇了。这对教育工作者具有重要的影响，具体内容将在之后的章节中详细介绍。

80   **我们赖以繁荣的环境**

讽刺的是，基于认知分类，似乎我们的脑在复杂的环境中或至少在有足够刺激的环境中可发展得最好。[请参阅核心指导原则 3(3)]研究表明，丰富的环境可以通过多种方式提升大脑功能。

什么是丰富的环境？它可以是让成年人以我们可以理解的语言回应我们,可以是我们在户外玩耍时欣赏的丰富多彩的物体,可以是任何事物。关于丰富的环境可以塑造脑的证据来源于高产的动物研究(National Research Council,2000)。在复杂的环境中饲养动物时,它们会表现出:

- 大脑皮层扩张,受到足够刺激时大脑皮层会增重和增厚
- 每个神经元的突触数量增加
- 大脑的血液和氧气供应量增加
- 大脑的营养供应增加,清除废物能力增强

相比之下,动物研究表明,贫乏的环境会导致皮质灰质减少。在儿童研究领域,研究较多的是贫穷和匮乏的环境给儿童造成的影响(Brito 和 Noble,2014;Hackman,Farah 和 Meaney,2010;Lipina 和 Posner,2012)。认知和影像学研究已开始表明,在为语言、执行功能和记忆等服务的脑网络中,哪些脑网络受贫穷的影响最大。

关于是否真的需要丰富的环境,目前研究人员仍在持续争辩中。为了获得这样的效果,是否真的有必要使环境变得丰富,还是只要避免完全忽视环境或让环境变得匮乏? 换句话说,环境要多复杂才足够?

这区别似乎很微妙。但是科学家指出,至今的许多研究都是通过在相对正常的和匮乏的两种环境中饲养动物而进行的比较研究,正常的环境中有相伴的动物、锻炼轮和玩具之类的物品以及一定程度的养育,匮乏的环境中则没有这些条件。在丰富的环境中,动物的脑展现出了更好的发展,这表明动物的发展是需要刺激的。但刺激要达到多少才能够起作用,这是一个悬而未决的问题,而这个问题又涉及资源分配,会对学校产生直接影响。我们的学习环境需要多丰富才能使学习达到最佳效果呢?

因此,丰富的环境是相对的。研究学习的科学家和其他专家争论着环境的影响是否存在一个基准:环境丰富到什么程度是足够的? 教育工作者兼作家埃里克·詹森(Jensen,2006)把它叫作“对比法则”,并称其为研究丰富的环境中(enrichment studies)最重要的原则。一种复杂环境与另一环境相比可能算不上复杂。例如,举世闻名的圣地亚哥动物园野生动物园(San Diego Zoo Safari Park)新设计的自然栖息地与一些市政动物园相比可能更加丰富,但它仍没有原始生态系统复杂。那么该如何比较不同环境中的动物大脑呢?

因此,复杂性是一个程度问题(Howard-Jones 等,2007)。科学家们一致认为,匮乏程度

高会给人类学习带来问题。需要关注的问题是复杂性达成何种程度是足够的？会不会存在过多的情况？例如，我们是否需要让儿童经常操作计算机，玩可做各种活动的三维玩具？这是否更像是一个让爱孩子的父母和祖父母掏腰包的噱头？而那些不够发达的国家和地区的人们怎么办？他们应通过何种方法最好地创造丰富的环境？

经济合作与发展组织（OECD）《学习科学》的报告总结说，一个有充足刺激的环境应该是一个每个孩子都可能发展技能的环境（OECD, 2007）。OECD 提醒教师，正如第 2 章所述，每个儿童的认知功能都会在学龄期产生重要且实质性的变化。这要求教育工作者牢记环境和情绪因素（请参阅第 9 章）都对人的发展有重要作用。

OECD 还指出，丰富的学习环境远不只是简单的赏心悦目而已。OECD 的报告引用了神经生物学有关学习的研究，特别提到不仅要建立学生视觉刺激的丰富环境，还要建立所谓的言语、空间和问题解决的"丰富环境"。这意味着，例如在教学设计过程中，不仅要在课堂上教授学生们经常使用的大量词汇，还可以将理论可视化，为他们提供实践理论、解决问题和获得反馈的机会。这些都是丰富环境的形式，或者说是学习环境中的重要刺激。如果仅将丰富的环境视为视觉上的装裱，那么教学设计就会错过重要的学习机会。

丰富环境的思想适用于任何学科和年级的教师，也适用于语言、数学、身体技能和社交场合等各个领域。例如，教师有时会谈论"缺失的三千万字"（Hart 和 Risley，2003）。在 2003 年发表的开创性研究中，研究人员哈特和里斯利在两年半的时间里观察了 42 个来自不同社会经济背景的家庭之间的互动，以评估父母与孩子之间的互动是如何影响孩子学习语言和词汇的。他们发现，3 岁时，来自条件较好的家庭的孩子比条件较差的家庭的孩子多听了三千万个单词。后续数据表明，在孩子 3 岁时的评估的成绩可以预测他们三年级时的学校成绩。因此，给孩子多说话、多了解额外的词语的机会这些简单的条件也是一种对言语环境的丰富。

OECD 的《学习科学》报告还描述了 21 世纪对智力的看法，即特别需要唤起孩子的语言、空间和问题解决能力，因为这个时代充满了复杂的信息。而通过有意义的方式发展这些能力充满了挑战。对学生而言，关键是要了解并理解知识的动态目标。现在的学生一生中可能会从事许多不同的职业，做许多不同的工作，所以学会学习并有能力学习是一项十分重要的技能。

82 丰富环境这一概念为教师提供了一个很好的机会来对比认知心理学和认知神经科学的研究。这两个学科的研究都可以让我们了解到学习的模式，只是通过不同的方式和方法。

注意力分配:示例

哥伦比亚大学神经科学副教授杰奎琳·戈特利布(Jacqueline Gottlieb)说我们每个人时刻都有成千上万的事情要做。即使只是在她自己的办公室里,也有许多令她分心的事情,比如桌上的一堆文件、随处可见的技术设备、书架上的书和报告,甚至是大观景窗外的曼哈顿风光。

戈特利布通过灵长类动物研究脑如何在变化的世界中学习、推理和做出决策。通过研究猴子视觉系统中的这些功能,她将脑和行为联系起来,主要聚焦两个控制注意力的脑关键区——顶叶和额叶。

据戈特利布所说,教师应该知道的一个关于注意的重要概念是**唤醒的神经基础**(**neural basis of arousal**)。在脑科学领域中,它的字面意思是唤醒或醒来。就像唤醒我们的知识或行动一样,当大脑被周围的事物"唤醒",我们才真正开始注意它们。神经科学家认为这正是脑学习效果最好的时候。

但是戈特利布问道,当该学习的时候,我们如何触发唤醒? 这会是一个很难的问题。电子游戏开发商和电影导演可能会用恐吓和暴力的镜头唤醒注意。但我们是否能以一种更合适的方式触发注意力呢?

戈特利布告诉教育工作者,通常唤醒注意的事物要有一定的新颖性或未知性。戈特利布是一名研究者兼学者,她不仅指导其系内新的神经科学家,还更大范围地在哥伦比亚大学校园内教授课程。她告诉学生们,对于大脑而言,新奇的事物可以吸引注意力。当遇到未知的事物,或者像戈特利布所说经历不确定的事情时,其实是在告诉灵长类(包括人类)的认知系统,我们现在需要学习它们。

但是戈特利布指出也不能有太多的不确定性。事物有新奇性是好的,但也必须要有脑能识别的模式。我们需要判断我们是否有可能通过努力应对这样的不确定性。例如,戈特利布描述了一个电子屏幕或计算机监视器,上面没有任何东西,只有无规律的白点,就像广播电视接收效果不佳时通常会出现的"雪花点"或噪点。这种不确定性可算作是达到了极点。戈特利布说,这对脑来说并不是有趣的事情,因为它没有什么可以破译的。她说,相反,脑需要有一种我们可以理解的模式。她擅长利用可吸引猴子的物体和活动来帮助它们产生新的处理模式。

她解释说,另一种注意力是她所谓的"喜好关注"。它是什么? 戈特利布解释说,你只

83　需简单地将任一刺激与奖励相关联，这种情况下的学习是非常非常快的。只需操作两次或三次，你就可以将两者关联起来。教师在教室里张贴的彩色图片、最喜欢的活动的铃声，甚至是我们做事情之前新铅笔屑的气味，都会带来我们在学校所欢喜事情的联想。有了一支锋利的铅笔和一张干净的纸——或者在响应性移动设备上滑动手指——我们可能就会发现我们已经准备好应对即将来临的挑战。

　　当大脑判定事物之间的关联对我们周围的世界及我们需要参与的事情很重要，那就是锦上添花。戈特利布解释说，相关性对于脑来说是一个宏大的命题。

　　但是根据她的研究，为了鉴别事物的相关性，你需要构建一个世界模型或你脑中世界运转方式的模型。如果没有这个模型，大脑就无法判断出哪些事物是相关的。但是，完全依靠我们自己建立对世界的理解是困难的。实际上，戈特利布说，如果人类必须仅凭自己的经验来得出有关世界运转方式的一切，那将需要数百年或数千年的时间。的确，戈特利布指出，任何一个人的一生都不可能做到。

　　因此，这是学校的主要目标。教师给了我们一个世界模型。实际上，戈特利布表明，如果不是他们给我们这个模型，我们一生都无法通过个人的学习建立。因为他们汲取了已有的人类知识，并将其代代相传。

认知中的弗林效应

　　如今，使教师着迷的一个关于丰富环境的例子是认知中的"弗林效应"，该词以 1980 年代詹姆斯·弗林（James R. Flynn）的名字命名，他是新西兰的政治学教授。人们已知的弗林效应是指在整个人群中发生的行为上的重大转变，但这转变发生得非常快，不能归因为缓慢的进化带来的改变。詹姆斯·弗林最初研究了全球智商分数不断提高的趋势。今天，研究人员仍在思考，人类社会中是否正在发生巨大的弗林效应：我们都变得更加聪明了吗？

　　令许多教育工作者感到惊讶的是，即使多年来一直在调整测试方法、受访者群体或分数报告，整个人群的智商测试分数似乎还在普遍上升（Flynn，2009；Rönnlund 和 Nilsson，2009）。如果这是真的，那么弗林效应就是一种发生得过快的变化，而不能用"进化"来解释。一些弗林效应的研究认为，如果存在这种变化，那它很大程度上是通过学生如何在没有事先学习特定方法的情况下解决实践问题而产生的（Flynn，2006）。也就是说要弄清楚如何做一件没人专门教过的事情。

　　为了有效地解决问题，大脑通常会采用已在先前学习中掌握的理解模式，并将其重新调整以有效地解决问题。当学生在没有确切的记忆方法或算法的情况下进行问题解决时，就会发生认知激活，将可用的资源和概念运用到思维过程，以帮助得到解决方案。

在生物学中，认知激活包括激活脑中的单元、电路和网络。同时，必须通过执行功能来建立目标。作为知识的积极构建者，**能动性**（agency），即能负责和控制自己的学习、思想和行为的感觉，对于在新的环境中有效设定目标和解决问题十分关键。

当学生成功理解了新的事物，对他们而言就产生了**有意义的巩固**（meaningful consolidation）。这意味着在脑中建立了新知识与已知知识［通常称为**先前知识**（prior knowledge）］之间的联系。而且脑必须建立利于理解新事物的**条件**（conditions）。如果没有这些条件，脑就不可能在其庞大的知识库中做出战略选择。从某种意义上说，它还必须努力在那种情况下激活知识——这是能动性的另一个属性。

当然，对于十分复杂的问题，我们通常无法只通过几个显而易见的步骤就解决它们。因此，策划**子目标**（subgoaling）是另一个重要步骤。策划子目标意味着我们愿意中止直接追求目标，并采取**看上去**无法使我们达成目标的步骤。但是，如果此步骤可减少达成目标过程中的关键阻碍，它则是必不可少的一步。

将目标精细为子目标通常被认为是人类特有的特征。几乎没有其他动物愿意通过**偏离**目标来达成目标。任何用皮带遛狗并把皮带绕在树上过的人都能对这点产生共鸣。如果要松开皮带的方向与狗想走的方向相反，几乎不可能让狗走回去来松开皮带。然而不能仅靠狗的行动来达到目标，需要策划子目标，人松开皮带是一个简单的子目标（Anderson，2000）。

研究证据表明，解决现场问题需要有效地策划子目标，且它正是我们学生群体需要提升的一项技能。现代生活节奏加快，在没有先前经验的情况下解决问题变得越来越重要。随着人类在活动中策划越来越多的子目标，此技能预期可引发相关性信号并通过分配更多的认知资源带来更多的支持。

此示例是弗林效应的一个印证。但是从某种意义上说，如果教育工作者想要教授如解决问题之类的技能或知识体系，并且由于现实中学生的相关需求不断增长、非正式学习的经历不断增多，那么预期会需要通过弗林效应的轨迹得到提升。对于教师而言，这十分鼓舞人心，现代知识经济需求和社会发展方向不断变化，教师可能需要让学生学会多种新型思维。这种适应性是我们与生俱来的，我们并不需要一百万年的时间来实现变革，从而朝着积极的方向发展。

85 **大脑中的模式**

有效的认知通常能够汲取思维和行为模式并重新应用它们。但什么是**模式**？**模式**是指我们发现的正学习的事物的布局、配置和关系。在这里，我们将模式解释为一组脑可从中得出有用关联的信息。由于脑是一个天然的"模式捕获机器"，因此它的活跃依赖于发现并利用模式。

例如，幼儿园小朋友可能会被要求识别的一个简单的模式，就是一组形状或颜色的差异。例如，给孩子们呈现一组圆形和三角形，他们是否可以辨别出重复的圆形/圆形/三角形或正方形/圆形/正方形图案？或者在颜色方面，孩子是否知道说："我有蓝色蜡笔，你有红色蜡笔吗？"

当然，还有许多更复杂的模式。高中时，学生可能要解释科学实验中的不同结果，这对他们而言是一项挑战。此外，还有化学物质或温度变量的模式。为了在科学教育中获得进步，学生在进行科学探究和结果解释时，需要破译和理解许多模式。

当学生理解了这些结果后，我们希望学生将其作为预期模式的一部分而有效地将它们联系起来。但是有时学生并未有效理解这些结果，有时学生理解了它们但是没有正确地将它们整合到之后学习的知识中。

从认知的角度来看（Hawkins 和 Blakeslee，2004），我们可以将智力视为记忆、预测、应用和扩展脑的模式的能力，而我们可通过在丰富的环境中接受教育增强这些能力（见图3.3）。[请参阅核心指导原则3(4)]

86

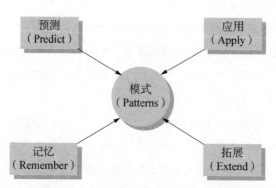

图 3.3　人类认知中运用模式的一些要点

人类知识中存在这种模式意味着教师要想教学有成效,则必须具有广泛的学科教学知识(pedagogical content knowledge)。他们既需要学科方面的专业知识,又需要相应的有效促进学生理解和学习的教学方法。为了选择利于学生学习的课程教学方法,教师会在课程中应用围绕着模式的教学专业知识:

- 通过分析内容了解哪些模式可以有效地组织观点。

- 通过分析学生了解他们偏向于理解何种范围和类型的概念,以及如何提升他们的技能和思维能力。

例如,学习英语语言或第二语言时,我们需要理解表示声音的符号、文本材料中的引用等所有东西。为了有效演讲和阅读,我们需要掌握表达性(我们发起)和接受性(我们感知并理解)两种语言模式。例如,引号是英语叙事和说明文字中的一种模式。用引号引用句子表示直接对话——一个角色正在说话——而非叙述者的视角。这个有用且重要的模式使得脑可理解书面的单词。

在数学中,例如,图形计算器上描绘的一个数学函数图与另一函数图在预期的定量推理中表示的是不同的模式。学生需要认识到,方程和运算不仅是解决问题的计算方法,而且本质上是一种模式的抽象符号。数字本身可以看作是一种对数量的抽象,用以在任何特定的情况下应用于模式中。

许多学生通常在数学学科存在挑战,其原因之一是重要模式的分层,第 11 章会对此进行讨论。在另一种级别上进行抽象,会提升我们所需的脑处理能力,尤其是对于那些可能还未很好地捕获到模式的初学者来说。除非学生对脑中的信息很清楚,且架构了强相关的知识结构并理解了它们在之后的用途,否则很多东西可能只是死记硬背,可能会被学生忘记。通过这种方式,数学就把这些模式转化为了一种通用的语言。它使得脑有了强大的功能,但也对脑提出了很高的要求。

不论是什么学科和年级,每建立一个新的模式都对解码抽象事物提出了新的要求。对于脑来说,这意味着掌握的事物和相应程度发生变化,目标也应随之改变。

结论

教师如何应对本章所述的挑战,这会影响学生的学习。最后,学生有可能会利用他们已学到的知识和技能。因为这是教师的首要任务,当采用一贯的方法学习而无法达到目标时,教师和他们的学生会很沮丧,因此花时间探索对教学设计有利的人类认知系统是很值得的,尤其是目前我们已经越来越了解它了。

87

我们必定会时刻与外界接触，在这个过程中、在我们从周遭世界中感知和收集信息的每一刻，都蕴含着学习的过程。但是正如爱尔兰诗人威廉·巴特勒·叶芝（W. B. Yeats）曾经说的一句名言，世界充满了神奇的事物，"静候我们的感官成长得更加敏锐"。

结束篇

运用新知识

场景：教学设计

在本章中，我们看到了一位教师如何通过让学生创作微型图画小说来运用基于脑科学的教学设计的关键要素。在这种场景中，你（或你和同一小组的同事）将创造一种学习经验，该学习经验体现了"我们的学习方式很大程度上影响了可实操的知识"**这**一指导原则。

1. 选择一个特定的、易于管理的课程单元进行教学。你将采用哪种新方法？

2. 你打算如何为这堂课作准备？你将采取哪些具体步骤来让学生可在之后运用他们在本课程中获得的知识？

3. 你将增加哪些元素以确保给学生们提供一个丰富且充满刺激的学习环境？（在不考虑预算、空间或其他限制的前提下，尽情发挥你的创造力）为什么这对脑的发展很重要？

4. 教育研究已经表明，某些做法对课堂上的学习特别有效，其中之一是帮助学生创建心理意象或"非言语表征"。这样的意象有什么意义？你将如何帮助学生独立创建心理意象？

5. 精讲和扩展对有效的教学设计十分重要。首先请描述它们是什么，然后说明如何在本课程计划中使用它们。

6. 在最后一步中，我们不再利用知识整合来教学生专注于自己的学习。你在以往教学中已掌握或体验过的其他很多思想，并基于它建立了大的思想框架体系，你如何将在本练习中获得教学设计的新思想与之相结合？

引用

教师可用的在线、媒体和印刷资源

Beyerstein, B. L.（2004）. Do we really use only 10 percent of our brains? *Scientific American*. http://www. scientificamerican. com/article. cfm? id＝do-we-really-use-only-10

Dessoff, A.（2012，March）. Education Reformer：Robert J. Marzano. *District Administration*.

http://www.districtadministration.com/article/education-reformer-robert-j-marzano

参考文献

Anderson, J. R. (2000). *Learning and memory: An integrated approach.* New York: John Wiley & Sons.

Brito, N. H. , & Noble, K. G. (2014). Socioeconomic status and structural brain development. *Frontiers in Neuroscience*, 8 ,276.

Charron, S. , & Koechlin, E. (2010). Divided representation of concurrent goals in the human frontal lobes. *Science*, 328(360),360 – 363.

Cherry, K. (2010). *The everything psychology book: An introductory guide to the science of human behavior*(2nd ed.). Avon, MA: Adamsmedia.

Collins, A. , & Koechlin, E. (2012). Reasoning, learning, and creativity: Frontal lobe function and human decision-making. *PLoS Biology.* http://www. plosbiology. org/article/info%3Adoi%2F10. 1371%2Fjournal. pbio. 1001293

Diamond, A. (2012). *Annual Review of Psychology*, 64 ,135 – 168. http://www. ncbi. nlm. nih. gov/pmc/articles/PMC4084861/

DuFour, R. , DuFour, R. , Eaker, R. , & Many, T. (2010). *Learning by doing: A handbook for professional learning communities at work* (2nd ed.). Bloomington, IN: Solution Tree.

Edelman, S. (2012). *The happiness of pursuit: What neuroscience can teach us about the good life.* New York: Basic Books.

Flynn, J. R. (2006). Beyond the Flynn Effect: Solution to all outstanding problems — except enhancing wisdom. http://www. psychometrics. cam. ac. uk/about-us/directory/beyond-the-flynn-effect

Flynn, J. R. (2009). *What is intelligence: Beyond the Flynn Effect.* Cambridge: Cambridge University Press.

Hackman, D. A. , Farah, M. J. , & Meaney, M. J. (2010). Socioeconomic status and the brain: Mechanistic insights from human and animal research. *Nature reviews: Neuroscience*, 11(9),651 – 658.

Harmon, K. (2010). Motivated multitasking: How the brain keeps tabs on two tasks at once. *Scientific American.* http://www. scientificamerican. com/article/multitasking-two-tasks/

Hart, B. , & Risley, T. R. (2003). The early catastrophe: The 30 million word gap. *American Educator*, *27*(1),4 - 9.

Hawkins, J. , & Blakeslee, S. (2004). A new framework of intelligence. *On Intelligence* (pp. 85 - 105). New York: Times Books.

Howard-Jones, P. , Pollard, A. , Blakemore, S. -J. , Rogers, P. , Goswami, U. , Butterworth, B. , ... Kaufmann, L. (2007). Neuroscience and education, issues and opportunities: A TLRP commentary. http://www. tlrp. org/pub/documents/Neuroscience Commentary FINAL. pdf

James, W. (1907). The energies of men. *Science*, *25*(635),321 - 332.

Jensen, E. (2006). The science behind enrichment. *Enriching the Brain* (pp. 47 - 84). San Francisco, CA: Jossey-Bass.

Lipina, S. J. , & Posner, M. I. (2012). The impact of poverty on the development of brain networks. *Frontiers in human neuroscience*, *6*,238. http://www. ncbi. nlm. nih. gov/pmc/articles/PMC3421156/

Lunt, L. , Bramham, J. , Morris, R. G. , Bullock, P. R. , Selway, R. P. , Xenitidis, K. , & David, A. S. (2012). Prefrontal cortex dysfunction and "Jumping to Conclusions": Bias or deficit? *Journal of Neuropsychology*, *6*(1),65 - 78.

Marzano, R. J. (1998). A theory-based meta-analysis of research on instruction. Aurora, CO: Midcontinent Research for Education and Learning (ERIC Document Reproduction Service No. ED427087).

Marzano, R. J. (2003). *Classroom instruction that works*. Alexandria, VA: ASCD.

Marzano, R. J. (Producer). (2009). Researched strategies. Marzano Research Laboratory. Retrieved March 11,2013 from http://www. marzanoresearch. com/research/researched_strategies. aspx

National Research Council. (2000). Mind and Brain. *How people learn: Brain*, *mind*, *experience*, *and school*, *expanded edition* (pp. 114 - 128). Washington, DC: The National Academies Press.

OECD. (2007). Understanding the brain: The birth of a learning science. doi: 10. 1787/9789264029132-en: OECD Publishing.

Posner, M. I. , & Rothbart, M. K. (2000). Developing mechanisms of self regulation. *Development and Psychopathology*, *12*,427 - 441.

Posner, M. I. , & Rothbart, M. K. (2005). Influencing brain networks: Implications for education. *Trends in Cognitive Science*, *9*,99 - 103.

Reisberg, D. (2010a). The neural basis of cognition. *Cognition: Exploring the science of the mind* (pp. 25 - 5). New York: Norton.

Reisberg, D. (2010b). The science of the mind. *Cognition: Exploring the science of the mind* (pp. 3 - 23). New York: Norton.

Rönnlund, M. , & Nilsson, L. G. (2009). Flynn effects on sub-factors of episodic and semantic memory: Parallel gains over time and the same set of determining factors. *Neuropsychologia*, *47* (11),2174 - 2180.

Society for Neuroscience. (2008). *Brain facts: A primer on the brain and nervous system.* Washington, DC: Society for Neuroscience.

Tamminga, C. A. (2004). Frontal cortex function. *American Journal of Psychiatry*, *161*(12).

U. S. Department of Health and Human Services. (2013). Maturation of the prefrontal cortex. *OAPP self-directed modules.* http://www. hhs. gov/opa/familylife/tech_assistance/etraining/adolescent_ brain/Development/prefrontal_cortex/

第 4 章 编码策略和记忆

本章介绍了核心指导原则 4：我们所学的知识与技能之所以能够在大脑中保存较长的时间，是因为我们可在不断的实践中强化对信息和经验的记忆。

学习要点

1. 至少有两种长期记忆类型。一种是对事实和事件的陈述性记忆。第二种是用于掌握技能和其他过程的程序性或非陈述性记忆。得益于记忆，学习的好处持续存在。

2. 在记忆中编码信息涉及大脑物理结构的改变。通过随着时间的推移不断激发神经元，神经元集合建立了增强的神经通路。"是什么东西将电线连在一起"。

3. 增强的神经通路会形成记忆通路。这些持续的大脑变化是学习的最终结果。

4. 部署长期记忆必须有三个顺利进行的过程：获取，即将信息编码在记忆中并加以增强以供长期使用的方式；检索，即有效访问和使用所学知识的能力；保存，即随着时间的流逝保持知识和技能的过程。

5. 遗忘是记忆的另一面，很可能是人类认知系统自然而重要的特征之一。大脑会基于有意识或无意识感知到的相关条件，对需要记忆和维持的内容进行过滤。

6. 我们的记忆能力取决于我们建议记忆线索的方式。一些研究人员认为，我们可能永远不会真正忘记一些内容；相反，我们只是因为遗失了记忆线索而无法再次接触它们。

7. 应让学生在学习新知识和技能不久后在任何时间和地点反复学习以免遗忘。（虽然学习情境已发生变化）。

8. 记忆在不同的学习情境中有不同的表现。例如，学生对于在学习开始或结束时——最先或最后一个——出现的信息往往记得最清楚。

9. 分块，即以小而有意义的方式组织信息，有利于学习。

10. 学习者在任一给定时间内能够关注、演练、存储在工作记忆和转移到长期记忆中的信息数量都是有限的。教育工作者可以将新信息与已知事物建立联系,而非仅呈现孤立的信息,以减轻学生的认知负荷。

11. 当我们能够更加自动化地操作一项技能时,我们对于某些特定类型认知参与的需求减少,由此减轻了认知负荷,让大脑有更多的空间处理其他事情。

引言

所有世界文学中有关记忆的最著名的故事可能是法国小说家马塞尔·普鲁斯特 (Marcel Proust)在他的书《追忆似水年华》(*Remembrance of Things Past*)中写的有关小饼干的一段话。"小玛德琳"香甜的饼干屑触发了叙述者的味觉后,他立即热烈地开启了对童年的回忆。那一小口饼干唤起了他对坚定不移的姑姑、姑姑古老的灰色房子、花园和那个城镇以及那条指引他余生的道路的美好回忆。整个世界都被幽灵般的回忆唤醒,出现在脑海里。

我们可以轻松地想到,仅一个气味、声音或图像通常就可以触发极其生动的回忆。今天,通过脑科学研究发现,我们现在已经了解了普鲁斯特所说的"记忆的巨大架构"的生物学基础。记忆是由神经元、突触和脑的其他部分构成的,是大脑可塑性通过不同方式强化而成的产物。

本章探讨了核心指导原则 4:由于记忆力受到持久性练习的强烈影响,记忆及其内容的持久性会增强我们对信息和经验的回忆,因此,我们所学的东西会更持久。

记忆为何重要?

92

教师和学校进行教育教学都依赖于学生记忆的能力和记忆的功能。如果我们什么都不记得,学习对我们没有什么用处。只有能够成功地存储、访问和检索信息和经验,学习才能给我们带来利处。不论是对于哪所学校、哪个年级和哪个班级的学生都是如此,学生不论学习哪个学科也是如此。我们所有人都必须记住我们已知的东西,并在此基础上工作、学习和生活,否则就像德鲁·巴里摩尔(Drew Barrymore)在《初恋 50 次》(*50 First Dates*)中的角色一样,永远需要重新学习我们之前知道的东西。如果我们没有有效的记忆,我们将在每次需要运用知识的时候一遍遍地重复学习。

将记忆想成是我们生活中导航的工具,它基本上使用的是虚拟痕迹。研究记忆的科学家将它们称为**"记忆通路"**(memory trace)。记忆是由我们的经验和学习过程塑造而成的,它紧紧抓住了感觉输入的关键部分。它将输入的感觉编织在一起,将它们相互联系起来。

通过我们记住的和思考的内容，我们就知道如何行事。

据此，对教师而言，记忆这一主题至关重要。在优秀的教育教学实践中，采用有利于学生记忆的教学方法是必不可少的。因此，本章关于记忆的内容会与我们先前教学设计一章中介绍的重要学习策略例如支架、撤出、导入和精讲等相联系。本章中，我们想问我们需要采取哪些教育策略来帮助学生记忆，从而使他们有效学习？

记忆的组织：两个确定的过程

人类的记忆分为两个过程。**工作记忆**（working memory）用于暂时存储和快速交换信息。因此，工作记忆是瞬时记忆，仅暂时保留信息。相反，排列在神经连接中的**长期记忆**（transient memory）可进行更持久的记忆编码。

这两种记忆一直在通力合作以完成手头的任务，并不断积累工作记忆中重要的或有用的内容，以为之后可用的长期记忆内容做好充足的准备。在教室里，要知道如何解决一个数学问题或写一个英语摘要，都需要回忆和调控长期记忆中存储的思想和观念。

但是在实际计算数学答案或写摘要时，脑会利用工作记忆临时追踪整个过程中的某个单词、短语或数学算法的某些部分，便于保持思路，就像我们在找答案的过程中使用草稿纸那样。如果草稿纸上的信息仅需使用一小会儿，用完就可将草稿纸扔掉。但是，如果看到这些信息对之后的问题有价值（如脑工作中的执行功能的例子），则我们更有可能将其编码为长期记忆。

93　　运行中的（重复）工作记忆

教师可能会发现将工作记忆看作是一种心理"工作台"是很有用的，我们在工作台上处理的是临时聚集的信息。我们可以在工作台上加载新的信息，也可以从记忆中提取思想存入工作台。但无论什么信息来源，都是调控信息的过程、都是神经激活的过程。

从理论上讲，工作记忆包含多种机制，可以短暂保存信息并处理它们。其中包括一个**语音循环**（phonological loop），它可容纳大约 2 秒钟的声音或言语信息，以及用于保留心理图像的**视觉空间素描板**（visuo-spatial sketch pad）。

为了显示工作记忆是如何给我们行事/导航的，我们可以想想穿越繁忙的街道时正在进行的脑活动。交通指示灯是红色还是绿色的？每条车道上应该走哪些车？有没有汽车驶入人行横道？你过马路需要花掉多长时间？你的大脑进入工作记忆状态，或调动了先前相关的学习内容和经验。收集了感官信息和反馈。你的大脑会时刻更新场景，通常帮你保持着警惕。一直以来，你的身体都在执行各种行为，例如移动双脚、将双眼聚焦于某处以及通过各感官收集信息。过了一段时间,你是站在路口前还是后？又一次,出于安全起见,你匆忙前进,几乎不会想到这一令人印象深刻的导航任务。

正如视觉和听觉的瞬时记忆中的感官信息会迅速消失一样,触觉系统(我们的感觉)和锻炼系统(我们所做的动作)中的工作记忆也会迅速消失。

因此,对于感觉到的信息,我们有多种短暂存储输入的信息的方式。通常,我们只需不到一秒钟的时间就可以识别输入的刺激,分析它们,并判断它们是否重要,如果重要则在信息丢失之前给予它们更多的关注(Anderson,2000a)。当我们通过繁忙的十字路口时,我们会忙于获取路口中重要的细节信息,且决定舍弃的信息会远超留下的信息。

但比如说,在你短暂过马路的途中,你会注意到街角有一家新的咖啡店。或者你可能发现了一个已经好久没有见过的朋友,就停下来和他聊天。你可能想记住咖啡店的位置或与朋友的交谈,而记住这些信息则需要通过更耐用、更持久的方式进行编码。换句话说,你必须咬紧牙关,更永久地"提交"和存储信息。当记忆进入一个人的长期记忆时——当一个人改变并更新了脑连接时,他便获得了一份记忆。

对于教师来说,主要的收获是,大脑仅能极短暂地获取并保持大量的感官信息。而在许多学习情境中,要想有效地学习,暂时保留感觉信息并短暂地从长期记忆中调出记忆非常必要(Anderson,2000a)。更正式地讲,工作记忆是保存和整合当前正在操作的所有信息的神经机制。

长期记忆的例子和释义

94

如果想成功部署长期记忆,至少需要三个独立的过程以平稳推进:获取、检索和保留记忆(Anderson,2000a)。**获取**(acquisition)是对信息的相对永久性代表进行编码和强化的方式;**检索**(retrieval)是成功访问信息,而**保存**(retention)是长时间的维护。我们将在本章后面扩展讨论这些内容。

当完成了一个特定的事情时,智力活动也随之停止(例如,当你过完马路后),你的瞬时记忆"工作台"就清除干净了。你的脑不再处理那项活动,脑系统也不再积极地保存信息。有讲师报告说,对教师们来说,理解在一个有限的"桌面"上保存暂时需要使用的信息直到它被记忆加工是很难的。除非以更持久的方式进行编码,否则可能会丢失学习经验,这一点对于掌握知识很重要。讲师们说,新教师可能很难理解,不仅将知识直接教授给学生对于记忆是必要的,重复、详细阐述和"努力学习"也是必要的。正如一位讲师所说,她的学生们开始逐渐了解我们人类是如何感受和感知的,知道我们必须丢弃掉大部分输入的信息。

因此，她解释说，我们记住的内容是我们努力想记忆的东西，或至少是我们朝更长期目标努力的过程中要投入的认知资源。我们称之为**记忆的习得**。

95

当我们将信息存入长期记忆系统时，我们便开始了记忆的习得，因此即使过了很长的时间，我们依旧能使用这些信息。这个过程是通过编码完成的，也就是利用神经元和神经连接来建立记忆轨迹，或是建立能不断触动的模式，以给我们传递信息。我们则通过触发记忆轨迹来**回忆**信息。

麻省理工学院的科学家表明，小鼠中有一种特定的基因，它可控制记忆的形成（Ramamoorthi 等，2011）。这种基因是科学家们的新发现，如果没有它，小鼠则没有记忆。人类可能也有一种与小鼠类似的基因，且科学家已做出推测，这种基因可能会影响学习。

由于人脑在加工特定事件的信息时，会一起编码事件的情节、地点和时间之类的要素，因此这些要素会联系在一起（Society for Neuroscience，2008，p. 22）。最终，如果这些要素被人脑保留下来，存储在长期记忆中，它们将构成我们对生命中某一特定情节的回忆。

如图 4.1 所示，研究表明至少有两个涉及编码的基础长期记忆过程：陈述性记忆和程序性记忆［请参阅核心指导原则 4(7)］。陈述性记忆的内容是事实和事件；**程序性记忆**的内容是需要掌握的技能和其他成就。你需要利用各种大脑算法和锻炼程序，将它们协调在一起。有时这些过程很复杂，有时则不那么复杂。我们也许能够有意识地解释这些过程，但

96

也可能不能。有时，我们能够着手去做一项活动，但却无法轻易地告诉其他人我们为取得成功或完成目标所做的确切工作。有时，我们可以向他人阐述如何去做某件事，但实际上自己去做却是不行的。众所周知，程序性记忆与陈述性记忆所涉及的脑区至少有些部分是不同的。

当我们谈到长期记忆时，我们最好要想起先前章节中讨论过的脑的可塑性。因为存在长期记忆，当神经连接为了产生更持久的编码而发生改变、更新和重新排列时，大脑会发生物理层面的变化。而通过这些物理变化，某种特定的关联会在脑中留下烙印，此时记忆就会在脑中维持一段时间，虽然可能不是永久的。

如果没有特别值得注意的东西，脑不太可能长期存储许多具体的信息。我们的认知资源有限，所以比较注意节俭。但是，如果我们经历的是某些生动的体验，例如目睹红灯的运转，我们可能会在很长一段时间内都记得这个片段，因为我们已经通过一些形式将它印入长期记忆了。通过利用执行功能，我们可以从中汲取经验或下次利用它来规划一条不同的路线。

然而，即使有这么多复杂加工共同运转，脑的变化也始终像是一场游戏。正如作者西蒙·埃德尔曼（Shimon Edelman）所描述的那样，脑的状态是"转瞬即逝的：它很简单，只是构成脑的所有神经元的活动罢了，在脑的历史经验和外部输入的驱动下，脑的状态每一瞬间都在变化"（Edelman，2012，p.28）。

幸运的是，我们的脑知道如何自动编码信息。我们不需要考虑如何去存储一份记忆，也不必时刻保持意识，决定每一份记忆的存储。

有时，我们可以向他人**阐述**如何去做某件事，但实际上**自己去做**却是不行的。众所周知，程序性记忆与陈述性记忆所涉及的脑区至少有些部分是不同的。

陈述性记忆与程序性记忆

1. 陈述性记忆＝你阐述某件事

示例：回忆一个你知道的事实

工作原理：我问，你能说出谁是美国的第一任总统吗？"乔治·华盛顿"这一事实就在你的陈述性记忆中。你可以给自己一些提示：首先是美国的总统。你访问（记忆中的）信息并找到所需的信息。现在，你需要将其表达出来，或"阐明"它：乔治·华盛顿。你回答了问题，且完成了记忆查询。

2. 程序性记忆＝你做了某事

示例：滑板、演奏乐器、操作你的计算机

工作原理：程序性记忆本质上不是阐述性的。你不阐述，而是做。与前面的示例一样，所有的动作都包括一组行为和程序的组合。你需要利用各种大脑算法和锻炼程序，将它们协调在一起。有时这些过程很复杂，有时则不那么复杂。

图 4.1　两个涉及编码的基础长期记忆过程

记忆与教学设计

有了对脑中记忆的工作机制的基本理解，从第 3 章开始我们可以扩展讨论有关教学设计的思想了，在此过程中我们要理解一些关键概念的理论基础，如**导入**，它是指在学习开始之前激发学生的记忆。

从脑科学视角来看，**导入**依赖于长期记忆的工作原理。现在的科学模型对长期记忆的描述是：当我们恰好碰到线索时，脑中所激活的一系列记录。这些线索可能来源于环境，也可能来源于我们自己的思想（Anderson，2000a）。有一个关键的前提是，每个提示只与**某些**（some）记录相连。心理学家约翰·安德森（John Anderson）举了一个例子，提到"牛"这一单词时，我们大多会想到与牛相似的事情：产牛奶、吃青草或干草、有四条腿等。许多实验表明人脑具有**关联性的导入**特性：我们可以在短时间内通过线索相对容易地获得关联信息。

这个概念同样适用于高级思维、新知的学习和问题解决。在一系列引人入胜的实验中，一位研究人员发现，有时人们会被某个问题困住，但可能接了一个与该问题无关的电话后，就可以得到提示，从而创造奇迹（Kaplan，1989）。我们只需在一个截然不同的情境中去思索相关的主题或概念，即可对原来的问题有相关的想法，得出解决方案。换句话说，脑进行了双重工作——在处理新信息的同时，它也四处寻找有利于应对先前挑战的线索。研究人员发现，这些关联信息可能很微小，人们甚至没有意识到他们已经获取了这些信息（Anderson，2000a）。然而，有决定性的证据表明，这些截然不同的环境仍然为找出有效的解决方案打下了基础。

我们的大脑本就有遗忘的功能？

对于大脑加工而言，某种程度上长期记忆之所以存在是脑认为这些信息是有用的或不同的。但是，我们会将这些信息保留多久？我们是如何"遗忘"的——或不知不觉地丢弃信息以释放脑容量的——是一个有趣且重要的问题，教师需要加以考虑。

动物研究表明，环境中不仅存在利于"记住"的线索，也存在利于"忘记"的线索（Anderson，2000a）。例如，训练鸽子啄食时，可以在有信号灯时训练它们记住需要掌握的信息，但**也**可以在没有信号灯时训练他们忘记信息，而不是保留信息。这是通过仅在没有信号灯时给它们强化需要掌握的信息实现的，否则，如果鸽子依旧利用这些信息，将不再获得奖励。因此，它们并不会长久地记住它。

如前所述，教师总是抱怨学习效果持续的时间有限。通常，学生们忘记得太快了，尽管他们在学习上投入了很多时间。学生们努力吸收新知识，紧接着就参加测试，在这种情况下谁能相信他们会这么快忘记新的知识？

事实证明，这完全是符合自然规律的。实际上，这是人类认知系统一项珍贵的功能。正如人类在学习新事物时有强大的可塑性一样，我们有时也可以迅速忘记那些似乎不再需要的事情。实际上，有人说每个人都会被预先编程，就像我们自己的一个抽象的回收站。我们可以很简单地使用这个等同于大脑"垃圾"系统的方法，以谨慎地使用和循环有限的认知资源，这是大脑的预设功能。

作为学习者，我们并不一定是在意识控制下决定忘记某些事情的。如果有的话，情况就完全相反了。就像我们在分配注意力或其他任何脑资源时一样，我们会无意识地在回忆过程中进行分类。

因此,令教师沮丧的遗忘实际上融于学习环境中。如第 3 章和第 5 章所述,如果没有跨情境整合知识并不断巩固它们,就少有保留它们的必要。

当然,问题是,如果脑决定舍弃教师们仍认为是必要的东西,该怎么办? 我们要用什么方式才能不经意地为学生准备好提示"遗忘"的信号?

据我们了解,对于人脑来说,关联性使用是一份奖励。当在校学生发现教师要求他们为一个测试学习某些知识,而之后再也不需要用到这些知识时,他们就无法从保留这些知识中获得任何奖励。从本质上讲,我们一直在为人类的认知系统做好遗忘的准备,它随时可能发生在教室里或者更大范围的情境中。关于教育标准的一个常见问题有今天教授的知识明天就不见了。例如,我们在四年级教授了一整年一些我们认为对四年级学生而言很重要的知识,但它们却可能永远不适于五年级的教学要求,这给学生留下了巨大的知识鸿沟。

研究表明教师不仅可以帮助学生不要遗忘,还可以帮助学生延长记忆的持续时间。例如,一些关于"遗忘函数"的有趣的脑科学研究向我们展示了我们需要多长的时间回忆一些经历,以及相应的条件是什么。通过不同的方法学到的知识有不同的"衰减"率——大脑保留和可提取这些知识的时长。因此,当需要将我们对知识的理解付诸实践时,我们的学习方式可能是我们是否拥有可用知识的关键。

讲师们有许多解决该问题的办法。教师们需要知道的一个重要概念是人们对同一物体的文字和图片的记忆存在异同。[请参阅核心指导原则 4(7)]人类通常对图片展现出所谓的优势效果。简而言之,图片在记忆中保留的时间更长。基于这样的发现,教师们应通过多种方式为学生们呈现信息,尤其特别注意**视觉传达**(visual communication)的方式。如果你觉得自己整天与学生用话语交流时,他们一只耳朵进,另一只耳朵出,那你的感觉可能是对的。不要再只用话语交流了,而是不时展示一些图片,你努力力传达的思想更有可能留在学生的长期记忆中。大脑中选择性处理不同类别信息的区域似乎没有预设同等快速遗忘的能力。认知科学家发现,对于不同类型的信息源的管理和保留时长,人们可能有不同的"遗忘函数"。

科技也在不断发挥它的作用。当然,数字图像在我们的进化历史中还没有出现,因此很难断言我们的构造是为了处理它们。但是从某种意义上说,我们确是如此,因为正如**计算机模拟**(computer simulations)这一名字含义所示,数字图像将成为下一个真实的事物。他们会移动,会说话,和我们周围世界的刺激物一样具有动态特征。高科技仿真可以提供

98

多感官音轨,各感知分领域会同时输入信息。

通过这种方式,记忆会与更多的事物相关联,并具有使得接受到的刺激有意义的其他方式。一名国际学生谈论了他的经验,强调了在线资料和工具的重要性:

> 在教学方法中使用多媒体材料是非常了不起的。我是一个以视觉加工方式为主的学习者,喜欢看图片,不喜欢看纯文字。在美国英语学院学习期间,我发现用图片来记英语单词非常有用。
>
> "思维喷射"("[M]indjet")是一个思维导图应用程序,我利用它分类词汇表里的单词,并用相关图片关联每个单词。这种教学方法可以让信息在学习者的脑海中停留更长的时间,并提高他们的学习成绩,这对学习者帮助很大。

之后的章节会讨论其他"利于长时间记忆"的例子或影响记忆习得的因素。例如,我们通常更容易记住情绪事件。它们以更生动的形式停留在记忆里,这将在第 7 章"大脑的情绪功能和态度"中进行讨论。睡眠也是巩固记忆的关键因素,这将在第 6 章"睡眠、锻炼和营养"中进行讨论。最后,如第 9 章"大脑中的反馈和循证"所述,反馈可能会影响记忆的获取方式,包括我们会一直调整我们对记忆内容的反应。

总而言之,从教师的角度来看,记忆的能力是一个奇迹。如果没有自动执行记忆和清除记忆的功能,人类就无法运作。但是,最好对我们记忆的内容及持续时长有更多有意识的控制。

知识整合

一个记忆通路或先前的神经通路被激活的次数越多,它"被标记"的次数就越多。[请参阅核心指导原则 4(8)]它越坚固,强化频率越高,则被遗忘的可能性越小。

从理论上讲,对于与我们的神经网络高度相关的信息尤其如此——与我们生活的各个方面联系越紧密,它们对我们就越有意义,被利用的可能性就越大,因此它们被保留的优先级越高。换句话说,如果这些有用的知识与我们有联系,且它们对我们有意义,那么我们将更愿意为它们付出时间和精力。

但是,教师们仅知道某个知识体系是有用的是不够的。从认知科学的角度来看,要说服我们需要的可不仅仅是这些。我们可以将其视为脑根据"需要知道的基础知识库"对遇到的信息进行分类。通过使用类比推理,脑可以决定值得存储和记忆的东西——这是脑识

别世界上可泛化的模式或方案的过程。作为遇到新情况时的"理想去处",我们通常将**图式**
（schema）定义为一组条件化的原则或一个可帮助你知道该做什么的工作模型。图式的概
念有多种名称。认知科学界对于它们是什么或应如何描述它们存在激烈的争论。从教师
的角度来看，不论图式是泛化的知识结构、心理模型还是其他的东西，记住这些含义都没有
知道它与我们运作的多种方式有关重要。

　　从理论上讲，脑强调了组织成基本图式的信息的相关性。从定义上来看，它们是必不
可少的，所以我们需要知道。有一个例子是一位屡获殊荣的历史教师通过让学生将社会研
究的思想组织为原则的方式来帮助学生，例如民主制中公民参与行动的重要性。他们不仅
可以通过过去的经验看到关联，还可以通过他们自己的社区服务活动看到关联。因此，巩
固记忆的思路不只是加强记忆轨迹的强度；还包括建立该记忆轨迹所在的表征
（representation）或者图式。

记忆——投入和贡献资源的过程

　　记忆的价值和代价是很有趣的，值得教育工作者思考。许多教师认为，记忆是没有代
价的，除了必须反复记忆的时候会感到头痛。但是脑擅长给它所做的每一件事计算成本和
收益。对于教育工作者来说，这个过程似乎很简单：这是你需要学习的内容。记住它！但
是对脑而言，在众多的选择中，此过程需要考虑投资问题，以及成本—收益之间的权衡。为
什么？因为记忆不是免费的。

　　记忆会在物理上改变大脑的结构，这需要投入和贡献大脑的资源。[请参阅核心指导
原则 4(9)]这与其他任何我们能想到的物理结构相似，例如我们想对学校、房屋或其他建筑
物作出改变，我们都需要付出一定的代价：你要改建浴室？或想升级厨房？看，这是相应的
标价。实际上，我们现在所拥有的资源只能勉强支撑灯开着，所以最好不要过度花费资源
进行扩张。

　　与脑的重塑或升级相当的是脑可塑性带来的微小变化。我们可能会建立新的连接，或
是强化、降级和重组其他的连接。

　　当我们学习时，至少在一段时间内，某些大脑加工过程会更快且更轻松。但是，这些都
必须保持在脑的物理器官和结构中。这就像一天 24 小时都开着灯。但每个人的脑资源都
是有限的，因此最终我们会做出一些取舍。

　　所有这些脑加工过程都需要大量的资源投入，我们必须维护和检测它们。例如，神经
元的髓鞘绝缘可以使信号运行得更快、更一致。这些起着保护作用的覆盖物包裹着神经组

织。白色的脂肪物质和脑部组织占据了脑的 50％，这就是我们所谓的"白质"（Fields，2010）。髓磷脂修复不良会导致记忆力减退和认知障碍，而如多发性硬化症等其他人类疾病也是由髓磷脂恶化引起的。

记忆的三个过程：获取、检索和保存

我们已经知道，记忆是一种可以留住过去的经历的认知过程，它通过三个过程实现：获取新信息、检索新信息以及保存新信息（Anderson，2000a）。这里，我们对这三个功能的含义作了拓展。

101

获取即建立和增强神经活动的路径。获取信息是神经通路的发展阶段，或形成带我们回到最初的思考的神经元线索路径。

检索是记忆再次激活的阶段。换句话说，就是通过神经通路的路径再次访问信息，进行回忆。通常，这是为了将信息带回思考过程中，以供进一步使用。

如表 4.1 所示，获取和检索信息都需要维护和管理记忆，在或长或短的时间段里**保存**信息。这既包括记住也包括忘记：在记住的过程中我们增强了神经通路；在忘记的过程中，由于我们长时间没有使用信息，信息之间的关联被削弱了。这表明在记忆和忘记的过程中，记忆容量是可以循环使用的。

表 4.1　记忆的获取、检索和保持

部署长期记忆的 3 个关键过程		
流程	动作	在学生学习中所起的作用
记忆获取	永久成形	是学习新信息的第一个基本步骤
记忆检索	成功地访问信息	提供有效使用和访问所学内容的能力
记忆保存时间	长时间地维护信息	决定是否较久或永久地留下某些知识和技能
如果没有这三个条件，教师在工作中可能会感到极大的挫败感，学生的学习效果也会受到影响		

对于教师而言，首先要理解的是学习的最终结果是记忆轨迹的形成或神经通路得到强化。[请参阅核心指导原则 4(1)]从教学的角度来看，如第 3 章和第 5 章所讨论的，有效的教学设计应可建立更有效的记忆轨迹。在这些章节中所讨论的重要教学策略，例如心理可视化以及利用相似性和差异性来给学生创建充分的对比，可以帮助学生们更好地记忆，并更长期地保持学习成果。

因此，学习是一种生物学机制，它可以更频繁地触发某些神经元集，从而增强相应的轨迹。如果不使用这些轨迹,它们将不复存在。所以如果我们将记忆看成是建立一条"穿过树林的路"的过程,我们会发现我们到达某些地方比到达其他地方容易得多,部分原因是我们已经构建了这些路径或记忆轨迹。就像在森林中修复步道的志愿者一样,我们会建立一些稳固的路径,并定时或不定时地维护它们;而其他的一些道路我们就不管了。

获取、检索和保存记忆的每一个过程都给脑带来了不同的挑战,而学生可能败于任一挑战。实际上,如我们在前面的章节中所见,在某些情况下,大脑被编程为编码、加工和储存"失败"——而这就是脑对成功的定义。在这种情况下,教师会感到为学习付出的精力付之东流。

因此,为了使他们的努力不辜负先天的生物特性,教育工作者发现了解长期记忆对此是有帮助的。在讨论长期记忆时,我们要牢记的基本前提是,不论是未能获取,还是检索或保存记忆,都会影响教师和学生在学校的成就,并让他们感到挫败。正如一位讲师所说:"我真实地感觉自己教得很多,但学生学到的比我教的少。"教师普遍都有这种感觉。

如上所述,脑活动与特定的轨迹或某组放电的神经元相关联,如果我们维护它并投入时间和脑力,那么它会随着时间改善。现在,我们触碰到了之前见过的一个概念的"核心":"一同激活的就会相连。"一般而言,强化的神经通路等同于改善联想,这相当于建立记忆。这一"记忆轨迹"就是学习带来的回报。

总之,简单来说,这种记忆通路使得学习带来的益处持续存在。[请参阅核心指导原则4(2)]从脑科学的角度来看,如果我们的记忆轨迹没有任何的改变,也许可以说我们没有学到任何新知识。

让我们来看一个关于教学设计的例子,教育工作者们认为该教学设计可以为学生达成既定目标建立有效的记忆轨迹,但实际上并非如此。在此教学设计中,教师成功地给学生提供了脚手架,但如上一章所讨论的,学习中教育工作者的支持应逐步撤出,以让学习者能更独立地学习。用一位教师自己的话说:

> 我们经常会分解例子以便学生可以更轻易地理解它们,我们会把一个大的概念分解为许多小的问题,给他们建立小步子学习模型。学生可以完成课堂上的课程作业,也可以完成课程的家庭作业,并且从较高层次理解这个概念,他们自己也感觉已经理解了它。然而,在考试时,学生经常无法正确地解决问题。我们进行一次考试,是为了

让学生在毫无脚手架的情况下理解和运用这个概念，但学生却不知道该朝哪个方向解决问题。这种情况多年来我在统计课和许多数学课上都见过，学生可以做对家庭作业，顺利参与课堂……然后在测试中却无法正确地解决问题……如果我们过长时间或过全面地利用脚手架支持学生，那我觉得学生只能学到他们需要的水平，在没有脚手架的情况下无法运用所学。

从记忆轨迹的角度解析此例，学生们正在获取、检索和保存所学知识——如何将问题细化、分步骤解决问题，此过程中教师全程指导着学生每一步该做什么。而教师希望学生在测试中做的事情却是完全不同的，这时问题就出现了：学生要独立解决问题，没有教师指导或提示下一步该做什么。而学生在做课堂练习和家庭作业时就应与在测试时一致，练习在无人指导的情况下解决问题。这将建立一个记忆轨迹，此轨迹可触发正确的知识和技能以促进问题解决，而不是让学生在没有步骤指导时不知所措。

通常，在如这位教师描述的情况下，在测试学生时，教师们的假设是学生部分的记忆丢失了，即忘记了（Wilson 和 Scalise，2003，2006）。他们可以完成课堂作业和家庭作业，却无法很好地完成测试。相反，从脑科学视角来看，目标和目的发生了变化。在最初就没有建立用于**独立解决问题**的记忆通路。俗话说，你不会忘记你从一开始就不知道的东西。你无法习得自己从未经历过的事情的记忆。而教师在进行教学设计及相应的测试时并未考虑到这一问题。

卢克·天行者，访问我们的记忆

研究记忆的人可能是非常富有想象力的。例如，一支由来自世界各地的成员组成的团队以电影《星球大战》中的绝地武士和其中的男主角卢克·天行者为核心，探究神经元如何激活记忆，非常有趣（Quiroga，Fried 和 Koch，2013）。通过《星球大战》中英雄的形象，科学家们研究了当人们观看好莱坞图像时，是否会大量激活特定的脑细胞。首先，研究者们想知道，神经元会触发**动作电位（action figure）**吗？其次，如果会的话，每一次出现同样的图像时，脑就会大量激活固定的细胞吗？

这两个问题的答案都是肯定的。当向研究参与者展示原星球大战三部曲的主角卢克的图像时，会持续激活同一神经元。然而，当向研究参与者展示其他名人的图像时，这些脑细胞却没有反应。

然而，看到卢克时大量活跃的神经元也确实在某些其他"非卢克"的情况下被激活了。

例如,当银幕上出现《星球大战》中以拥有不可思议的智慧而闻名的角色尤达时,这些神经元也被大量激活了。

除了证明《星球大战》有经久不衰的影响力之外,这项研究还有什么价值? 它让我们对记忆网络有了一种新的理解,它表明像卢克和尤达这种相关的概念,很可能是由一些相同的神经元进行编码的(但不是所有神经元都相同)。换句话说,当脑接受到的某些思想之间存在关联时,我们的**神经网络**就会有重叠(Quiroga 等,2013)。按这种思路,科学家们得出的结论是,会有一小群神经元为我们"掌管"概念的加工。

神经网络重叠的地方会建立一个关联点,**记忆通路**中会共享一些参与加工的神经元,此外才是不同的神经元。而这些不同的神经元就使得我们理解了不同但相关联的概念之间的细微差别。

最后,通过重叠的神经网络,整个神经网络远超过了各个部分相加的总和。完整的脑网络使得这些概念富有生命力。正如普鲁斯特所描述的那样,我们的记忆就像是"灵魂",它们"在其他一切废墟中记住、等待、祈祷"。普鲁斯特这番话让他听起来非常像《星球大战》中的组织"绝地"中的一员,不是吗?

104

但是,记住一个东西到底需要多少脑细胞呢? 这一直是神经科学界的一个巨大争论,目前有两种记忆理论可以解释它,这两种理论还在博弈当中。一种理论认为需要大量的脑细胞,大约需要数百万甚至数十亿个神经元,而另一种理论认为远不需要这么多,可能只需要数千个甚至更少(Quiroga 等,2013)。我们尚不清楚完整的答案是什么,但科学家们在调查时发现了一些有趣的结果。

我们现在知道了,长期记忆既不是一个单一的实体,也不仅出现在大脑的某一个单独区域中;相反,会有许多组神经元储存我们的记忆内容。[请参阅核心指导原则 4(3)]这一内容与教师们要在教学设计中采用的联想法和回忆法直接相关,因为这些神经元可能是有利于标注并引发学生脑中相关的概念和观点的。

记忆检索和事物之间联系的重要性

正如我们现在所知的,有效的学习方法有助于我们将我们的观点进行有意义的整合。诸如导入和分块、比较异同、讲述和扩展的方法,以及最后的知识整合等方法,都能深入地激活大量的神经元,且能在纷繁复杂的事物中建立之前所说的有效的"概念"网络。

想一想标准化测试中的多项选择题。一般情况下,这些就是科学家所说的"记忆识别测试"。"我们会给学生提供正确的答案;学生要做的只是找出它们。"心理学家安德森如是说。作为研究记忆和认知架构的关键人物,他给我们描述了人们做选择题为什么往往比做需要自己想答案的开放题成绩更好。

一个原因是,他人给我们提供的相关线索数量越多,我们能激活的记忆轨迹数量就越多。在选择题中,所有的答案都互为线索。因此,在一个结构设计良好的测试中,如果我们不记得最初的信息,是无法一次又一次选出正确答案的。我们自己可能无法想出这些答案。所以,能否获取来自所有线索的提示取决于我们是如何在记忆轨迹中将这些观点相互联系的。

结论:安德森说,我们记得有多牢取决于我们如何更好地找出与记忆相关的线索(Anderson, 2000a)。他吊胃口地说,也许人们从来没有真正忘记我们头脑中的记忆;相反,我们只是因为丢弃了一些线索而失去了获取它们的路径(Anderson, 2000a)。安德森引用了相当多关于人们如何与记忆失去联系的研究。回忆可能还在那儿,但我们无法获取它们。

105

分块构建有效记忆机制的方式

在建立诸多概念之间正确的关系之前,我们可能会忽略一些本可相互解释和关联的概念。因此,接下来我们将讨论如何避免分散记忆中相关联的概念。

一位经验丰富的教师兼管理人员讲述了他在学校教育方面遇到的最大困难:"我教了几十年青少年,知道孩子们在接受传统教育时面临的最大问题是信息超负荷,"他说,"随机的、无组织的、不相关的信息这么多,我们把它们全都倾倒在他们身上,他们根本无法处理它们。"(Brady, 2012)

相比之下,学校如果能采取更有规划的方法,就可以看到效果。通常,这取决于我们如何制定计划。以一名学校领导的经验为例:

作为一名高中校长,我要帮助学生达到新的数学毕业要求,这对我而言是一项挑战,它要求所有学生完成三门Ⅰ级代数及以上的课程。我们有相当大一部分学生在努力达到这一要求。作为校长,我决定采取最有效的方法,将数学融入多个学科,以帮助众多苦苦挣扎的学生。通过这种方式,学生能把概念与更真实的生活情境联系起来,我们致力于让学生把他们的数学知识转化为实践。很好的一个例子就是我们的建筑课程中有一节以"商店"为主题的课,它是州一级"学术课程"和"选修课"之间合作的一个例子。有一段时间,我们将数学老师和建筑老师组队,把理论和一块白板带进了"商店"主题课。学生们将几何和代数标准应用在本课程中。几乎所有的学生都成功地修完了代数课,其中几个学生也完成了大部分几何技能的学习。学生们对自己的数学能力有了更多的信心。这对老师和学生来说都是一次革命性的体验。

以这种方式将理论和应用知识结合在一起,对学生和他们的大脑都有意义。它通过将复杂的想法分解成更易于掌握的小部分(即被称为分块的教学实践),这是一种建立有用记忆的方法。

相比之下,目前在课程设计中采用的一些方法可能使得大脑难以有意义地组织知识。根据美国国家研究委员会(National Research Council,2000)的说法,罪魁祸首是因为课程中仅有对现实的肤浅说明、教授的是无关联的观点,且很少有效组织重要的知识。[请参阅核心指导原则 4(4)]还有第 3 章中指出的教学缺陷,包括缺乏跨学科的整合,以及未把观点置于充分的情境中让学生进行理解而使得其缺乏代表性。此外教师也有令人沮丧的做法:他们呈现的看上去是来之不易的知识,但实际上是存在惰性的知识。

从记忆的角度来看,将信息组织成原理或其他有策略的板块有助于学生更好地记住和保留信息。这种方法可以满足脑所需要的条件概率。基于大脑的工作方式,它需要知道该把东西放在哪里。然后,它需要多个机会和间歇性的实践来加强所建立的关系。

教师的有效分块策略也是通过这一方式,且可以在许多情况下使用此策略。在下面的例子中,一位校长讲述了她是如何在与老师一起工作时使用这种方法的。她与美联社生物学老师共同教授了一个简短的课程,在此过程中,她一直在为该教师建构分块教学策略。她希望帮助学生在阅读科学说明性文本时建立更有效的概念网络:

分块教学对教学生如何阅读复杂、困难的文本尤其有效。学生通常跟着作者所展现的小块(段落、章节、粗体字幕等)思路学习,而不是停下来分出更小的块别。这样做将更利于他们坚持学习。最近,我和美联社生物学老师一起为她的美联社生物学课设计了阅读教学的策略。开始上课之前,我让学生阅读章节的第一部分,这部分很难,然后写出中心思想总结。我走了一圈,发现学生读这部分没有停顿。我让他们停止阅读,问:"你们中有多少人记得你读过的东西?"只有少数学生举了手。在生物学老师和我建构了分块学习策略,要求学生以一种有意义的方式进行分块阅读后,学生能更快地回忆起中心思想。

106

教师自己可能不得不认真思考哪些部分组合在一起是有意义的。这对许多正致力于实现跨学科的读写和阅读目标的教师来说是一项日益有效的技能。而跨学科进行读写和阅读是美国共同核心州标准规定之一，它强调了跨越情境学习概念和培养技能的重要性。

对于教师而言，有关记忆的结论是，利用分块教学，将教学内容分为小块但有意义的部分，对于一开始记忆和后期保持记忆内容很重要。

反复刺激强化记忆

科学家们会思考一些问题，如我们为什么会优先记得某些东西。最为基本的是，科学家们会思考当运用某一特定的记忆时，我们的大脑是如何作出决策的——我们如何知道何时使用它，以及需要什么才能真正强化神经轨迹，以使得记忆有效地为我们工作？

正如前面的章节中关注教学设计中的元分析相关研究发现一样，本章也介绍了涉及记忆的发现。

107

让我们从教育研究员约翰·海蒂的工作开始，他在墨尔本大学和澳大利亚奥克兰大学学习期间收集了许多其他人的发现。海蒂的研究涉及教师及其教学，甚至学生、学校、课程和家庭的影响。这是一系列范围较广的研究，在某些层面，他的方法与大脑的记忆方式和教师的教学方式直接相关。在这里，我们将重点关注海蒂有关教学方法的发现，这些教学方法可影响学生的成绩。

在研究教学时，海蒂发现，一般来说，老师让学生自主学习后产生的学习效果差别最大（Hattie，2008，p. 35）。第 3 章中讨论的学生认知激活——导入、精讲、扩展和知识整合——构成了这些活动的核心。这是与教师自己特地设计的情况相比的，比如专注于教学考试或使用能力分组。

关于记忆，教师如何安排学生的学习机会十分重要。例如，海蒂在其颇具影响力的著作——《可视化学习》中，报告了对教学最具影响力的五个因素，其中一个直接谈到记忆需要间歇性的练习而非单纯大量的练习——换句话说，要注重学习机会的间隔时间频次而不仅仅是增加在某项学习任务上花的时间（Hattie，2008）。

美国国家研究委员会表示，各种研究成果相互融合，共同形成了学习管理方面的规则。最简单的一个方法是：练习可以提升学习能力。

在海蒂的研究中，他发现重复的练习往往可以取得最好的结果。根据学习的复杂程度，在几天或更长时间之内通常需要三或四次间隔的机会来进行练习，之后定期用不同的方法重新练习。通过这些方法,记忆的获得和保留都有所改进。

这很可能与大脑编码和检索直接相关,因为通过间歇性的练习,我们一遍又一遍有规律且频繁地强化了记忆轨迹。此外,在练习中,频繁使用这些记忆是不可避免的,因此在此过程中我们不太可能遗忘,而会优先考虑保留这些记忆。也可能还有其他因素,比如脑能够更好地记住在较近时间内获得的信息,且睡眠、实现放松和其他物理条件的满足也会对其产生影响,尽管它们和记忆的相关性还没有得到较好的证明。

间歇性练习的一个例子是每天放学后在在线家庭作业俱乐部做 20 分钟的数学作业,而非在每周考试前的一个下午花 100 分钟,虽然两者的总时长是相等的。特别是当"一次性完成"大量的练习——或者只在连续的一段时间内完成练习,如果在这之后参加考试,且之后不再回顾——大脑的过滤和存储机制可能会认为它们可以不用保留这些知识。

间歇性练习是有效的,它可以提升学生成绩。例如,教师在班级里采用此种教学方法,平均来说,排名在第百分之五十的学生可能有望提升百分之十的排名。在科学家进行记忆理论研究的某段时间内,有关间歇性学习的研究发现实际上已是一个广为人知的通用准则。即使早在 100 年前,人们也知道在不同的时间内进行多次学习的效果会好于一次性学习的效果(Restak 和 Kim,2010)。

关于所谓的"练习",海蒂(Hattie,2008)并不直接指"钻研和掌握",也不是简单而重复的死记硬背。他说,这对学生来说往往是枯燥和重复的,并没有给学生提供多种不同的体验,使得学生缺乏足够的情境来帮助理解并实现知识迁移,而且这往往使得学生获得的是不那么重要的浅层知识。虽然死记硬背有一些优点,它可以增强记忆痕迹,特别是短期记忆的痕迹,但如果没有更有意义的联想,记忆可能会慢慢消退。相反,海蒂提到有意实践的概念。这一重点是在有反馈、情境和有意义的情况下多次运用你所知道的知识,多次实践你能做的事情。海蒂称这些体验为"激励性体验"。正如第 5 章所讨论的,这是在教学设计中采用社会性强化来提升认知的一个例子。

熟能生巧(通过正确的方式)

学习机会的理想间隔时长取决于任务的复杂度和难度。对于相对简单的任务,时间间隔可相对较短。而更复杂的任务则需要更长的时间间隔,通常为约 24 小时,因此,根据海蒂和其他人的研究报告,我们需要分为几天完成一个学习系列。

有意练习可以强化记忆痕迹,更易引发学习者有意义的联想。事实上,如记忆专家安德森(Anderson,2000a)所说,学习通常涉及神经元之间突触连接的有效变化,从而使其更容易传递信号。我们经常能看到这种情况，例如给我们一个特定的主题或一组信息，我们能够记住多少，能够记多久，以及在学习时需要多久能够重新回忆起它们并完全理解。

在遗忘的过程中，我们能更快地重新学习之前更广泛强化的记忆痕迹。这很重要，因为这意味着，如果在最初建立记忆痕迹时能够强化它们，我们就能更容易地重新拾起已经遗忘的信息。所以，从本质上说，如果我们在过去建立了一些知识和技能体系，即使我们在之后的时间内没有很好地利用它们，我们也能较快地重新学习并使用它们。而如果是全新的知识和技能体系，我们需要更长的时间来掌握。

当教师们阐述他们的教学设计时——当他们设计、构建，并向自我和他们论证和解释这些想法时——他们可以考虑是否设计了间歇性练习。他们的教学设计是如何促进学生把握得更深入、记得更牢且更持久的？或者说他们的教学设计是否能做到这些？

如果教学的定义不是教师做了什么，而是教师、学生和学习内容之间的互动（Cohen 和 Ball，2000），那么在研究人员所做的大量研究中，海蒂的（Hattie，2008）的发现是关于这些互动和有效的间歇性练习是如何进行的。在罗伯特·马尔扎诺（Marzano，2003）对这个主题的大量研究中，他得出了一些类似于海蒂所得出的结论，并阐明了一些如何进行有效练习的条件。经过元分析，他发现当适当地把家庭作业设计为一种练习时，它可对学生的学习效果有很大帮助。例如，在马尔扎诺的研究中，当教师用有效的方式发放家庭作业，同时用有效的方式进行评价时，学生成绩能够提升 30%。

所以，如果使用得当，家庭作业可以成为一种间歇性练习。它使得学生有机会离开最初的学习情境，以不同的时空和不同的角度再次学习知识。在学习过程中也有一个自然的间隔。由于在学习机会之间至少有一段间隔，通常来说这非常适合人类的认知特点。以不同的方式，并在不同的情境中学习也很有益处，因为这符合我们记忆系统的工作机制，即在不同情境中建立知识的关联。

布置令人记忆深刻的家庭作业

当教师们看到马尔扎诺（Marzano，2003）讨论家庭作业时，他们经常会咕哝。因为孩子们每天要上好几个小时的学，且他们非常清楚研究表明儿童因缺乏体育活动，肥胖率上升，所以教师们希望孩子们能少做些家庭作业。从给孩子们提供一个公平的竞争环境视角来看，家庭作业也会成为一个挑战性因素，并不是每个孩子都有同等的家庭支持条件，且这对于最贫穷的学生而言往往最不利。

《家庭作业之谜》（*The Homework Myth*）（Cohen，2006）这本书也指出了这一点。但

是,家庭作业有很多不同的类型,也可以用不同的方式来完成。如果学生在学校学得不充分,比如错过了在这些章节中描述的利用大脑运作的关键因素,那么即使在家做更多的作业也不起作用了。

就像在教学设计中,老师让学生做的事情是至关重要的。同样地,在家庭作业中,学生做什么活动也是十分重要的。因此,应明确家庭作业的目的是什么。每位老师都应该确保他布置的作业不只是个形式,只会浪费学生的时间,而是要使作业真正对学生学习结果有作用。教师应反思,自己布置的作业是否真的有必要。

如果老师的答案是肯定的,则必须有一个后续的支持。即教师需要对家庭作业提供有效的反馈。要达到间歇性练习的效果,这二者相辅相成,缺一不可。

并不是所有的家庭作业都是一样的。如上所述,马尔扎诺(Marzano,2003)发现,教师对学生完成的家庭作业给予评价,能够对学生产生很大的影响。学生们平均成绩可以提升30%,标准差为 0.83。相比之下,当教师没有给作业评价或打分时,学生成绩只能提升 11%。

我们可以通过各种各样的渠道来给予学生适当的反馈。在教学设计中,反馈可能包括课堂反思,条件允许的话还可通过家长志愿者或助手反馈、同伴反馈,甚至可以利用设计了反馈机制的科技产品。

例如,马尔扎诺(Marzano,2003)建议,在学生完成家庭作业期间,尽量让父母参与。但家长同时也能参加志愿者培训项目,以适当的方式协助教师。由此,教师可通过正确运用任一反馈机制以发挥正面作用。

不能让学生在练习中觉得自己很失败。意思是要允许学生在家庭作业中犯错,不用强行通过反馈纠正他们没做对的作业。这对学生没有帮助。由于大脑会对其所做的事情进行编码和强化,在练习中感到失败会使得大脑编码和强化错误的信息。我们将在第 9 章中对此进行更详细的讨论。

随着学生不断升学,花在家庭作业上的时间可能会得到越来越多的回报,因为在高等教育中,最需要的是学生独立学习的能力。因此,随着年龄上升,能够参与间歇性学习的机会和规划有调整,学生也应相应地调整花在各任务上的时间及练习的频次。

首要任务、时间点和记忆

科学家们现在了解到,在一个特定的学习情境中,一个人的记忆会表现出不同的情况。例如,对于最先或最后——在学习情境中最开始或最后结束时——呈现的信息,我们的记

110

忆最为清晰（Anderson，2000a）。

正如老师在教学中所使用的概念，在一堂课最开始所学的叫作"导入"，它来自拉丁语单词"开始"（primus），意思是首先的或最重要的。相较而言，在最后或接近尾声时的学习是"最近的"，即最后可供学习的教学材料。最初，这种说法取自回忆单词列表的相关研究（Anderson，2000a），在此研究中，人们可较好地回忆列表中开头和结尾的单词。

我们有时会看到人类认知系统中的首要任务或是最近任务效应，相关的理论是不同的。早期观点认为首要任务会抓住机会来记忆比较早的知识，使其进入长期记忆，而最近任务会与进入工作记忆中的信息互动，如排练活动即为此机制。相关的研究仍在继续。例如，认知科学家迈克尔·波斯纳等（Posner 和 Rothbart，2007）讲述了现在我们可以如何在大脑短暂的学习过程中进行物理性地检查。例如，在短时间的单词列表记忆练习后，产生单词关联的正面电路活跃度会下降。在更自动化的路线中，活跃度会增加。那么，在练习时会发生什么呢？即使在一堂短短的学校课堂内，大脑回路也会有适应的过程。神经科学家、认知心理学家和教育工作者共同对此进行了研究，相关结果可能有助于我们更好地理解这种情况。

111 　　从教师的角度来看，可以在间歇性学习的基础上，在教学设计中有意地利用短期首要任务/最近任务（P/R）周期。与大多分块教学设计一样，教师可以利用它帮助学生记忆，加强记忆的有意义巩固。P/R 周期中包含了大量的整合活动，提供了特别的间歇性学习。在一堂平常的课上，完成一个 P/R 周期通常不超过 20 分钟，即使对于青少年学习者也是如此。其目的是保证所有新的学习足够简短，以便其在整个教学过程中产生首要任务或是最近任务效应。两者之间的整合活动通常将重点放在专门加强 P/R 部分，并且不会持续太久。之后很快就会进行下一个 P/R 周期，以巩固学习。

通过让新的学习任务的开头和结尾更接近首要任务或是最近任务周期，缩小脑的中间空白地带。把比较难学的内容放在一小段学习时间的开头和结尾，进行分块教学，之后再进行整合学习，可以使得更多学习内容成为首要任务或是最近任务。这个过程的特点是进行新的学习任务的时间更短，频次更高。目的是让学生实现掌握和整合，如进行讨论和问题解决，并将这些活动有意地与更简单的分块教学结合起来。诸如小组反思或实践学习等方法，能够帮助学生通过首要任务或是最近任务周期进行学习。

我们的记忆容量有多大？

对于记忆而言，7 是一个神奇的数字吗？许多老师都这么认为。早在 20 世纪 50 年代，研究记忆的相关人员发现大多数人通常记得 7 个随机数字序列(Miller,1956)。即当要求被试回忆心理研究中的信息(研究中的单词或数字)时,他们一般可以回忆起 5 到 9 个数字,平均能回忆起 7 个。科学家们对人仅可记忆这么少的数字感到惊讶,强调人类工作记忆是有极限的。最近,更多的记忆研究显示,7 终归不是一个神奇的数字。如果数字或单词真的是随机呈现的,对于人们可记住的数字或单词范围更精确的估计可能是 4 个,或者小于 4 个。

尽管"记忆尺度"的研究给几代教师留下了深刻印象,但人们真正好奇的是它有什么作用。该领域的调查人员很快意识到,如果人们以不同的方式进行记忆,他们可以回忆出更多数字或单词——也就是说,可以把相同的信息放在一起,使它形成更大的板块。例如,美国人可能会认为六个字母的序列"FBICIA"是两个部分:联邦调查局和中央情报局(Dingfelder, 2005)。此时,受试者就可以更好地记住它。关于这个现象,有一种理论是,每个块,无论拥有单个还是多个元素(通常最多三个元素),是由某种算法或关系连接起来的,会在工作记忆中占据一个可用的"插槽"(Driscoll, 2000)。

在教学设计时,关键是要考虑如何将零散的信息放在一起创设一个更大的板块,而不是让它们单独呈现。那么,我们的记忆能吸收多少信息呢? 抛开仅专注于 7 个数字或任何其他特定数字的课程计划吧。相反,想想它们之间的联系。必须要把细碎的信息之间的联系考虑到位,以便某一信息能够触发更大的信息群。所以我们可以设置小节点或更大的板块,但是要把细碎的信息汇聚成更大的分块,我们可以让更多的信息进入工作记忆中,从而记住更多东西。这样我们就把各种观点联系在了一起。

在教育研究中,人们已经证明这种有意义的整合对成功的教学和提升学习成果很重要。心理学家安德森(Anderson,2000b)解释说,想要产生专业知识,就要通过人们在某特定领域的长期经验中习得遇到的相关模式。而要让学生明白它们的意义,则需要通过学生对这些模式的理解。教育心理学家戴尔·申克(Schunk, 2012)优雅地讲述道,当"新知识与长期记忆中的相关概念有系统性的关联"时,且新知识能够使得记忆中原有的信息得到扩充或修正时,学习就是有意义的。沿着这个思路,申克还描述了,创造有意义的知识是如何与我们的个人条件相互作用的,个人条件包括如我们年龄多大,我们过去有什么经历,我们可获得什么资源,以及我们之前接受的教育如何。

一位老师用老师们可明白的话语讲述了这一相关模式。她解释道,这就像整理一个衣橱一样。如果我们有衣柜,我们就可以把衣服挂在一起。由此我们可知道每件衣服的位

112

置，且如果买了一件新衣服，最好把它放在那里。但如果我们的衣柜里全是零零碎碎的东西，没有有规律地安放它们，那么衣橱可能会满满当当的，衣服被塞在一起，会卡在衣橱里，我们很难找到想要的衣服。这种情况下我们会很快关上衣橱，心里还犯嘀咕我们为什么没有衣服可穿。

管理认知负荷

学习对工作记忆有要求。因此，教师在教学设计时必须考虑到学习者在任一特定的时间内能够接触到的、以其作为练习及存储在工作记忆中的信息可能是有限的，其能转化为长期记忆的可能也是有限的。教育工作者称这一情况为学习任务的认知负荷[请参阅核心指导原则 4(6)；Schunk，2012]。

解决负荷问题的方法有一部分涉及新信息呈现给学习者的方式(Driscoll，2000)。因为一般来说，人类不太擅长记忆孤立的事实，教师需要注重通过其他方式呈现信息。学习者更善于记忆相关联的观点。因此，教师应该努力把知识关联起来——将其与原有的知识、之后需要用到的知识以及可被用来进行有意义的分组和访问信息的知识相联系。此外，还可以通过跨科目整合、跨年级整合的方式，重新访问信息，以便刷新遗忘功能，强化信息的重要性。简而言之，不仅要让学习者知道是什么和怎么做，更重要的是要知道为什么。

布卢姆的分类学习与许多前教师的准备及习得保持一致是学校所采纳的一个学习框架(Bloom，Engelhart，Furst，Hill 和 Krathwohl，1956)。随着我们的知识、技能和能力的增长，这种著名的认知分类法在传统上构建了越来越丰富的知识理解加工方法。我们从一个很简单的方法开始介绍，"知道"仅意味着对一个事实或观点的静态记忆，然后，我们可以更深入地理解它的意义，并能够应用它，分析它的应用、综合结果，并最终评估我们的理解，甚至用它来创造一些全新的东西。

在学习中，给定学习者一个核心概念，他们正在努力学习使用布卢姆的分类法。我们可以以有意义的整合和分块来看待这个问题。由于大脑能够更好地整合成组给定的观点，基本上它可以利用它本身所有的知识去做更多的理解。类似地，它可以更好地感知和产生有效的模式。则最初的观点得到了扩展和论证。通过有效的联想，大脑给工作记忆注入了更多的信息。总而言之，这使得学生能更多地展示他们所知和所能。

技能习得和记忆简介

技能习得是一个非常大的主题，涉及记忆和学习。又一次，整本书都可以看到关于这个重要的主题的讨论。在这里，我们只讨论一些与"**核心**"的关键观点相关的要素。

113

首先,什么是**技能习得**? 根据安德森(Anderson,2000b)的定义,技能习得是在知识利用的过程中提升技能的熟练度。当一个人非常精通某件事时,大脑行为的本质就会发生根本性的改变。秘诀:当一项技能变得更加自动化后,对认知参与的需求就减少了。这就使得认知负荷减少,从而释放了大脑去做其他事情。也许一个人仍然会继续克服在技能运用中遇到的困难,希望可以做得更好,或者他可能会选择同时做一些完全不同的事情。无论如何,大脑活动都会发生变化(Anderson,2000b)。

经过越来越多的练习,人的某项技能变得越来越好,大脑的加工往往从脑额叶面向注意力和解决问题的执行功能,转移到更加自动化的操作,包括各种记忆检索和架构。这些过程通常是在脑的垂体后叶进行的。这种自动化阶段的脑科学过程被"从前到后"的模型或教师文化中的想法所捕捉。

安德森谈到了技能习得的各个阶段,自动化阶段是最高潮的。在这个阶段,人对某些技能的熟练度更加自动化和快速。例如,专家甚至可能不再有意识地知道他们在利用某些技能做事情。他们可能无法口头描述这一技能或如何做到这一技能,或有意识地知道这一技能有哪些构成要素。这有时被称为**封装知识(encasulated knowledge)**,有利于我们理解为什么有时顶级专家可能不是最好的老师,因为如果必须由专家解释他们做了什么,而不仅是展示出来,且还需要帮助他人形成这项技能,他们不一定能胜任。

最后,"从前开始向后走"的能力是人类可以大幅提升信息处理能力的一种手段。我们可以在复杂的领域中学习,然后将知识和技能充分地转换为自动化内容,从而在此基础上继续学习,探索更多的内容。其间的灵活性可能是使我们成为人类的主要因素。当我们习得了一项技能后,做一项任务或活动的认知负荷也可以减少,因为我们已经成功地将更多的模式整合在了一起——在打高尔夫时,我们不用每一次都仔细监控我们的动作,就可以使我们的头保持在同一个位置,挥动球杆。

这样,我们的大脑就可以为我们"创造一种延伸的文化"。然而,前沿研究发现的一个重要结论是,当教育者致力于帮助所有学生学习时,还未到达那个阶段的学生——还没有达到自动化阶段的学生——仍需要运用自身的执行功能。此时的学习可能不会成功。被专家称为"前馈"的学习中的反馈和基础很重要,且它在教师进行教学设计决策时也至关重要。在这种情况下,评价学习的标准不是判断学习是好还是坏、等级是 A 还是 F,而是大脑是否准备好学习。教师需要衡量的是就学生的学习结果而言,提供什么支持是最适合的。

一位测试开发人员说,经验、概念或技能之间的多种关联可以使得大脑更自动化地记

114

住和访问信息。他说，这也是有共识的一个观点。帮助记忆的一个好方法是通过多种方式和在多个情境中学习。这就把"条件化"知识（将在第5章中进一步讨论）的概念引入了讨论：它会触发记忆。"这将意味着我在建筑课程中教我们构建商店的老师，"测试开发者说，"不仅应在我有液压剪刀、千斤顶和气动动力工具时教我如何换轮胎，也应在对我更相关、更有用的地方教我——在高速公路上用一个小瓶子作千斤顶，用一个四向工具作为动力工具。"

不愿放弃事物之间的联系

我们越擅长某件事情或对某件事了解得越多，我们就越不愿意放弃或改变我们的想法，即使它们很显然是有必要放弃或改变的。为什么会这样呢？

正如我们所知，大脑的变化是由不断的体验塑造的（Edelman，2012）。在学习过程中，记忆过程会产生与其他信息的联系。重复激活一组神经元可以加强这些联系。这就成为了大脑对世界的"观点"，或它所持有的一系列信念。个人会在自己的经验的基础上逐渐建立一套"代表性的观点"或个人观点，将外部世界转化为个人的认知。［请参阅核心指导原则4(5)］

我们会不断地利用我们的个人观点来塑造我们的世界。例如，在任一特定的时刻，如果我们看到一个观点中的第一个要素出现，接着第二个要素迅速出现，我们就会对第三个要素、第四个要素等的出现产生预期——就像我们买了一张票，然后进入剧院，之后等待演出开始一样。事实上，当一系列事件以随机的方式呈现时，比如买票之前演出就已经开始，人们会按照脑海中以往的经验，按照有意义的顺序给它们重新排序。这是一个重新组织或"有意义地分块"信息的示例。

研究人员注意到了这种相互依赖的情况——当某种事物至少在一定程度上依赖于其他事物时——条件概率。大脑的这一主要特征对教师而言十分重要，我们将在第9章中进一步讨论，第9章中还包括对于反馈和循证的讨论。在这里，我们只要记住这个概括性的观点就够了。我们脑中超过数百万的神经元飞快地运行，我们无法追踪到建立中的神经元关联的细节。但我们的大脑可以做到。我们很聪明，我们每个人有自己的世界地图。

结论

通过更全面地理解记忆功能的三个要素——获取、检索和保留——教师能够更好地在一开始进行教学时就考虑到学生是否能学习相关内容（获取）。教师也将更好地理解他们的学生是否能够有效地使用和回顾他们所学(检索),以及他们所学的知识和技能是否能够维持一段较长的时间(保留)。如果这三个要素都没有到位,教师在教学工作中就会遇到巨大的挫折,学生的学习结果也会受到影响。

正如本章所指出的,大脑的记忆系统有很强的能力。但我们也不是无所不能。脑科学的一个惊人的发现是,在我们进行的几乎所有日常任务中,我们都使用了大量而广泛分布的神经网络集。[请参阅核心指导原则2(7)]这意思是大脑一直在收集和评估大量的证据。我们一直在努力工作。

好消息是,随着我们越来越了解大脑记忆的工作机制——例如,一些信息最终会进入长期记忆,在我们的神经网络中进行更持久的编码,而另一些信息则不会——可使得我们能通过设计指令来使它们与大脑本身的功能共同协作,而不是产生冲突。

与此同时,我们是否在记忆获取、检索和保留学习方面取得了成功,很可能是由更基本的内部工作力量驱动的。思考一下这个有趣的观点:我们的大脑在不断地进行有意识和无意识的决策,选择在哪里投入知识资源,以及是否要投入这些资源。

结束篇

116

运用新知识

编码策略和记忆

记忆可以使得学习的益处持续存在,因此对教师而言,设计并实践与脑建立神经通路的工作机制相一致的教学方法,是很有效的。以此为焦点,你会如何利用你的所学在课上帮助学生们记忆得更加深刻和持久?你将使用何种有效的策略?你是否会通过一系列的课程最后布置相关的家庭作业?

1. 确定一个适合你的年级水平和适合你要教授的主题课程。

2. 首先,你需要确定,长期记忆所需的三个进程是什么?

3. 在特定的学习任务中,记忆的情况会有所不同。如何利用"首要任务"和"最近任务"来组织课程?需要考虑哪些重要因素?

4. 由于反复学习似乎在记忆编码中起着重要的作用,你会如何进行有效的教学实践,将其纳入你的学习计划中?

5. 以微小而有意义的方式组织信息被称为"分块","分块"可促进学生的学习。请说明在用"分块"的方式组织课程时,你为什么选择这样的组织方法?它将如何促进学生记忆和回忆知识？

6. 在建立正确的关联之前，本应相互结合、相互佐证的概念可能会被淡化或丢失。本章中的什么例子解决了这个问题？在你自己的课程中，你将如何避免记忆中的关联淡化？

7. 你可以使用其他哪些注重编码和记忆的教学策略？

8. 最后，你将如何设计对学生最有益的家庭作业呢？在你所设计的作业中，哪些要素对学生学习结果有积极作用，为什么？

参考文献

Anderson, J. R. (2000a). *Learning and memory：An integrated approach*. New York：Wiley & Sons.

Anderson, J. R. (2000b). Skill acquisition. *Learning and memory：An integrated approach* (pp. 304‑337). New York：Wiley & Sons.

Bloom, B. S., Engelhart, M. D., Furst, E. J., Hill, W. H., & Krathwohl, D. R. (1956). *Taxonomy of educational objectives*, *Handbook I：Cognitive domain*. New York：McKay.

Brady, M. (2012). The biggest problem with traditional schooling. *Fireside Learning：Conversations about Education*. http://firesidelearning. ning. com/forum/topics/marion-brady-the-biggest-problem-with-traditional-schooling

Cohen, A. (2006). *The homework myth：Why our kids get too much of a bad thing*. Philadelphia：Da Capo Books, Perseus Book Group.

Cohen, D. K., & Ball, D. L. (2000). Instructional innovation：Reconsidering the story. *The Study of Instructional Improvement：Working Paper*. Ann Arbor：University of Michigan.

Dingfelder, S. F. (2005). A workout for working memory：New research suggests that mental exercises might enhance one of the brain's central components for reasoning and problem-solving. *Monitor on Psychology, American Psychological Association*, *36*(8),48. http://www. apa. org/monitor/sep05/workout. aspx

Driscoll, M. (2000). *Psychology of learning for instruction*. Boston：Allyn & Bacon.

Edelman, S. (2012). *The happiness of pursuit：What neuroscience can teach us about the good life*. New York：Basic Books.

Fields, R. D. (2010). Change in the brain's white matter. *Science*, *330*(6005),768‑769.

Hattie, J. (2008). *Visible learning：A synthesis of over 800 meta-analyses relating to achievement*.

New York: Routledge.

Kaplan, C. A. (1989). *Hatching a theory of incubation: Does putting a problem aside really help?*
If so, why? Unpublished doctoral dissertation, Carnegie Mellon University. Pittsburgh, PA.

Marzano, R. J. (2003). *Classroom instruction that works.* Alexandria, VA: ASCD.

Miller, G. A. (1956). The magical number, seven, plus or minus two: Some limits on our capacity
for processing information. *Psychological Review*, *63*, 81 – 97.

National Research Council. (2000). *How people learn: Brain, mind, experience, and school:*
Expanded edition. Washington, DC: The National Academies Press.

Posner, M. I., & Rothbart, M. K., (2007). *Educating the human brain* (pp. 173 – 187).
Washington, DC: American Psychological Association.

Quiroga, R. Q., Fried, I., & Koch, C. (2013, February). Brain cells for grandmother. *Scientific*
American, *308*(2).

Ramamoorthi, K., Fropf, R., Belfort, G. M., Fitzmaurice, H. L., McKinney, R. M., Neve, R.
L., ... Lin, Y. (2011). Npas4 regulates a transcriptional program in CA3 required for contextual
memory formation. *Science*, *334*(6063), 1669 – 1675.

Restak, R., & Kim, S. (2010). Long-term memory: Imagining the future by remembering the past.
The playful brain: The surprising science of how puzzles improve the mind (pp. 57 – 86). New
York: Riverhead Books.

Schunk, D. H. (2012). Cognition and instruction. *Learning theories: An educational perspective*
(pp. 278 – 323). Boston: Pearson.

Society for Neuroscience. (2008). *Brainfacts: A primer on the brain and nervous system.*
Washington, DC: Society for Neuroscience.

Wilson, M., & Scalise, K. (2003). *Assessment to improve learning in higher education: The BEAR*
Assessment System. Paper presented at the American Association for Higher Education (AAHE),
Assessment Conference, Opening Plenary Session.

Wilson, M., & Scalise, K. (2006). Assessment to improve learning in higher education: The BEAR
Assessment System. *Higher Education*, *52*, 635 – 663.

第 5 章　详述教学设计

　　本章继续介绍核心指导原则 3，巩固知识，提升脑内相关信号，建立有效关联，从而使学习持续下去。知识必须与其作用和使用的条件相关联。从跨情境的推广到整合社会互动，大脑详细阐述了它已知的内容。

学习要点

　　1. 在某些情况下，人类大脑的学习比其他方面的学习更重要。在教学设计时，将课堂教学与大脑自然学习的方式联系起来可以帮助教师、学校领导和政策制定者以更有效、更持久的方式促进学生学习。

　　2. 人类认知系统的工作原理是通过收集证据来理解观点、区分概念。大脑正在不断地形成观点之间的连接和联系。通过这种方式，我们可以发现信息之间的关联，重组信息，使其发挥更大的作用。

　　3. 通过使用基于精讲和扩展的教学策略，教师帮助学生将新信息与脑中现有的知识和结构联系和整合起来。通过这种方式，更可能在需要时利用信息和技能。

　　4. 在脑科学术语中，知觉场是指大脑在任一特定时刻都可有意识或无意识地感知到所有的感觉信息。从这些刺激中，大脑在某种意义上会优先考虑需要深入加工的内容。

　　5. 信息收集起来后，我们可以通过对比出重要的分类组织进行思考。这个过程被称为分类感知。通过这种方式，大脑就能理解它周围的世界。简而言之，你的大脑在运行过程中会基于已知的内容分析另一项事物重要与否。

　　6. 学习中的大脑通过检测和分析知识的模式而充满活力。有效的教学设计帮助学生识别和区分有意义的模式。

　　7. 教师可以通过提供对比的例子来加强印证事物之间的差别。通过向学生展示正确的和错误的例子，让他们明白事物之间有什么不同的特点。

8. 人们已证实努力让学生清楚且一致地看到事物之间的差异是一种特别有效的方法。在此过程中，新学的知识会与先前所知联系起来。如果学生没有清晰地把握住知识之间的异同，他们的学习效果可能会打折扣。

9. 教师可以通过采用支持性的结构和工具(一种被称为"脚手架"的教学方法)来帮助新手掌握新的知识和技能，从而降低学习的复杂性和学生的认知负荷。

10. 然而，要让学生们在课堂之外运用知识，在生活中或之后的条件中运用知识，必须逐渐撤出脚手架。这样才可确保大脑能够很好地回顾知识，并在需要时独立运用它们，发挥作用。

引言

即使是特级教师，有时也会挣扎于自己的职业选择。对于 2010—2011 年的俄勒冈州年度最佳教师科琳而言，当她十几岁的儿子被诊断出疾病时，她就面临着这样的情况。和其他家中有人需要医疗、渴望得到更多帮助的人一样，科琳老师想知道她是否应该去学着做一名医生而不是老师——这样的话她或许可以帮助更多的人。

她的儿子只问了她一个问题，她就想明白了。"如果所有的老师都是医生，"他问妈妈，"那谁可以教医生呢？"

小学、初中和高中的教师可能不认为自己是一名医生、律师或是工程师。但事实确是如此。他们为儿童和年轻人进入各行各业做准备，图书馆管理员、店主、父母、叔叔阿姨、运动员、艺术家和宇航员等——这些都是社会中的角色。

从这个角度来看，我们需要想想什么能给学生打好一个扎实的基础，想想他们的未来具有多种可能性，具体会有哪些情况，这些问题都很有用。有一件事是毫无疑问的，学生需要长久地掌握在学校学到的东西，以便他们在之后的人生中高效地运用它们。

例如，学生仅能在课堂上或考试中回答问题是不够的。如果学生不能在以后的人生和其他各种情况下应用对这些问题的理解，并且立即把重要的部分忘记了，即使能在州评估中得到较高的甚至是优越的分数，也是白白浪费精力。

为了使学校教育投资充分发挥作用，让为教育投入时间和精力的学生、教师和社会都充分发挥价值，我们需要关注如何在课堂外运用知识。我们需要能够应用知识，解决问题，评估结果，并相应地调整我们的方法。这个过程需要用到教育者所谓的知识迁移，在一个情境中学到的知识需要在另一情境中运用。本章详细阐述了第 3 章中关于教学设计的基

120

本脑科学观点。它将讨论神经科学如何与教学实践相结合，以实现现实情境中所需的认知灵活性。

小课堂

认知连接(二)

大脑可以在任何时刻从许多不同的感知子领域（如视野）中有意或无意地考虑要优先注意的东西。

脚手架——提供支持的结构和工具，帮助学习者掌握新的知识和技能。这些工具包括用来解释新单词的图注、思维导图以及模拟和帮助可视化的工具。

螺旋式教学法——反复教学一个教学理念，但通过不断变化教学内容以逐步强化深入。

无节点的螺旋式教学法——有问题的螺旋式教学法，未能在各教学周期以新的方式呈现和延伸教学内容。

迁移——将先前掌握的相关或有用的知识或技能应用到新的环境中；需要大脑感知或正确识别先前学习内容对新环境的适用性，并在新环境中进行有效应用。

分块、聚类和链接的方法——通过有意义的"分块"或模式来呈现材料，组织学习任务，使其与先前知识建立联系。聚类的方法是按主题组织观点。链接的方法是使得某一简单的观点建立在另一个简单的观点之上。

认知负荷——在进行需要控制工作记忆来完成的学习任务中必须几乎同时处理的信息或关联的数量。也可用来表明在执行功能引领时所需的任一认知需求，包括信息检索、知识整合和长期记忆存储。

条件化知识——在特定情况或条件下产生的技能、能力和知识。人们可以在同等条件出现时，再次激活相关知识和技能。

撤出——逐渐去除用于支持学生学习或建立预期行为的指导性线索或脚手架。

控制轨迹——当学习者意识到他们的学习不依赖于他们无法控制的因素，如遗传因素或其他人。而是对自己的学习结果有一定的控制时。

感知场——大脑所察觉到的所有感觉信息。

走近教学设计

心理学家理查德·加涅将在教育设计中使用认知导向的教学策略架构成了一个模型。在他 1985 年的著作《学习条件》（*Conditions of Learning*）一书中，他阐述了自己一系列的成就，如吸引学生的注意力、激发回忆，以及评估有利于学习的内部心理过程表现有哪些。加涅的研究把教学设计作为一个过程，促进了教学设计的发展，阐述了如何进行需求评估、学习者分析、任务分析、媒介选择，确定学习结果、范围和序列，信息设计、原型开发以及形成性和总结性评估。他还提倡在教学理论发展的同时，同步地促进学习理论的发展。

加涅的一部分研究包括了教育学，或者说教学策略和方法。他指出，为了找出最好的
教学实践方法，应检查学生的学习结果，且教师应反思如何在教学中涵盖各种不同的要素，
以实现预期的目标。基于前面几个章节中学习的主题，为了实现这一目标，如果你正在教
一个新概念，有一个很好的方法，即举正反例，学生便能初步知道这个概念。然而，当教学
的目的是让学生们更好地记忆时，教师可以重点强调内容之间的相关性，以建立该内容在
长期记忆中的优先级。

最近，大脑中的关联是如何让我们想起所学习的内容的相关教育研究让我们对这个问
题有了更多的认识。例如，加州大学伯克利分校的发展与认知教授马西娅·林恩的研究表
明，我们最好想一想学生在学校之外所学的东西。林恩和她的合著者们在他们关于知识整
合的书中建议道，可以把学习看成是通过搜集证据来理解观点和区分概念的过程。大脑一
直在不断形成概念和观点之间的联系。最终，通过整合思想，我们形成了有利于我们生活
的知识体系。

我们的大脑是为这个过程而存在的，但有很多方法可能会使得大脑出错。如果没有充
足的时间、注意力来整合知识，学生可能可以参与知识的学习，甚至能够产出一些自己的学
习成果，但随着时间的推移，他们无法留住知识，这会让学生和老师都感到很沮丧。

科琳·沃克斯(Colleen Works)是俄勒冈州年度教师，她的教学方法非常出名，她的主
管说，是她"让学生从发现和学习无缝衔接到应用和解决问题"。校长补充说，她的教学设
计可以让学生参与实践，而不仅仅是学习知识。

所有的教师都参与了教学设计，他们通常采取例如课程计划和学习目标等正式的形
式。在其他时候，教师会进行非正式的教学设计，组织教授基础内容，然后进一步探索后续
的观点。这两种方法都很有价值。

无论一个老师多有能力，学习都不可能随时令人着迷。目前已有研究帮助我们了解是
什么使得人类大脑在某些特定情况下更好。在本章中，我们将通过一系列与当前研究有关
的例子来探讨各种有关教学设计的正式和非正式的方法。

密歇根大学教授卡尔·伯杰和罗莎琳德·凯姆(Berger 和 Kam, 1996)提出将教学设
计定义为将学习的一般原则转化为有关教学材料和方法的具体计划或想法的过程。在这
个简单但原则化的定义中，教学设计的概念化已被证实对教育很有价值，我们将在这里使
用这个概念。

在前面题为"小课堂:认知连接(二)"的栏目中提出的教学设计术语和观点是较宽泛的

概念,可以涵盖许多教学领域,及不同年龄层次的学生,但它们不是详尽的、可操作的策略。相反,之所以选择这些概念作为示例,是因为它们对探索大脑的学习机制很有用。教学方法是复杂且多样的,我们鼓励教育工作者根据新的认知科学和神经科学的研究发现来思考他们自己的知识和教学实践。对于那些非教育工作者和本科生来说,一些教学概念可能是非常陌生的,比如脚手架和撤出。在讨论这些概念时,学生可以结合自己的受教育经验来理解接下来要展现的教学策略。

不遗忘所学知识的办法

一个孤立的观点可以引出丰富的先前知识。当我们把一个新的想法放到一个我们已知的情境中时,我们可以更加牢固地掌握它。我们鼓励大脑触发有助于理解的一系列知识[请参阅核心指导原则 3(5)]。我们认为这种方法有助于通过建立或加强大脑中的认知联系来建立认知结构(Driscoll, 2000)——这是教师需要把握的一个关键概念。因为我们不能用肉眼"看到"任何一个人的大脑,所以教师们在实践这个观点时会很挣扎。他们怎么知道用什么方法能有效地为任一学生锚定一个观点呢?

123

答案是,教师们需要考虑基于已经教授的内容和学生在课内课外已有的学习方式,选择哪个切入口,并利用什么先前知识可能最有用,从而做出有效的预测。例如,在学习第二语言时,如果学生知道在社会中架构新语言和语言的意义比他们学习每一特定情境中的确切单词更为重要的话,那他们就应把语言学习锚定在努力使用新语言进行对话交流上。

早期,学生们可能会感觉得费力尝试四五次来理解一个观点——"那是你在数学课上用来写字的东西,如果你写错了,你可以擦掉它,你还会把它放进一个机器里,使它变得更尖锐。""哦,是铅笔!"我们鼓励他们在每次后续的尝试中都用一个更好的单词或短语。因此,要学会第二语言,交流就是学生"锚定观点"的过程。语言学习者在他们的练习中会一次又一次地学习同一单词或短语。

通过这种精讲和扩充的过程,大脑中会形成各观点之间的联系。我们正在接收的信息会与脑中现有知识相连接(Anderson, 2000)。当大脑看到这些信息是如何在一次又一次的对话中得以运用时,"连线"就会得到触发,大脑会将其排序为优先的解决方案。然后我们可以围绕它整合更多的观点。这样,通过有效的先前经验,锚定观点就会成为大脑的"首选"。

我们"最初"的想法

当学习和扩充机制如锚定时,老师们经常会问,原始学习的内容处于什么地位? 如果,在精讲和扩充的过程中,我们发现了新的关系,重组和扩充了我们的观点,原始知识是从何而来的？显然，我们必须先收集一些原始的知识，或是给我们的新思考建立起点。

众所周知，婴儿从小就通过非正式的方式学习。他们探索自己周遭的环境，了解自己的身体和心灵，并与他人互动。所有这些都变成了他们的知识。随着时间的推移，他们通常会参与大量新的学习，连接、消除、扩充、强化知识，不断扩充这些知识的关联。这也体现了大脑具有可塑性这一基本原理。

从学龄儿童的角度来看，大脑的第一次编码早就发生了。事实上，在子宫里，第一次编码可能就已经发生了。现在有新的研究在探索胎盘（特别是激素血清素的释放）对于胎儿前脑连接的作用。

在相关研究领域，有大量关于早期编码到底在什么时候以及如何发生的争论，包括在早期的大脑中有什么是已经自然发育的或已发育完全的，以及人类采用什么样的形式来组织和构建研究人员所说的他们大脑中的"知识结构"，或者他们存储信息的方式。

资源

教师可用的在线、媒体和印刷资源：Kalb，2012。（请参阅本章末尾的引用部分）

124

加州大学伯克利分校心理学教授艾利森·戈波尼克十多年来的研究重点一直是婴幼儿的学习能力，她的研究颇具影响力。戈波尼克出了许多书，包括与他人合著的《摇篮里的科学家：心智、大脑与儿童学习》（*The Scientist in the Crib*：*Minds*，*Brains*，*and How Children Learn*）。戈波尼克指出，与其他动物相比，人类婴儿需要很长时间才能成熟，但这并不意味着他们没有在为之后的认知能力进行学习和塑造自己的大脑。

神经科学家的研究表明，在早期年幼的大脑中，会发生大量的神经修剪，同时会有大量的化学物质促进大脑连接的变化，戈波尼克说，这使得婴儿的大脑成为一个极其灵活的中心，具有复杂的学习和创造能力。事实上，戈波尼克认为，

资源

教师可用的在线、媒体和印刷资源：Gopnik，2010。（请参阅本章末尾的引用部分）

前额叶皮层的缓慢发育，以及成人大脑的注意和计划中心，可能存在一种进化而来的妥协，这使得婴幼儿拥有学习和做实验的独特自由。根据戈波尼克自己和他人的研究，戈波尼克得出结论，婴幼儿的学习方式很像科学家：他们通过做实验进行学习，他们的大脑会在内部进行复杂的统计分析，他们可以掌握因果关系。她说，总而言之，即使孩子非常年幼，他们所知道的东西也远超我们的想象。

进入感知场

颇具影响力的纪录片摄影师黛安·阿布斯在 20 世纪 40 年代和 50 年代支持建立了纽约艺术家学院，她曾经说过，她真的认为如果她不把它们拍下来，这个世界上真的存在没人能看见的东西（Arbus，1972）。新奇的东西总会引起她的注意。在她的摄影作品中，她捕捉到了一个巨人挤在布朗克斯区的一间小公寓里，一个男孩疯狂地抓着一枚玩具手榴弹，三个完全相同的女孩严肃地坐在三张相同的床上，这些作品使她赢得了人们的认可。

可以说，阿布斯进入了一个独一无二的感知场。[请参阅核心指导原则 3(6)]无论她拍的是常见情况下的不寻常主题，还是不常见情况下的普遍主题，她都吸引了许多的观众，让他们从她的视角出发进行长远而深入的观察，她教会了观众学着去发现可能会忽略的东西。

用脑科学的术语来说，一个人的感知场是指大脑在任何特定时刻都会有意识或无意识地感觉到的所有感觉信息。由此，一个人的大脑会优先处理需要被深入加工的内容。

发现一个情境的所有相关特点是学习很重要的一个方面。例如，现场的另一个人可能没有看到黛安·阿布斯看到的同一要素——也许环境中其他方面看起来与其更相关。大脑在不同的情况下必须调用不同的知识，以进行相应的加工（Bransford，Brown 和 Cocking，2000b）。

125

几乎每时每刻，我们都在不断输入视、听和其他感觉信息。我们可以很容易地在忧郁的人群中看到人的笑脸，或可以很容易听出爱人叫我们名字的声音。事实上，我们可以轻松地在纷繁复杂的关联中找到目标，不会迷失。一般来说，我们不会觉得这项任务很繁重，这得益于我们伟大的认知系统。

外界信息是如何进入我们的脑海中的？诸如声音和光等感觉信息会到达我们的耳朵、眼睛，以及我们身体中其他生物"传感器"。这些信息被传递到大脑中特定的知觉系统，如听觉或视觉系统（Anderson，2000）。这些系统会为我们充分地加工和存储信息，识别正感知到的信息，并选择性地作出回应。

虽然我们几乎没有注意到这个过程，但我们的大脑却在努力工作。我们必须选择信息进行分类，而非不加区分地接受。脑要对它们进行感知、优先排序和分类。这种有选择的感知过程被称为分割大脑的感知场（perceptual field）。

有时，在课堂上，老师会帮助学生找出重点，比如通过第 4 章讨论的脚手架的方式。但在其他很多时候，我们要靠自己，依据线索找出答案。一旦收集到这些线索，我们会将它们与我们觉得重要的类别比对。找到关键差异的过程叫作分类感知，它对大脑理解周遭世界的能力至关重要。

从直观上来看,我们可能认为思维跟在感知后。这通常是对的。康奈尔大学的认知科学家西蒙·埃德尔曼是《追求幸福:关于美好生活神经科学能教给我们什么》(*The happiness of Pursuit: What Neuroscience Can Teach Us About the Good life*)(Edelman, 2012)一书的作者,他在书中讲述了相关机制。首先,我们会估量自身的情况,然后采取相应的行动,或者"为此做点什么"——这就是我们的行为。

神经科学家们也开始发现,大脑中有许多回路是迂回碰撞的,这可能是我们没有想过的,由此我们的行为中会有一些有趣的转折。人脑的生存策略使得我们有时会故意绕过理性思维,直接根据生动的情绪体验形成自动的行为。如果天气很热,这可以使得大脑认为该情况对人体有潜在危险,从而作出最快的反应,但它也容易使我们冲动行事。本书在第 7 章更深入地讨论了这个主题。

看到重要的模式

我们都有过这样的经验:我们不会特意分辨已经习惯的背景声音,如设备的嗡嗡声或车辆的嘎嘎声,但当有人提示我们时,我们就能一下子听到它们。有时候,我们会突然无法忍受这些声音。尽管我们之前根本没有听到它们,大脑分割了声音信息,并有选择性地感受到了,所以我们还是被刺激到了。之前,我们熟悉的声音没有进入决策过程。但现在,大脑给了它较高的优先级,它变成了优先处理的事务:我们现在必须解决这个问题! 这表明,如果我们需要——有时即使我们不需要——我们也可以很容易地重新评估我们感知场中的部分是否重要。那个声音并没有消失,只是我们的大脑暂时将它放在了一边。

分割信息所需的能力远超过简单地从相似的声音中分辨出目标声音。涌向我们的信息太多了,大脑必须不断给输入的信息排序。我们总是在很活跃地进行这项工作。我们一直需要作出取舍。在决定可取的信息之后,我们会进入加工过程并运用它。认知科学家说,为了不断作出决策,我们演绎了一个世界模型,我们需要将我们的"感觉"数据连接起来,并在不断扩充的模型基础上检验我们的假设或想法。简而言之,我们的大脑一直在问的是,什么信息是重要的,什么信息是不重要的。

灵活性是人类认知的关键。在部分情况下,我们会基于反馈(这将在第 9 章中进行深入探讨)来调整我们的决策。这使得我们能够重新审视之前讨论的分割、拆分和划分优先级的决定。未来我们可能会决定做出一些改变;即使是通过微妙的方式,我们也可以更新我们有关决策方式的世界观。

该领域的一个简例

如果教育工作者能采取可引发学生思维参与的教学方式，并清晰地呈现出教学内容的模式。他们就抓住了大脑自然的学习方式。不幸的是，正如一位十分敏锐的数学老师所说，这并非易事。

数学学习对一些学生而言是一个困难的过程。这位老师说一些学生会觉得这是学校生活中最令人不愉快的学科。虽然这位老师爱数学，但他发现很难和这些学生争论这个问题。

这位老师说，教学内容经常缺少数学应有的核心和灵魂。他发现，当需要通过简单的记忆来解决某个特定的问题时，问题尤其突出。在这种内容里，他从没看到重要的模式和关联。他说，目前缺乏对于问题背后概念和问题解决步骤的真正理解。

为了改善这一点，他帮助他的学生聚焦于重点——"训练他们的感知场"，这位教师采用了互联网上的学习模拟器。放弃教科书上的静态渲染转而使用计算机的动态显示功能，学生们能够操作值，并看到值何时变化，线、曲线或其他函数如何变化。他们可以看到数字和方程式是如何对物理世界产生真正的影响的。他们的老师说，随着教学设计的改进，学生能更好地鉴别有意义的模式，在数学学习中的参与度提高，学习成效也有提升。

127　　大脑的分割产生于分裂的瞬间；它不一定是我们有意识在控制的东西。鉴于大脑偶尔会自动化运行，能有效地"学会看到"重要的模式就更加重要。在学校教育中也是如此，这对教师有重要的影响。

有效的教学设计可让学生在课堂中体验到如何鉴别有意义的模式，这在第 3 章中也有描述。那一章中还介绍了从幼儿园开始的观点模式。创造有意义的模式可以让我们更好地识别出重要的东西（Bransford，Brown 和 Cocking，2000a）。

最后，每个人都要在大量的信息中学会甄别，或者"学会看"什么是重要的。打个比方，学会甄别的意思是大脑在我们学习的过程中做出明智的选择，以及我们如何组织概念类别并给它们排序。

相似性与差异性:SAD 效应

为了使学习有效发生,教师必须清楚地理解相似性和差异性(similarity and difference, SAD)的模式。根据马尔扎诺(Marzano, 2003)的一系列发现,帮助学生在学习时清楚、明白地理解有意义的模式的教学设计最为有效。例如,一些教师通过直接教学清晰地讲解了这些模式,或者通过让学生在某个项目或探究学习中间接地知道这些模式。无论通过哪一种方式,在每一次学习的过程中,学生都必须在没有老师帮助的情况下学会自己分辨异同,因为老师不会一直在身边提供帮助。关键结论:无论学生离可获取的学习成效有多近,如果学生最终没有清楚地知道事物之间的异同,他们的学习结果就会受到影响。

正如第 3 章"认知和教学设计"中所述,这种模式可使我们看到所学内容中的排列、配置和关系。从认知的角度来看,巨大的相似性和差异性效应很有意义,因为脑可以从有明显规律的事物中提取有用的信息,由此脑得以活跃发展。实际上,人类大脑利用规律形成事物之间的联系,通过有目的的手段将不同的观点联系起来。因此,模式识别对于信息加工至关重要,超过了注意的重要性(Driscoll, 2000)。

马尔扎诺(Marzano, 2003)发现,学生们的平均成绩提高了 1.61 个标准差。在教育研究中,1.61 个标准差相当大。它表示有 45% 的相应增长——例如,学生平均成绩从排名50%上升到 95%。

就算是从最简单的方面来看,相似性和差异性效应的影响也很容易被理解——大脑本身是一种高度发达的模式捕捉装置。它可感知良好的模式,可以更有效地加工以理解它们,并将其整合到我们的知识、技能和能力中。然而,在遇到新的学习情境时,脑很难发现差异,学习就变得更困难,可能会止步不前。

人类大脑日常工作的一部分自然包括收集和组装在我们周围世界中发现的模式,系统地收集事物的异同之处。因此,教育者如果能以引发思考的方式对模式进行教学,则可培养学生的能力。

128

一套脑"训练集锦"

一位资深老师和一群同事说他非常喜欢教写作。他说,写作是教育体系中的一种总结性技巧,因为在写作中,学生可以融入以前经历和内化的一切内容。

同事问,在他多年的写作教学中,最成功的策略是什么?

他说,是用学生真实的例子,并向学生们展示他们的写作风格是什么样子的。有必要让学生知道,他们写出来的东西是什么样的。

他解释说，无论是说明性写作、创造性写作还是论述性写作，他都发现当他给学生看同龄人的写作样本时，学生们的写作技巧和流利度真的有提升。

正例和反例，好和不好的说明，都涉及脑在相似性和差异性效应方面的能力。从脑科学的角度来看，上述教写作的教师使用 SAD 来训练学生的感知，从而以一种非常有效的方式让学生们知道了成功的写作有什么相关特征。具体的方法是通过使用正反例：这就是一个五年级学生写得好的文章，好的原因有这些。这就是一个五年级学生写得不好的文章，不好的原因在这里。教师通过提供对比来加强区别，向学生展示什么对、什么错，指出了两种文章不同的特点。

写作是一个复杂的学习过程。通常在任一特定的写作任务中都有许多有效的写作方法。这就使得学生有大量的选择。通常，大脑必须认识到其中许多的细微差别。

例如，写作项目管理委员会说，写作必须在个人和社会的有效指导下进行。通过提供其他同学的文章示例，这位资深教师给学生提供了一种重要的知情指导。众多的正例和反例都是给大脑提供的"训练集"：就是它们在起作用；但也不是它们在起作用。它们只是让模式捕获有了机会。

采用真实的学生文章，而不是修饰过的老师或成人的文章，在此过程中，这位老师做出了一个极其重要的决定。他利用了一种大脑原理，即这些内容正好符合学生自己的理解水平。老师们写的例子往往太专业了，他们与学生处于不同的写作阶段，因此很难有效地给学生的文章提供示例。他们没有为学生可能会遇到的陷阱和需要注意的要点提供示例。通过看其他学生在努力解决什么问题，以及是如何解决的，大脑学会了一些针对性的方法。

129　对教师而言，在相似性和差异效应方面要知道的是，我们必须"学会看"什么是重要的。如果学生无法确定老师希望他们学习什么，往往无法达到教学效果。许多正在进行的研究也阐明了这种跨感官的分割效应的神经机制，最近甚至有研究在社会行为领域中作出相关探索（Doreen，2011；Giardina，Caltagirone，Cipolotti 和 Oliveri，2012；Yovel，Levy，Grabowecky 和 Paller，2003）。

总之，为了更有效地学习，大脑必须捕捉大量细微的模式。仅有一个大的总体目标通常是不够的。有时，就像在写作中一样，即使教师也很难识别这些模式，更不必说学生了。因此，有效的教学设计应能培养学生识别重要模式的能力。

让相似性和差异性效应发挥作用

虽然 SAD 效应有许多方法，但本质上它们都包含了一个简单的概念。找相似性和差异性的方法都在试图清楚而一致地找出学生所学内容中存在的异同。就像大脑一样,需要组织概念来保持知识连贯性。

例如,老师问学生,与之前所学相比,新学的数学概念有什么异同,这就是一种做法。当他们要求学生思考历史事件属于什么类别时,这也是一种做法。事实上,历史学家威廉·麦克尼尔(McNeil, 1986)认为,如果没有把概念组织起来,历史就会变得难以理解。他说,历史上同一时间内有这么多事情发生,历史学家需要懂得取舍。

找异同的方法适用于每个科目和年级。三年级的孩子们从一个有趣的体验中了解了他们的社区。在这门课程中,学生们了解到了帮助残疾人的组织。孩子们体验了如果他们缺失了一种感官知觉会是什么感觉,以及他们要如何通过新的方式与世界交流。通过切实体会与自身生活中的异同,孩子们有了更深的理解。

对教师而言,回顾自己的课程,找出课程中使用了怎样的找异同方法,这是很有用的。一位教师评估了在他的四、五年级学生学习主题为太阳系的一个单元时,什么方法让他们学得最好,由此确定了一个特别有用的找异同方法,他讲述了他是怎么在这个单元投入许多精力的,他创造了许多方法让所有学习风格不同的学生参与其中。他采用了视频、讲座、艺术、合作活动、模特制作和阅读等方式。然而,令他吃惊的是,有一种方法尤能产生学习成果。他发现,用维恩图的学习成效比他预期得更大。尽管这种方法只使用了一天,但他说,其他类型的摘要和笔记加起来的效果都没它有"黏性"。 130

另一位老师也有相同的体会,她也用这种方法收获了很大的成效。她讲述了她是如何发现维恩图确实有作用的。她认为,维恩图两个圆重叠的部分如此简洁明了,真的吸引了人类的大脑。她说孩子们非常有灵感,画了老师要求他们分析的所有图表。特别有趣的是有人没有画重叠的部分,只画了两个单独的圆圈。这时,孩子们就会更努力地寻找他们能建立的联系,这样他们至少就可以画出一点重叠。她还说,这让她想到马尔扎诺关于找异同能使得教学获得巨大成效的研究。关键是要明白事情是怎样的、不是怎样的。

将思维图表化

从图形上看,维恩图(见图5.1)给学生非常清晰地展示了两种不同情境或情况下的异同。用学术性语言来说,维恩图是一种"代表"。但是什么是"代表"呢? 有些人认为它是一种形象或肖像,它"代表"了真实的东西,但不是真的。从这个意义上说,维恩图作为结构图,代表或展现了SAD关系。

心理学家杰罗姆·布鲁纳在20世纪对认知学习理论和教育心理学作了突出的贡献, 131

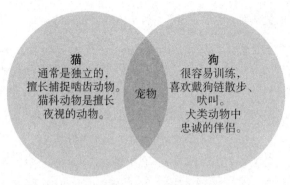

图 5.1　从视觉上组织信息的维恩图

他将图表描述为把同一事物以更抽象的形式表达的进程。基于动作的活动，比如模仿他人的身体动作，布鲁纳称之为基于图像的"代表"，如图片或图形。布鲁纳说，最抽象的"代表"是符号性的，如数学方程或一段阅读。在这些"代表"中，直接绘制出生动的图像相关视觉或物理线索被抹去，这是最概括的方式，因此我们必须解码它的意义。

在脑的层面，认知科学家谈到了"代表"空间（Edelman，2012）。很简单，当大脑收到传入的感觉信息时，它会激活一系列的神经元。它们互相连接起来。信息反复穿越它们，或反复激活它们，这使得它们形成了一个记忆轨迹。

把所有这些例子综合在一起来看，它们说明脑和学习依靠模式达到兴盛。模式越清晰，学习效果就越好。

教师们发现维恩图是一个简单而有效的教学工具，可以说明相似之处（中间的阴影区域）和不同之处（圆的外部区域）。即使是最年幼学生也很快能上手，享受创作自己的维恩图。有人甚至可能会给这个图表纠错："我的狗也很擅长抓老鼠。"

使知识产生连接进而实现"条件化"

这里有一个教师必须要知道的术语：有条件的知识，也就是我们经常会在相同或相似的情况下碰到的知识，我们可以一次次重复使用它。当然，在学校中学习这种知识是专门为了让学生发展相关观点、技能和能力的，这些是教师、教育工作者、决策者、家长和其他参与学校教育的人认为很重要的目的。

在学习这种知识时，大脑需要知道它该如何在不同环境中应用。学习科学家说，知识必须在大脑中"条件化"，我们才能完全利用它们。[请参阅核心指导原则3（7）]让这些知识对于大脑而言是真实的，之后才可触发它们，再次使用。

在没有合适的触发物时,学生较难应用知识。知识就有惰性了。在 20 世纪早期,著名的教育家和哲学家约翰·杜威讲述了他所认为的教育问题,即使是在那时,他也认识到:在"防水舱"中未被连接的知识。

对杜威来说,防水意味着学校里每一小点学习的内容都被小心地封闭起来。由于与现实生活没有任何联系,学生们学到的是"学校"知识。他发现,尽管在提示下学生们可能经常可以回忆起学校的知识,但他们无法在学校外使用这些知识,创造出新的东西,这令他很震惊。除非新情境与他们学习时的情境非常像,学生才能够运用知识,否则学生很少运用它们。

杜威走在他的时代前沿。学习科学家说,对于有意义的学习而言,要把知识阐述到位,这是至关重要的,因为通过这种方式,学生之后会连贯地组织知识。如果不这样做,我们可能无法在需要时运用知识。

因此,为了有效学习,从科学中,我们得到的启示是要在大脑中建立联系,这十分关键。事实证明,最关键的联系包括知识在什么条件下有用,这是本节的主题。

正如杜威所预示的那样,无论当时学得多么牢固,如果不知道什么时候使用它,就不能真正为之后知识的运用做好准备。我们的大脑就不能在正确的情况下提取记忆。由于我们的理解没有被激活,知识对我们来说是"惰性的"——我们不能成功地运用我们的知识。早在我们对大脑有基本的了解之前,阿尔弗雷德·诺斯·怀特海(Whitehead, 1929)就将惰性知识描述为我们可以表达但不能使用的信息。现在我们知道,在大脑中没有被合适地"条件化"的知识通常是惰性的,因为它在神经加工中可能没有被激活,即使它与其他知识是相关的。大脑不理解它的相关性,没有在特定的背景下体验过,所以也没有建立关键的联系。

教师们发现惰性知识是他们教学生涯中的一个挑战,令人十分沮丧。当他们看到学生至少在某种程度上理解了一个内容,并且如果有人用一些非常具体的问题提示他们,他们就可以运用它们时,教师通常认为学生应该能够更广泛地运用这些观点或概念,表明他们有能力在其他情境下运用它们。但如果想要更好地达到这个效果,通常需要教师广泛地说明和扩展知识,而教师不会总是这样做。教师需要帮助大脑成功地将新的信息与现有的知识结构整合起来,这是至关重要的,由此学生才更有可能在合适的条件下触发和使用信息或技能(Kalyuga, 2009)。

为大脑创造"真实"情境

在许多有效的教学设计中,都让学生通过实际的应用程序操作学习。例如,"认知学徒"思想学派不仅提倡在学校讲授知识，而且提倡在学校实操知识。让学生与教师一起工作，体现了教师当熟练工、学生当学徒的观念。这种以项目为基础的学习结合了传统的学徒思想，即观察其他已掌握实操方法的人，并与他们一起做。在学校学习中，通过让思维可视化，学者们表明通过与他人一起实操，与他人交流观点，我们甚至可以学习到一些智力技能（intellectual skills）（Collins，Brown 和 Newman，1990；Collins，Brown 和 Holum，1991）。

然而，"真实的情境"和"真正的知识"多年来一直是教育界激烈争论的话题。一部分是因为，学校在某些情况下很难让学生有这种经历。有时，他们无法轻易地为这么多的学生重新创造"真实"的情境，比如为了让他们理解所学的概念，让他们在工作地点当学徒，在合适的环境中做社区服务。

因此，对这些术语到底意味着什么，学界少有共识，而对于如何在学校的资源条件下和环境中最为适当地运用它们，学界共识就更少了。在许多情境中遇到的一些刺激以及由此产生的想法和行为，时间的推移会令它对大脑而言变得"真实"。在大脑的每一分子级上，它都得到了强化、优先考虑和强调——它的泛化使它变得真实。

举基础科学教育的另一个正反例，请看以下来自一位家长的讲述，她本人是一位经验丰富的学校管理者。她谈到了在多个情境中学习或跨学科整合知识的重要性。

这位家长说，她儿子三年级时，全班到一个公园，根据他们在池塘里注意到的东西写一篇文章。很快，他们开始收集池塘里的鸭子的信息和人在鸭子周围的行为表现。这催生了一项科学调查，学生们评估了池塘里的藻类，并探索了藻类对池塘的影响。后来，学生们为了让人们停止喂鸭子，又开展了一场教育活动。他们甚至把自己的调查结果写在了一份报告中，并参加了一次市政厅会议，与市长交谈。此活动所包括的数学、公民知识、写作、阅读、说话、听力，都是真实的。她说，三年后她的儿子仍然记得从这个项目中学到的东西。

相比之下，我们的家长，这位经验丰富的管理者，上次与地区科学"教练"有过一次谈话。这位教练是一位经验丰富的科学教师，她负责帮助整个地区的科学教师不断改善他们的教学。教练谈到了一次她与一群小学教师一起将科学融入课程的经历，但令人十分沮丧。当有人建议学生可以在科学活动后写一篇反思时，一位老师说，科学写作直到 5 月份的写作单元才会出现。教练说，教师们很难调整时间表以持续整合知识。相反，"墨守成规"抬起了它丑陋的脑袋：科学写作只能在 5 月发生而且本身是一堂独立的课。

如果有多种机会可以体会到某概念或技能在不同的情境下的作用，大脑就有可能泛化它。关键的结论是:教师不应该孤立地传授知识。相反,在教学设计中教师应设计一系列的条件,用以提示知识。这些条件也应有适当的变化,以教会学生各种合适的运用条件应当是什么,相应的行为应当是什么。由此在之后需要时,学生更可能成功地在合适的条件下激活这些知识。

迁移

迁移的意思是将之前掌握的知识或技能应用到一个新的环境中。这是教育中非常大的一个话题,但这里只介绍它的一个方面。迁移需要大脑感知或成功地识别先前学习内容的可用性,并在新的情境中规划一条实用的路径。

教育心理学家戴尔·申克(Schunk, 2012)介绍了迁移学习的各个阶段,其中包括线索检索,即大脑检索接收到的线索是提示之前的知识是适用的、通用的还是超出了原来的情境的。

想要知识能够在课堂外应用,并在之后也还能运用,大脑必须能够适当地提示知识。当知识符合运用条件时,大脑必须能够发挥作用。这必须在没有任何课堂持续影响的情况下进行。因此,知识迁移要与"学习看"和"条件化"知识携手并进,共同发挥作用。

《迁移学习》(*Transfer of Learning*)(Haskell, 2001)的作者罗伯特·哈斯克尔报告说,大多数学校普遍缺乏学习迁移,其他许多学者也都这么认为(Rothman, 2012;Royer, Mestre 和 Dufresne, 2005)。然而,哈斯克尔对这个困境的看法有点不同:有效的学习和知识迁移一直在发生,只是在学校里没有那么多。在我们的生活中,大多数人都在不断地进行迁移,利用他们之前的经验来应对新情况。然而,从教学情境中产生迁移的频率却较低。

哈斯克尔指出,知识需要被迁移运用,实际上所有的教育都建立在这前提之上。正如他所说,没有人真的只关心学生是否只能理解最初学习情境中的知识,而不关心他之后再也不会运用了。这种浅层的知识学习太短暂了。

学习研究中有一个领域涉及学生如何将现有知识应用于新的但密切相关的问题和情况中(Gholson, Morgan, Dattel 和 Pierce, 1990)。一般来说,首先在记忆中访问相关的"类似"情况(Mestre, 2005)。然后将它映射到要解决的问题上。大脑会确定系统性的条件——异同,由此来看可以运用什么知识。已有研究确定了一个重要的原则:重复使用。换句话说,在各种情况下,通过多次练习和用不同的内容充实知识的类别,可以增强知识的迁移(Schunk,2012)。

134

即使多样化条件的使用次数仅有少数几次也是相当有用的。例如，心理学家玛丽·吉克和基思·霍利奥克(Gick 和 Holyoak，1983)发现，给学生举两个而非一个不同的例子说明，他们的学习效果和知识迁移能力就有了很大的飞跃。他们描述道，此过程的机制是大脑建立了一个模式或关系的映射，以形成一个模型或规则。应用的示例越多样，模式就越完善，发生迁移的可能性就越大。

建立与逐步撤出脚手架

对于大脑来说，必须清楚地知道知识和其使用条件之间的关系。从教学设计的角度来看，教师经常会提到这一点，提到要提供学习支持。脚手架可以引导学生在学习时朝着有用的方向思考。但从大脑的角度来看，当教师没有撤出，或系统地减少学生对其的需求时，这些支持可能会适得其反。[请参阅核心指导原则 3(8)]因此，教育者有必要清晰地理解脚手架及其撤出后的影响。

脚手架指教师提供支持性结构和工具，帮助学习者掌握新知识和技能的所有方法。脚手架可以包括生词词汇表、思维导图，或者是模拟绘画工具，学生可以根据需要重复使用以帮助理解数学问题的机制。脚手架通过降低知识的复杂性和认知负荷来帮助学生学习新知，认知负荷是在涉及工作记忆的学习任务中必须几乎同时处理的信息量。

脚手架的实例很多，包括：

● 课堂环境线索：换句话说，任何老师在课堂上让学生关注的东西，比如展出的公告栏和写着重要历史事件的时间表。

● 在课堂上可以触发特定的行为但本身没有意义的特定代码词。

● 各种各样的外部激励因素，从成绩、考试到口头激励再到表扬和奖励，关键的前提是，它们不会出现在现实生活中运用知识或技能时。

● 被分解为较简单的小步：教师将"难的步骤"分解成小步，这样做可以在需要使用信息时降低结构化。

相比之下，撤出是指逐渐减少脚手架。如美国国家研究委员会在"人是如何学习的"这一报告中所指出的，脚手架对初始学习有帮助，而教学中的脚手架应有一个逐渐撤出的过程，或有一个有目的地减少和消除支持的过程(National Research Council，2000)。报告称，当学生开始逐渐在没有额外支持的情况下成功学习时，他们会渐渐地对自己的学习进行自我监管。在根本上，老师的支持逐渐撤出了。因此，在教学指导结束时，学生会更独立地参与新的学习，并且可能可以避免惰性知识。

许多教师并没有撤出脚手架的概念,也没有成功的实践。这妨碍了学生独立掌握知识。不幸的是,教师经常给知识加以错误的条件——这里的错误是指在迁移或使用情境中不存在的条件。这可能会导致学生产生"惰性"的理解,或者导致大脑中有相关知识结构但不能被正常激活。

一位教授学生运动员的教练讲述了他撤出脚手架的经历。在一个新的撑竿跳训练中,他让运动员从练习正确放置撑竿的初始技能开始。运动员们要跑到另一边去放置,他们不需要完成跳跃,因为没有实际的高度障碍。一旦掌握了,运动员们就真的体验了整个动作,但教练发现放置撑竿这项技能训练和实际操作之间有些不同。他说在完整的动作中只要他提示运动员们发动这项技能,运动员们就可以做到,但至少在初始阶段是不会发生迁移的。只有等到该技能在真实情况下得到充分的练习后,迁移才会发生。

一位小学老师讲述了他是如何撤出脚手架的,他讲述了自己是如何在一个行为训练项目中为一个学生撤出脚手架的。他一直在减少一些支持,看学生是否能在没有提示的情况下泛化一些技能。他发现这个男孩在迁移技能方面取得了良好的进步。他不仅从老师和专家那里学习了行为规范,而且已经开始注重以同种行为方式与同龄人在一起学习。这个男孩说他很想在学校里交朋友、学习新东西。他可以迅速地从一个工作地点转到另一个工作地点,不会分散注意力,也不会放弃任务,他的社交技能意识也已得到提高。老师说,因为有意识地撤出了支持,她看到了学生发展中普遍存在的内在动机。孩子已准备好自我引导。

136

发挥连接的作用

螺旋式教学是教师在介绍教学观点时使用的一种技术,重复教学,并通过变换教学方式强化观点。老师们在自己的课堂中经常犯的一个错误就是进入了一个叫作"无效螺旋(spiraling to nowhere)"的过程。即重复同样的观点并反复强化,但没有任何进一步的精讲和扩展。从字面上来理解,老师两次、三次,甚至更多次做同样的事情。

这对促进在其他的情境中的思考没有帮助。它并没有帮助大脑更好地重组知识,也没有找出原始记忆痕迹中可能受到错误强化的理解。

从本质上说，无效螺旋是在浪费机会。如果学生在完成第一次知识理解后没有看到新颖的观点或产生新的思考，对学习的积极性会降低。

如教师可以精讲和扩展知识，同时给学生们重新讲述内容、帮助他们学习，同样的学习内容也可产生更大的效用。

为了避开无效螺旋的陷阱，一定要确定终点。换句话说，螺旋中的每一次转弯都要有精讲和扩展的目的，这是很有价值的。

有时，脚手架需要完全撤出。有时则要求学生学会自我激活脚手架。例如，在写作中，学生将想法组织成大纲可能是教师希望学生使用的策略。因此，教师可能会选择让学生永远不要撤出这一脚手架——但他们希望学生最终在没有教师指导的情况下独立构建脚手架。让学生自己重新创建该脚手架是教师的目标。

是教师引入了脚手架，因而对其独立性进行评估是教师的重要责任。教师应对所有而非仅是部分学生进行评估，确保自己成功撤出了脚手架。

137

知识分析利于发现知识之间的关联

教师通常在他们所教学科和年级中采用知识分析过程。通过运用知识分析可以找出其中的关系，使得教师在教学中产生一个可加强记忆痕迹的序列。许多教学设计领域的研究比较了不同类型的媒体，它们对教师而言少有或没有显著效果，但研究发现当教师深入进行知识分析时，效果就不一样了。正如一位讲师所说，知识分析用一些不同的方式帮助学生记忆，本章介绍了这几种方式。例如，一个好的知识分析可以为教师找出可教给学生的潜在**分块(chunking)**模式。如聚类和链接等分块的方法，将学习任务以有意义的"分块"或模式呈现材料，使学习任务与先前知识相联系。**聚类(clustering)**按主题整合观点；**链接(chaining)**是一对一地构建简单的观点。这些都是有关教学方法的例子，通过构建成功的和有意义的思维模式来减少学生的认知负荷。

认知参与的社会本质

合作和社会性协商是我们大脑工作机制的关键部分。[请参阅核心指导原则 3(9)]当我们精讲和扩展我们关于脑的知识时，我们很快就知道大脑内部不相互独立的部分。这就是认知的悖论。对于我们每个人来说，社会互动都是推动大脑结构早期发展、认知功能与学习正常发展的因素(OECD,2007)。这个新兴的社会神经科学领域发展快速，涉及社会交往过程和行为。

社交，或我们如何与自我和他人互动，在教学设计中发挥着广泛的作用。现在许多学校越来越喜欢社交，不仅仅是通过社交媒体、技术和互联网。相反，社会性习得的概念意味着我们要通过与他人合作，积极地理解、扩展和整合知识。

例如，如第 3 章所述，自我代理是指作为自己知识的积极构建者，负责并控制自己的学习、思想和行动的意识。自我代理和自我反思在整个撤出支持的过程中起着重要作用。我们在知识学习中变得独立，且能随着自我反思能力的增强，对自己学习负责的意识渐渐增强，而逐渐不依赖脚手架。我们学着如何在需要时向别人寻求反馈，而不是依赖他人自动提供给我们的反馈。有效的自我调节也有助于我们判断各种来源信息的可信度，并将它们一一排列以更好理解它们。 138

自我代理对我们的反思实践尤为重要。我们对自己是否有信心，会影响自认为有能力控制学习中内外部因素的观点。元认知是学习者调整和塑造自己学习的能力，这一点我们将在第 9 章"大脑中的反馈和循证"中进一步讨论。"如今信息越来越触手可及，教师们说，学生需要的是更少的信息和更多的自我调节策略和元认知意识。"

我们自认为在多大程度上能成功控制自己的学习，对我们有多种多样的影响，如在一开始就会影响我们上学的动机(见第 7 章"大脑的情绪功能和态度")或影响"学会学习"的方式。这是影响我们适应快节奏社会的一个重要因素(正如第 11 章"课程纵览"中讨论的那样)。

如今，许多在 21 世纪所需的技能——如批判性思维、创造力、问题解决和沟通能力——都需要人们不断地成为熟练的学习者。我们需要足够自主以引导自我，同样也要利用我们周围群体的社会和智力资本。 139

当我们能获得多种不同的观点和视角时，我们往往能更好地了解自己，或"学会学习"。正如经合组织(OECD,2007)学习科学报告中所描述的，这不仅发生在我们的"物质"环境中，也发生在"人类"环境中。这些复杂的环境丰富了我们。通过自己负责提升自己的理解能力，成为自己的代理人和代言人，我们学会了如何进行知识"问讯"。为了了解他人的看法，我们探求我们周围的资源，询问我们遇到的人，不断反思我们是否在正确的轨道上。掌握这些方法对学生的学习效果有很大的作用，这一点我们将在第 9 章中进行更深入的讨论。

镜像神经元是否捕捉到了社交模式？

　　当动物做一个动作或看到其他人做了这个动作时，它们脑内一种叫作镜像神经元的脑细胞就会被触发。由于神经元有"镜像"行为，因此教育学领域的讲师们经常把社会文化/社会历史学习理论（见第 7 章），如班杜拉的社会认知学习理论与脑和其通过镜像神经元建模的内容结合起来教学。

　　"社会"学习理论的一个突出要素是我们会注意他人并根据他人的行为来塑造我们的行为方式。镜像神经元似乎是灵长类动物捕捉和模仿他们观察到的社会行为模式的一种路径。

　　"社会"学习理论的一个突出方面是我们注意他人的方式，并根据我们所看到的人的行为来建构我们的行为。南加州大学的神经科学家和人类发展心理学家玛丽·海伦·艾默迪诺-杨（Mary Helen Immordino-Yang）这样描述它：学习涉及感知和行动的周期。从神经生物学的立场来看，与动作和感知相关的神经活动集中于大脑的镜像神经元区域。她提出了一个模型，让学习者运用自己的思维和偏好来内化和构建他们所看到的东西的表现形式（Immordino-Yang，2008）。她称这个过程是由"镜子周围的烟雾"构造的——烟雾是我们考虑的社会文化和情绪因素（见第 7 章）。

结论

　　我们的大脑是用来学习的，学习的过程就是不断形成连接和关联。通过这些关联，我们可以整合知识，并在需要时触发已学内容，使其发挥作用。

　　通过有效的教学设计，教师可帮助学生大脑识别出有意义的模式和它们之间的区别。正如我们所了解到的，许多策略的有效性已得到了证实。例如，教师可以通过比较异同并给学生说明正确的与错误的内容以加强区分。比较异同也有助于学生将所学与先前知识联系起来。

如果没有成功地整合知识，就无法更有效地运用知识。当然，对老师和学生来说，学习的目标是持续有效地运用知识。在教学设计中，教师可以基于人类认知系统的相关知识运用不同的教学策略。

结束篇
运用新知识
教学设计

本章说明了大脑是如何不断地形成思想之间的连接和关联的。通过跨学科和跨年级的知识整合，教师可以帮助学生连接和整合新的知识，以便需要时学生可以触发和运用已掌握的信息和技能。

你如何将你所教的课程与另一个学科或其他年级的课程结合起来？

1. 你认为你的学科有什么内容似乎是孤立的，学生几乎无法在"现实"中应用的？ 这些内容与学生哪些方面相关？

2. 你可以把你的学科与另一门学科联系起来，如果你愿意，也可以与学生在之前的年级学的内容联系起来。你会选择什么学科什么内容，为什么？

3. 你已经知道比较异同的教学方法是一种让学生将现学的知识与先前知识联系起来且特别有效的方法。你会做哪些比较呢？

4. 学生也必须清楚地抓住所学内容的异同，那么你将如何在你的教学设计中纳入比较异同的环节呢？ 此外你将如何让学生脑中产生"真实"的知识？

5. 有效教学的另一个重要条件是通过在多种情境中运用知识以使得知识"条件化"。例如，你还记得一个三年级的班级走到当地的公园，写关于在池塘里注意到了什么的文章，然后开始收集池塘里的鸭子及与鸭子互动的人的行为相关信息的例子吗？ 如果你有时间，你可以引入什么新环境来使得你教授的新信息"条件化"？

进行知识的精讲和扩展需要大量的时间；大脑在进行原始学习时会抓住线索，将知识相互连接。在进行知识的精讲和扩展时，必须在与原始学习情境十分相似（但不相同）的情境下重新介绍知识。你将如何在你的教学设计中构建这个关键情境？

140

引用

教师可用的在线、媒体和印刷资源

Gopnik, A. (2010, July). How babies think. *Scientific American*, *303*, 76 - 81.

Kalb, C. (2012). Fetal armor: How the placenta shapes brain development. *Scientific American*. http://www. scientificamerican. com/article. cfm? id＝fetal-armor

参考文献

Anderson, J. R. (2000). *Learning and memory: An integrated approach*. New York: Wiley & Sons.

Arbus, D. (1972). *Diane Arbus*. Millerton, NY: Aperture.

Berger, C. & Kam, R. (1996). Definitions of instructional design. http://www. umich. edu/～ed626/define. html

Bransford, J. D. , Brown, A. L. , & Cocking, R. R. (2000a). *How people learn: Brain, mind, experience, and school*. Washington, DC. : National Academies Press.

Bransford, J. D. , Brown, A. L. , & Cocking, R. R. (2000b). Mind and brain. *How people learn: Brain, mind, experience, and school* (pp. 114 - 127). Washington, DC: National Academies Press.

Collins, A. , Brown, J. S. , & Newman, S. E. (1990). Cognitive apprenticeship: Teaching the crafts of reading, writing, and mathematics. In L. B. Resnick (Ed.), *Knowing, learning, and instruction: Essays in honor of Robert Glaser* (pp. 453 - 494). Hillsdale, NJ: Erlbaum.

Collins, A. , Brown, J. S. , & Holum, A. (1991). Cognitive apprenticeship: Making thinking visible. *American Educator*, *6*(46).

Doreen, K. (2011). From ear to brain. *Brain and Cognition*, *76*(2), 214 - 217.

Driscoll, M. (2000). *Psychology of learning for instruction*. Boston: Allyn & Bacon.

Edelman, S. (2012). *The happiness of pursuit: What neuroscience can teach us about the good life*. New York: Basic Books.

Gagné, R. M. (1985). *Conditions of learning* (4th ed.). New York: Holt, Rinehart and Winston.

Gholson, B. , Morgan, D. , Dattel, A. R. , & Pierce, K. A. (1990). The development of analogical problem solving: Strategic processes in schema acquisition and transfer. In D. F. Bjorklund (Ed.), *Children's strategies: Contemporary views of cognitive development*. Hillsdale, NJ: Erlbaum.

Giardina, A. , Caltagirone, C. , Cipolotti, L. , & Oliveri, M. (2012). The role of right and left posterior parietal cortex in the modulation of spatial attentional biases by self and non-self face stimuli. *Social Neuroscience*, *7*(4),359 – 368.

Gick, M. , & Holyoak, K. (1983). Schema induction and analogical transfer. *Cognitive Psychology*, *15*,1 – 38.

Haskell, R. E. (2001). *Transfer of learning: Cognition, instruction, and reasoning*. San Diego, CA: Academic Press.

Immordino-Yang, M. H. (2008). The smoke around mirror neurons: Goals as sociocultural and emotional organizers of perception and action in learning. *Mind, Brain, and Education*, *2*,67 – 73.

Kalyuga, S. (2009). Knowledge elaboration: A cognitive load perspective. *Learning and Instruction*, *19*,402 – 410.

Linn, M. C. , Lee, H. -S. , Tinker, R. , Husic, F. , & Chiu, J. L. (2006). Teaching and assessing knowledge integration in science. *Science*, *313*,1049 – 1050.

Marzano, R. J. (2003). *Classroom instruction that works*. Alexandria, VA: ASCD.

McNeill, W. H. (1986). Organizing concepts for world history. *Review*, *10*(2),211 – 229.

Mestre, J. (Ed.). (2005). *Transfer of learning from a modern multidisciplinary perspective*. Greenwich, CT: Information Age.

National Research Council. (2000). *How people learn: Brain, mind, experience, and school: Expanded edition*. Washington, DC: National Academies Press.

OECD. (2007). Understanding the brain: The birth of a learning science. Paris: Author. doi: 10. 1787/9789264029132-en.

Rothman, R. (2012). A common core of readiness. *Educational Leadership*, *69*(7),10 – 15.

Royer, J. M. , Mestre, J. , & Dufresne, R. J. (2005). Introduction: Framing the transfer problem. In J. Mestre (Ed.), *Transfer of learning from a modern multidisciplinary perspective*. Greenwich, CT: Information Age.

Schunk, D. H. (2012). Cognition and instruction. *Learning theories: An educational perspective* (pp. 278 – 323). Boston: Pearson.

Whitehead, A. N. (1929). *The aims of education and other essays*. New York: The Free Press.

Yovel, G. , Levy, J. , Grabowecky, M. , & Paller, K. A. (2003). Neural correlates of the left-visual-field superiority in face perception appear at multiple stages of face processing. *Journal of Cognitive Neuroscience*, *15*(3),462 – 474.

第6章　睡眠、锻炼和营养

本章介绍了核心指导原则6,身体条件(包括睡眠、锻炼和营养等方面)会极大地影响大脑功能,并与我们的学习方式和状态等直接相关。

学习要点

1. 睡眠依赖的记忆加工由记忆编码、整合和集成构成——所有这些都是有效学习所必需的条件。

2. 大脑的图像研究表明,缺少睡眠会损害大脑的前额叶功能,而前额叶是形成最初记忆必需的区域。

3. 研究证实,在睡梦中不断重复最近的新经历,有利于加强对它们的记忆,而不只是在醒着的时候去想它们。几项研究已证实如学习之后有好的睡眠,会对知识有更好的记忆,在之后有关记忆的测试中会表现得更好。

4. 锻炼与各种利于脑健康的要素密切相关,如氧合、燃料供应以及支持和保护神经元的细胞增殖。

5. 增加有氧健身已被证明有利于完善作为学习成绩基础的大脑结构和功能完整性。

6. 在学校环境中,定期参与体育活动似乎特别有益于完成需要运用工作记忆和进行问题解决的任务,尤其是在数学和阅读方面,相关的学业提升尤为突出。

7. 富含蛋白质、碳水化合物和有益脂肪的健康饮食已被证明对大脑的健康发育、认知和其他大脑功能的提升至关重要。

8. 大脑需要大量能量。婴儿有近 75% 的能耗用于促大脑功能的发挥和大脑快速生长。成年人有 25% 的能耗供大脑使用。

9. 新研究表明,认知方面的需求会消耗大脑相应激活区的葡萄糖,而随着葡萄糖水平的下降,缺乏燃料会影响人们思考、学习和记忆的能力。

10. 营养不良的婴幼儿可能会遇到学习问题,并造成长期的影响。

引言

谁能想象学校生活没有课间休息、午餐时间和幼儿园的午睡时间呢? 教育工作者一直都知道这些活动很重要,但现在的研究表明,睡眠、锻炼和营养在学习中的作用比以前想象的要大得多。例如,睡眠对人类学习来说至关重要,以至于有关睡眠的核心研究人员认为,这可能是睡眠占到我们生命三分之一的原因,也是为什么婴幼儿有那么多东西要学却也睡这么多的原因。

一项针对学龄儿童的新研究也表明,鼓励儿童积极锻炼身体有益于他们的大脑发育。美国国家卫生研究院一份题为《锻炼与儿童智力、认知与学术成就》的报告称,锻炼可能是增强儿童心智功能的一种简单而重要的方法,而心智功能对认知发展至关重要(Tomporowski 等,2008)。此外,如果学生没吃饱饭来上课,那天还有特别重要的考试,他肯定会出现认知短缺。如果从小就没有摄入足够的维生素、微量营养素、蛋白质和其他对大脑发育和健康十分重要的元素,那情况就更糟了。

在本章中,我们开始探索指导原则 6 第一部分提到的身体条件的作用:最有利于学习的身体条件包括睡眠、锻炼和营养等。和人体的其他部位一样,有了健康的生活,如适当的营养、休息和锻炼等,大脑能更好地执行功能。[请参阅核心指导原则 6(1)]良好的健康状态对我们和学生的大脑功能至关重要。

相较于教师自己,一些不参与基础教育的人对期望教师理解身体机制和脑的作用有截然不同的反应。一些非教育者会问,体育活动和教育之间的联系是什么? 这些话题不是与家长和政策制定者更相关吗? ——毕竟,教师实际上能就这些问题做出什么行动呢? 真的有必要在一本针对教育者的书中加入有关身体条件作用相关的章节吗?

教师们坚定地回答"是的"。从初级教师到资深教育者和学校领导,大学的教师培训者报告说,他们的学生绝对是热爱和理解这些内容的,且他们对健康的重要性有强烈的共鸣。此外,教师们觉得他们可以利用这种信息做很多事情。毕竟,教育工作者的部分职责是社区教育,这包括学生、家长和学校。教师们问,还有什么比关于身体健康和如何促进学习的新知识更迷人呢? 还有什么能更适切地触及我们关心的话题呢?

一些教育者甚至希望这些内容放在书的第一章。但我们提倡教育者在理解相关内容之前,先在第 1 章到第 5 章中建立知识基础。虽然许多研究本身是很容易理解的,但能够如

144

前面的章节那样把大脑的工作方式可视化则可以使得这些研究更有意义。教师如果建立了知识基础，则可以更长久地记住它们，并将其迁移到教育实践中。

睡眠

睡得好，学得好

看看这个问题，思考一下空白处填什么：

"睡觉可能可以_____"

A. 做梦

B. 提高大脑的学习能力

C. 促进记忆

D. 以上所有

神经科学的研究发现表明，答案是 D：以上所有。从莎士比亚的诗歌到新研究发现，睡眠在记忆和学习中扮演着非常重要的角色。"睡去，但可能也是学习。"大概是对《哈姆雷特》中这一著名的独白恰当而准确的改写。

睡眠是促进大脑运作的一个关键因素。在睡眠期间，会发生知识的塑造和整合相关的加工，因此睡眠在学习、记忆、保留和有效的知识整合中发挥着关键作用。[请参阅核心指导原则 6(2)]

最近在美国和国外进行的研究越来越多地发现，睡眠与大脑记忆事物和学习新任务的能力之间有直接的关系。为了第二天的考试而熬夜通宵？这已被证明弊大于利。另一方面，午睡会触发神经化学作用，显著提高大脑的学习能力。

睡眠中的大脑的生物机制不同于清醒中的大脑。在睡眠中，大脑处于最佳疗养状态，但它没有休息。即使在睡觉时，大脑也非常活跃，进行着一系列复杂和系统的心理活动（Walker 和 Stickgold，2006）。神经科学的快速发展展现了令人信服的证据，在睡眠期间，我们：

- 进行记忆编码
- 稳定和巩固记忆
- 整合新信息与以前记忆的信息
- （儿童和年轻人的脑）甚至通过切断多余的神经连接来重组大脑活动（Feinberg 和 Campbell，2012）

资源

教师可用的在线、媒体和印刷资源：Whitfield，2008。（请参阅本章末尾的引用部分）

用研究睡眠和认知之间关系的神经科学家和心理学家的话来说,这叫作**依赖睡眠的记忆加工和依赖睡眠的脑可塑性**。

罗伯特·斯蒂克戈尔德(Robert Stickgold)是一位研究睡眠的核心专家,曾担任哈佛医学院睡眠与认知中心的主任,他讲述了我们在睡眠中是如何将信息放到更大的背景中以增强其意义来加工信息的。他认为,这种加工过程最有可能推动了睡眠的进化。为什么我们不只是在进行恢复性的休息,而是在经历被称为失去意识的危险现象? 在睡眠的所有功能中,这种信息加工过程似乎是唯一能解释它的原因。

睡眠发生在大脑的哪个区域?

在研究信息是如何从大脑清醒时被获取再到睡着时被整合进记忆时,研究人员发现,基于事实的记忆首先只是暂时存储在海马体中,之后才被发送到前额叶皮层进行更持久、更有效地存储。

加州大学伯克利分校的睡眠研究人员马修·沃克(Matthew Walker)以易懂的语言讲述了大脑两个区域之间相互作用的方式。他说,海马体像是你电子邮件的收件箱,存储容量有限。当它装满时,新邮件会被弹回,直到收件箱被清出位置。幸运的是,海马体装满时不会只点击"全部删除"按钮。相反,在睡眠期间,新获得的信息会从海马体转移到前额叶皮层的"硬盘驱动器"中,它似乎有更多的存储空间。由此,海马体已经为下一次传递信息做好了准备。

在睡眠过程中,前额叶区域巩固了新的记忆。这种整合使信息更不容易受到干扰因素影响。前额叶皮层也会通过增强相关意义和背景来强化这里保留的信息。

相关研究进展迅速

英国心理学家大卫·哈特利(David Hartley)于 1801 年首次提出,睡眠,尤其是做梦有助于增强记忆。直到 1924 年,詹金斯和达伦巴赫(Jenkins 和 Dallenbach)的一项经典研究发现了睡眠可增强记忆的证据。在此研究中,大学生睡觉前和早上醒来时学习了无意义的音节。结果,学生们睡了一晚后记得的比醒着度过同样时间后记得的还多。研究人员将这一利处归因于睡眠数小时内没有精神干扰,而不是睡眠本身有任何特定功能。

现在我们知道,睡眠对学习的贡献根本不是一件被动的事。它与大脑睡眠时产生的一些有序的生理行为而导致记忆增强直接相关。这些行为与睡眠的不同阶段密切相关,包括一般被称为快速眼动(REM)睡眠和更深的非快速眼动(NREM)睡眠这两种基本状态(见图 6.1)。

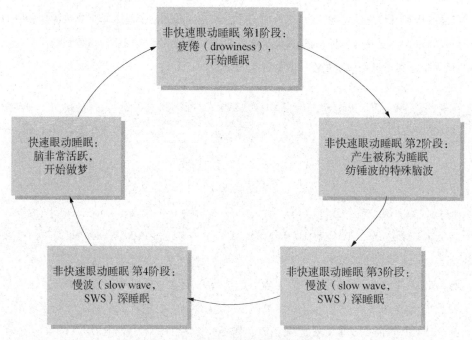

图 6.1　睡眠的不同状态和不同阶段

　　睡眠有两个基本状态:快速眼动睡眠和非快速眼动睡眠,后者又可分为四个阶段。人们会反复经历快速眼动睡眠和非快速眼动睡眠,从快速眼动睡眠开始。一圈大约持续 90 到 110 分钟,每晚重复 4 到 6 次。随着夜越来越深,深度的非快速眼动睡眠量减少,快速眼动睡眠量增加。

147　　研究表明,在睡眠的各个阶段,思维和大脑都在努力加工新的记忆,但它采取的方式很独特,取决于睡眠的阶段。研究还表明,当我们清醒时,睡眠有利于各种任务中的记忆表现,包括语言学习、程序技能学习、情绪记忆和空间导航。对于学生和教育者来说,特别值得注意的是,现在越来越多研究强烈表明,相对于清醒的时候,在学习之后睡个好觉,可使得学生在之后有关记忆任务的测试中表现优异。

　　研究表明,当我们在睡梦中"回放"新的经历时,我们的记忆得到了显著的增强,远远超过了我们在清醒时简单地想想所记得的。科学家们还发现,在睡眠过程中,脑不仅在回忆事实,还将不稳定的、新获得的记忆转变为更稳定、永久且有效的记忆,大脑加工过程似乎既给记忆提供了相关背景,也使得它更加持久(Wamsley 和 Stickgold,2011)。事实上,在 2010 年的一次在线 TED 演讲中,哈佛大学的斯蒂克戈尔德说,依赖睡眠的记忆加工过程通过提取我们清醒时接收的信息和经历的"规则"和"要点",创造了我们生活的意义。

然而,科学家们指出,对于睡眠在记忆加工中具体有什么功能及睡眠驱动的大脑可塑性相关研究仍然很活跃,研究人员结合行为和神经生理测量的方法,对这个过程做出了更深的探究(Frank 和 Benington,2006)。

事实上,威斯康辛大学麦迪逊分校的朱利奥·托诺尼(Giulio Tononi)和基亚拉·西雷利(Chiara Cirelli)最近的一些研究质疑了一个学界长久以来普遍认同的观点,即记忆的形成是因为重要的神经联系在睡眠中得到巩固和加强。矛盾的是,他们的研究表明,在睡眠期间,大脑会削弱或消除不重要的神经细胞连接来增强记忆。研究人员假设,削弱某些突触可使大脑不必浪费过多的精力来储存没必要记忆的日常经历(Tononi 和 Cirelli,2013)。

无论确切的机制如何,毫无疑问,在睡眠过程中,真正而持久的学习过程正在发生——这个过程与我们清醒时在学习上所做的努力完全不同。

打瞌睡的时候学习?

清醒时获得的知识能够在睡觉时得到巩固,这是学习的重要组成部分,但能不能在睡觉时学全新的内容呢?这是有可能的。以色列魏兹曼科学研究所的一个研究小组所做的研究表明人类可以在睡眠期间学习并记住气味和声音之间的新联系(Arzi 等,2012)。研究人员总结道:"我们的研究结果揭示了,人类在自然睡眠中可以学习新信息,还能在之后醒来的时候利用它们。"

研究小组组长安纳特·阿尔齐(Anat Arzi)告诉《纽约时报》(*New York Times*),这种发生在睡眠时的学习可能有实际的用途,比如帮助人们改变坏习惯。正如阿尔齐所说,我们需要更好地了解在睡眠中能学什么,不能学什么,二者之间的边界是什么。

资源

教师可用的在线、媒体和印刷资源:Yandell,2012。(请参阅本章末尾的引用部分)

在 2012 年的这项研究中,研究人员让数十名参与者在睡眠中闻除臭剂和香氛这种好闻的气味,以及如腐烂的鱼味等难闻的气味。参与者会深深地吸入好闻的气味;但浅浅地吸入难闻的气味。然后,我们将这些气味与特定的音调配对。最终(在还睡着的时候),不管气味是否存在,听到相应的声音时,他们会有相应的呼吸深度,从而表明他们已经学到了气味和声音的联系。

他们在早上醒来的时候仍然清晰地记得睡眠中学到的这种关联,尽管参与者不记得在他们睡着时闻到或听到了任何东西。

一个有趣的发现是,尽管声音和气味配对的学习发生在快速眼动和非快速眼动睡眠中,但第二天醒来只会记得在非快速眼动睡眠中学到的配对。

不要忽略午睡

在关于睡眠如何促进学习的研究中,研究探索了午睡和大学生通宵备考的影响——这两个都是教育工作者特别感兴趣的活动。

基于这些发现,午睡不仅需要在幼儿园进行,还有必要扩展到其他场景。根据加州大学伯克利分校的一项研究,一段 90 分钟的午睡可以明显地提高和恢复学习效率,提升回忆信息的能力。由伯克利心理学教授兼睡眠研究员马修·沃克领导的研究小组比较了两组年轻人的表现。中午,两组人都进行了高强度的学习,以增加海马体的负担。下午 2 点,一组参与者小睡了 90 分钟;另一组保持清醒。下午 6 点,他们进行了新一轮的学习。研究表明,那些午睡了的人在学习任务中表现得更好,实际上学习能力有所提高。而那些没午睡的人的学习能力有所下降。

149

我们需要多长时间的午睡来重启大脑,这尚未确定。伯克利的研究采用的午睡时长是 90 分钟,但德国杜塞尔多夫大学的一项研究发现,入睡 6 分钟就足以增强记忆力,尽管它引起了许多人的质疑:如此短期的睡眠后,人的状态出现的改善有多少可以归功于睡眠(Lahl, Wispel, Willigens 和 Pietrowsky, 2008)。

睡眠太少的后果

如果睡眠对学习有这么多好处,那么当一个人被剥夺睡眠时,他的学习能力会发生什么变化?

根据教师们的观察,他们足以认为当学生在没睡饱的情况下来上课,学习会受到影响。

脑图像研究表明,睡眠剥夺会损害大脑的前额叶功能,而前额叶是最初形成记忆——基于事实的信息编码——必需的区域。动物研究强烈表明当动物失去睡眠时,神经元会发生特定细胞变化(Walker 和 Stickgold, 2006)。

行为研究表明,当睡眠不足时,人的学习能力会受损。加州大学伯克利分校的一项研究报告说,被剥夺睡眠超过 36 小时而后正常睡两天的被试相比于未被剥夺睡眠的被试,其存储的陈述性记忆下降了 40%。

换句话说,清醒的时间越多,学生的大脑就越迟缓。对于那些依靠通宵补习来准备大型考试的高中生和大学生来说,这是一项重要的发现。他们并没有通过整夜的学习给大脑传输信息,实际上他们关闭了重要的大脑区域。

威斯康辛大学的精神病学教授和睡眠研究人员托诺尼和西雷利(Tononi 和 Cirelli, 2013)研究了一种在动物和人类中被称为局部睡眠的现象,在局部睡眠中,脑中有一小部分基本上是不工作的,而脑的大部分仍是清醒的。根据研究人员的说法,当某些神经元被长时间或高强度地使用时,就会出现这种情况。托诺尼和西雷利发现,睡眠不足的人也会发生这种情况,尤其是经过高强度的学习后(似乎说的就是高中生和大学生典型的午夜临时抱佛脚),这种情况出现得更加频繁。研究人员说,在这种时候,人们是完全清醒的,但“一小部分大脑可能会以令人难以察觉的方式快速打盹”。他们想知道,有多少错误的判断或愚蠢的过失是由大脑中的局部睡眠造成的。

睡眠有不同阶段

一般来说,睡眠周期为 90 分钟,它由不同的阶段组成,具有特定的神经和生理功能,可能会通过不同的方式巩固记忆。除了快速眼动睡眠,非快速眼动睡眠还有四个阶段,其中包括两个特别深的阶段,它们被称为“慢波睡眠”(SWS)(Walker 和 Stickgold, 2006)。

在图宾根大学医学心理学与行为神经生物学研究所的一项实验中,一个瑞士和德国的研究小组发现,相较于成年人的大脑,在睡觉时儿童的大脑能更有效地在潜意识中将所学内容转化为生动的知识。通过测量研究睡觉时的大脑活动,发现孩子们有更多的“慢波睡眠”。研究负责人因内斯·威廉博士说:“形成清晰的知识似乎是儿童睡眠时一种非常特殊的能力。”(Wilhelm 等, 2013)。

同样有趣的是,在加州大学伯克利分校一项关于午睡的研究中,在深度睡眠和有做梦的睡眠之间,即非快速眼动睡眠的第 2 阶段,学习的好处会出现。伯克利分校的研究人员发现了令人信服的证据,他们表明被称为“睡眠纺锤波”的脑电波爆发可能是在大脑的关键

150

区域之间建立网络，为学习扫清道路。这些纺锤波是在非快速眼动睡眠期间产生的，一晚上可以发生1000次。研究已证明，睡眠期间产生纺锤波次数越多的人记忆力越好。

该研究的主要作者布莱斯·曼德(Bryce Mander)称，产生大量纺锤波的睡眠一般出现在夜晚的下半段。所以睡6小时或更少的时间会让人吃亏。学生纺锤波更少，学得也会更少(Mander 等，2011)。在一个大学新闻中，曼德解释说，儿童和青少年晚上睡得晚，早上又要早起上学，睡眠时间就会不够。曼德的研究强调了睡眠对于受教育人群的重要性，因为他们天天都需要学习。

151　　睡眠时我们记住了哪些信息？

在睡眠中，我们最能记得的是清醒时获得的哪些信息？研究人员探索了其影响因素。虽然对于这个问题我们需要更多研究，但好消息是，这进展并非偶然。

在学习后尽快去睡觉，这是很重要的。在针对高中生的词汇记忆能力的两次实验中，一个德国研究小组报告说，在学习了几个小时后进入睡眠，他们的陈述性记忆会增强。在一天中什么时间去睡并不重要——只要是在学习之后尽快去睡觉就行(Gais，Lucas 和 Born，2006)。

把经历带入梦中也是有益处的。研究人员艾琳·沃姆斯利和罗伯特·斯蒂克戈尔德(Wamsley 和 Stickgold，2011)说，"当我们在梦中回放最近的某个经历时，我们能增强相关记忆"。在他们的实验中，他们让参与者玩一个电子游戏——走 3D 迷宫。在接下来的 90 分钟里，一些参与者可以打盹，而另一些人则一直醒着。那些在睡觉时梦到游戏的人在接下来的游戏中成绩翻了 10 倍。而那些一直醒着的人虽说他们一直在思考这个游戏，其游戏成绩几乎没有什么提升。

当然，关于睡眠的研究还远远没有定论。如果教育工作者们持续关注睡眠研究，还会发现很多在不断进行的研究。

睡眠和大脑可塑性

对科学家而言，有一个关键问题是，睡眠在促进大脑结构的持久重塑，即第 2 章讨论的大脑可塑性方面起到什么作用。加州大学戴维斯分校的睡眠实验室进行了一项为期 10 年的纵向睡眠研究，为睡眠期间神经修剪活动机制提供了新的重要线索，对于大脑从儿童期到成年期的发育有了新见解。

利用慢波(深度)睡眠期间的脑电图(EEGs)，研究小组能够追踪儿童随着年龄增长的大脑活动水平。基于此研究人员确定，大脑皮层的突触密度会在 8 岁时达到峰值，然后在接下来的 4 年半时间里,这些连接会被慢慢地修剪掉。研究人员说,孩子们进入青春期后,他们的大脑活动表明,连接修剪率已经显著下降,这意味着他们的大脑功能已经精简,可以像成年人一样进行执行性的决策和思考。[请参阅核心指导原则 6(2)]该研究跟踪测量同一儿童超过 10 年的大脑活动情况,收集了超过 3 500 份整夜的脑电图记录。加州大学戴维斯睡眠实验室的欧文·范伯格(Irwin Feiberg)说,这是第一个描述儿童睡觉时脑内的发育变化的研究(Feinberg 和 Campbell,2012)。

在一次大学新闻发布会上,精神病学和行为科学名誉教授范伯格说,这些数据有助于我们寻找脑内未知的基因和激素生物标记,还可为寻找大脑发育中的异常(可能导致精神分裂症等疾病)提供基线。通常,这种严重的大脑障碍一开始会在青春期出现,且据信约1%的人会受影响。我们如果可以找出其潜在的过程,就有可能通过纠正大脑发育中出现的异常问题来影响青少年的大脑变化。

锻炼

不仅是孩子们需要做的活动

6 岁的怀亚特刚刚开始上一年级。他姨妈问他最喜欢学校什么活动。他毫不犹豫地回答说:"课间休息!"尽管他不知道,他在课间休息时所做的高水平体育活动不仅可以提高他的系绳球游戏水平,而且还可能刺激新神经元的生长,改善他的相关记忆,加速他的认知过程,并有助于提高学业成绩。

自 20 世纪 90 年代以来,大量的研究表明,经常做体育活动的学龄儿童在课堂上表现得更好,而且相较于他们久坐不动的同学通常具有更好的认知能力。据信,充足的体育活动不仅是控制肥胖、强身健体的核心要素,对于儿童认知发展也至关重要。研究人员说,锻炼与各种利于脑健康的要素密切相关,如氧合、燃料供应以及支持和保护神经元的细胞增殖(Tomporowski 等,2008)。

我们对锻炼的了解大部分都来自对老鼠的研究。但是最近的研究开始使用先进的成像技术和其他脑科学研究工具,精心设计了针对学龄儿童的实验。这些研究的结果表明,剧烈和中等强度的体育活动与大脑的结构和功能发育之间存在显著的关系。

大脑健康很重要

2013 年,美国国家研究委员会发表了一份题为《学生的体育:学校开展的体育活动和体育教育》(*Educating the Student Body:Taking Physical Activity and Physical Education to School*)的报告。在该报告中,美国医学研究所和美国国家科学院的专家通过回顾大量

152

最新研究，探索了体育活动和身体健康水平与认知、大脑健康以及学业成绩的关系。

该报告引用了充足的科学证据，称身体活跃且进行有氧锻炼的儿童，其长短期学业成绩始终优于身体不活跃且较少进行有氧锻炼的同龄人。它报告说，"这一领域的文献表明，有氧健身利于促进大脑结构发育和脑功能完善，从而有利于学业成绩的提升。"（National Research Council，2013）。

其所引用的研究表明，对于学龄儿童，定期参与体育活动似乎特别有益于完成需要工作记忆和进行问题解决的任务。报告指出，有氧健身和数学、阅读和英语方面的成绩运用存在着最为紧密的关联，这些都依赖高效的执行功能。回顾了大量文献后，专家小组得出结论："体育活动不仅有利于促进身体健康，还利于促进丰富的认知发展和大脑终身健康。"（National Research Council，2013，第4页）。

跑、老鼠、跑

发现锻炼对大脑有积极影响的早期研究兴起于20世纪90年代末，当时，索尔克生物研究所的科学家首次发现，老鼠在跑步轮上跑步会产生新细胞，其中许多是神经元，特别是在大脑控制记忆生成的海马区。在记忆测试中，做锻炼的老鼠比久坐不动的老鼠表现更好。

153　　　　这就引出了一个问题：新增的神经元是否改善了大脑功能？范·亨利、埃特·普拉格及其同事在1999年的一项研究中再次采用老鼠进行实验，试图找到答案。研究表明，体育锻炼（在跑步轮上跑步）会触发大脑的化学变化，调节海马体神经发生（神经细胞的形成和发育）、突触可塑性和学习过程（van Praag等，1999）。

"根据以往研究结果，在此次研究中我们也看到了新细胞的大量产生，重要的是，这次我们证明了这些细胞都是专门在脑内传递信息的神经元。"该研究的高级作者、索尔克大学的教授弗雷德·盖奇在研究所一份新发布的报告中说。

与许多探索大脑与锻炼的关系相关研究一样，该研究发现是基于锻炼和学习之间的相关性或关系得出的结论。最近，研究正逐渐发现更直接的相关证据。

由加州大学洛杉矶分校神经外科教授费尔南多·戈麦斯-皮尼拉领导的一项研究发现，锻炼和认知功能改善之间存在着直接的生物学联系。老鼠实验表明，体育锻炼提高了大脑化学物质脑源性神经营养因子（BDNF）的水平，这些物质可以刺激和控制海马体中新神经元的生长。

"锻炼越多，大脑的变化就越多；我们发现二者几乎成一种线性关系，"戈麦斯-皮尼拉报告说，"我们如果阻断BDNF基因，就阻断了锻炼对学习和记忆能力发展的促进。"

（Vayman，Ying 和 Gomez-Pinilla，2004）。

通过这一研究，我们现在知道，锻炼可以增加促进脑细胞发育、存活和修复的化学物质的产生，锻炼还可以提升脑中某些对学习很重要的分子的水平，还可以增强神经连接和突触的灵活性。

资源

教师可用的在线、媒体和印刷资源：Ballantyne，2009。（请参阅本章末尾的引用部分）

杂技增强大脑连接

杂技可能不是最剧烈的有氧锻炼，但学习如何在空中同时保持三个球不掉已被证实对大脑有益。杂技既需要身体协调能力，也需要认知能力来学习全新的东西，二者相结合似乎可以改善大脑中与学习新活动相关的连接。

牛津大学大脑功能磁共振成像中心的研究人员着手研究，在准备学习新任务或新技能的健康成年人身上，大脑白质是否发生变化。白质由长束的神经纤维组成，这些纤维在神经细胞之间传导电信号，并连接大脑的不同部分。灰质的变化与学习有关，但白质与学习的关系还未被证实。

在这项研究中，一群从未学过杂技的健康的青年人被分成两组，每组 24 人。其中一组每周接受 6 周的杂技训练，每天练习 30 分钟。根据 2009 年发表在《自然神经科学》（*Nature Neuroscience*）杂志上的研究论文（Scholz，Klein，Behrens 和 Johansen-Berg，2009），两组被试在 6 周前后都接受了弥散核磁共振成像扫描（MRI）。

6 周后，扫描结果显示，与其他未受过训练的人相比，杂技者的白质发生了变化。这些变化发生在大脑视野区涉及伸手和抓握的区域。

训练结束后，一些被试明显比其他人的杂技玩得更好。但这并不重要。无论他们天赋如何，他们脑内白质都产生了变化。努力学习新的活动似乎才是关键。

视线聚焦儿童

许多关于人脑和锻炼的研究都集中在对成年大脑认知老化和记忆丧失方向，且已建立了脑科学的知识基础，这十分有用。如前所述，现在越来越多的研究特别关注儿童的心理表现。

154

例如，与伊利诺伊大学相关的两个研究中心最近正在研究儿童的体育活动和神经认知功能之间的关系。认知测试表明，儿童身体健康，则学习能力会有所改善，大脑结构也会发生相应的变化。

在该大学的神经认知锻炼机能学实验室中，一个由查尔斯·希尔曼（Charles H. Hillman）领导的研究小组研究了学龄儿童的有氧健身、学习和记忆之间的关系。他们招募了 4 岁、8 岁、9 岁和 10 岁的儿童，其中一半儿童的健康水平很高，另一半儿童健康水平很低。研究人员让他们学习地图上特定地区的名字。分两种情况，一种是学习之初有测验进行巩固，另一种是进入更具挑战性的阶段后没有测验巩固。

研究人员发现，当有测验巩固时，两者没有什么区别。然而，在更具挑战性的学习任务中，他们报告说，身体健康的儿童比身体不太健康的儿童更加有效地理解和记住了新的学习内容。身体健康的孩子准确地记住了该地区大约 40％的名字，而身体不太健康的孩子的准确率只有 25％。已发表的研究报告中说："我们分析这些新数据是为了证明，健身可以改善儿童的学习和记忆，并且初始学习挑战越大，健身的好处越大。这可以给教育实践和政策都带来重要的启发。"（Raine 等，2013）。

在一项与此相关的研究中，该大学附属贝克曼高级科学与技术研究所的研究人员运用他们的专业工具，观察了 9 岁和 10 岁儿童海马体的差异。在跑步机测试中，孩子们被分为两组，健康水平高的和健康水平低的。研究人员分析 MRI 数据发现，身体健康的孩子比身体不健康的同龄人往往有更大的海马体体积——相对于总体大脑体积水平的约 12％（National Research Council，2013）。

身体更健康的孩子相较于身体不健康的孩子在**关联性记忆**（relational memory）（记忆和整合各种信息的能力）测试中表现更好。研究人员发现，他们的海马体体积也更大。研究生劳拉·查多克（Laura Chaddock）与心理学教授、贝克曼研究所所长阿特·克莱默（Art Kramer）共同主持了这项研究，在一篇大学新闻报道中他们说，研究发现，一般来说，海马体较大的儿童有更好的关联性记忆。此外，查多克说，如果在分析中去掉海马体的体积，健康和记忆之间的相关性就会降低。

资源

教师可用的在线、媒体和印刷资源：Shipman，Evans 和 Clarke，2009。（请参阅本章末尾的引用部分）

要多大的锻炼量？做何种锻炼？

这两项研究关注的是整体性的身体健康，而其他研究则探究了认知和实际上的体育活动之间的关系。研究发现,一次性的体育活动,如课间休息或上体育课和长期参与体育活动都有助于学习。

"经过这样单次的锻炼,孩子们在学业成绩测试中的表现明显更好。"伊利诺伊大学的查尔斯·希尔曼向《早安美国》(*Good Morning America*)描述他的研究结果,"这是急性有氧锻炼后的认知。"(Hillman 等,2009)。使用跑步机、大脑监测器和其他设备,希尔曼和他的同事们测量了儿童锻炼前后的认知能力。他们发现锻炼达到中等程度时——成人 30 分钟,儿童 20 分钟——认知能力可提高 5％到 10％。

其他研究人员也有类似的研究发现,将参与 30 分钟有氧锻炼的儿童与看 30 分钟电视的儿童进行比较,结果表明锻炼了的儿童的认知表现优于看电视的儿童(Ellemberg 和 St-Louis-Deschênes,2010)。

大部分的锻炼和大脑功能研究都是让参与者进行心血管锻炼,人们发现心血管锻炼对学业成就的影响最大。然而,2011 年的元分析报告《学生的体育》(*Educating the Student Body*)发现,除了那些只需要灵活性的锻炼外,所有类型的体育活动都有助于提高学业成绩(Fedewa 和 Ahn,2011)。

教师们回应说,他们都很清楚这些理念,关键是如何让学校管理者和家长看到锻炼的重要性和学生在学校锻炼的必要性。例如,一些教师仍会让孩子们在课间休息时完成作业。根据这项研究,他们可能知道这对孩子们来说不是好事情,但他们可能会说,他们没有其他时间来帮助还没有完成课堂作业或家庭作业的孩子们。如果有的话,就不会把孩子们留在学校了。

在这里教师有机会在他们的学校及专业学习社区中进行有效对话。如何为此类锻炼提供相关的支持?研究中的讨论可以帮助教师在学校设计更多的活动。小学可以采用锻炼游戏。初中上数学课时可以在走廊上上下楼梯,以此来测量坡度和估计角度。高中可让学生在实地中动手,接受环境教育,走上数英里。计划这些活动或和学校、家长达成共识可能并不容易,这样做的困难和挑战不容小觑,但思想和身体的学习确实不一定是静态的。

步行去学校可得到一个 A

无论最终有利于大脑的锻炼是什么,哪怕只是简单地骑自行车或步行去上学,而不是坐汽车或公共汽车,似乎都提升了孩子在课堂上的注意力。丹麦的一项大型研究表明,晨练的好处可以持续半天,比吃早餐和午餐在保持注意力集中方面的作用更佳。近 2 万名 5 至 19 岁的学生参加了这项名为"2012 年大规模实验"的研究,它是丹麦年度科学周的一项研究,旨在探索饮食、锻炼和注意力之间的关系。

这项研究由哥本哈根大学和阿哈斯大学的研究人员联合进行,结果让负责报告的研究人员也感到惊讶。坐汽车或公共汽车上学的孩子在注意力水平的测试中的表现没有步行或骑自行车上学的孩子好。

"结果表明,吃早餐和午餐对注意力有影响,但与锻炼相比影响也不是很大。"一起作报告的研究员尼尔斯·埃格隆德(Niels Egelund)告诉丹麦通讯社法新社。注意力集中持续数小时的好处尤为显著。"多数人都知道锻炼后会有神清气爽的感觉,但令人惊讶的是,它的作用居然可以持续这么久。"埃格隆德说(Vinther,2012)。

157

优秀运动员场外表现同样出色

与我们对运动员的刻板印象不同的是,优秀运动员通常擅长做认知任务,尤其是那些富有变化和分散注意力因素的任务。花多年时间进行特定体能训练往往也会增强他们运动领域内的认知能力。

研究人员以一组奥运会排球奖牌得主作为测试组进行研究发现,运动员不仅在锻炼中表现出色,在球场外大脑对新信息的反应速度也很优秀。总的来说,在记忆测试、同时记住两项任务以及快速切换任务的测试中,运动员的速度在一定程度上都更快。他们能更快地注意到视野中的事物,并察觉到场景中的细微变化。而且,一般来说,他们能够更好地完成任务,忽略干扰信息或无关信息(Alves等,2013)。

营养

思维的粮食

一位完成了职前培训的老师发现,饮食和营养对促进大脑学习太重要了。她说,她注意到有时一些学生的注意力会分散,而且很愿意吃老师给的健康零食。学生吃不饱时无法集中注意力学习,对一些学生来说这是很常见的问题。

神经科学、认知和行为研究以及教育研究成果——"三门学习科学合作的力量"——加上营养学家开始详细探究大脑对营养和饮食的反应,他们发现我们需要的远不只是丰盛的早餐(仍然很重要)。我们从一个简单的事实讲起,我们的脑细胞消耗的能量是身体其他细胞的两倍,那么营养和饮食在供给大脑能量中所起的动态作用就变得清晰了(Franklin Institute Online, 2004a)。

事实证明,大脑有点像"耗能大户"。成年人的大脑只有3磅,但消耗了人体25％的能量资源(Purves等,2008)。新生儿大脑消耗的能量甚至更多。婴儿有近75％的能耗用于促进学习和大脑结构的快速发育(Cunnane 和 Crawford,2003)。

大脑主要由葡萄糖供能驱动,它是食物中简单和复杂的碳水化合物产生的血糖,以及 158 许多其他物质,甚至包括储存在肝脏中的蛋白质成分。由于神经元不能储存葡萄糖,因此它们依赖于血液给大脑进行持续的供应。

然而,科学家们指出,我们不应该直接吃黏稠的、含糖的食物,如高甜的果汁或糖果来给大脑供能,尽管这是一个常见的神经科学流言。正如一位讲师所说,教师、家长和学校提供的早午餐想要满足学生的营养需求,则要知道高碳水化合物披萨、高果糖甜点和重甜果汁对学生没有好处,一些老师误以为它们可以给大脑供能。顺便说一下,在学校特别努力地思索或解决一个特别难的问题,也不会消耗大脑许多卡路里。科学家们发现,这种情况下大脑消耗的卡路里几乎可以忽略不计(Jabr,2012),且一个人清醒时所做的活动强度基本就需要大量的能量。想想看,当我们透过窗外看一个新的场景,穿过一个房间,甚至说话和倾听时,大脑都需要参与其中。

由于神经元一直处于活跃状态,它需要大量的能耗;即使在睡眠期间,神经元也在工作。它们一直在制造必须被运送到轴突的末端的酶和神经递质——其中一些神经分支可能有几英尺远。但神经元发射的生物电信号需要用于整个神经系统交流,这个过程最需要能量,会消耗成人大脑的一半能量或全身 10% 的能量(Franklin Institute Online,2004a)。

对于教育工作者来说,尤其是课堂上的教师,有趣的是,要知道一天之中大脑的能耗是有波动的。大脑的不同区域需要的能耗不同。产生认知控制和工作记忆的前额叶皮层是葡萄糖最大的消耗者之一(Howard Hughes Medical Institute,2012)。一般来说,研究人员发现,在任一时刻都极其活跃的神经元消耗的能量比没那么活跃的神经元多(Purves 等,2008)。

为大脑学习供能

科学研究中越来越多的结果表明,我们吃的东西会影响大脑。富含蛋白质、碳水化合物和有益脂肪的健康饮食已被证实对于大脑健康发育及认知和其他大脑功能的发展至关重要。

脂肪是大脑的基本材料。人脑大约三分之二的细胞由脂肪中的氨基酸组成,不同类型的脂肪起着不同的作用。脂肪酸二十二碳六烯酸(DHA)和花生四烯酸(AA)对大脑和眼睛的良好发育都至关重要。Omega - 3 和 Omega - 6 脂肪酸也有利于脑细胞发育,且它们只 159 来自你吃的食物;你的身体不能自己制造它们。

髓鞘是覆盖通信神经元的保护鞘，由70％的脂肪和30％的蛋白质组成。髓磷脂中最常见的脂肪酸之一是母乳中含量丰富的油酸。

蛋白质中的氨基酸在大脑中建立结缔组织，产生新的神经细胞，是神经递质的关键组成部分。例如，色氨酸蛋白有助于生成血清素，即涉及情绪、食欲和睡眠的神经递质。膳食蛋白对于人体的营养状态也有重要的作用。

资源
教师可用的在线、媒体和印刷资源：Franklin Institute Online，2004b。（请参阅本章末尾的引用部分）

许多矿物质和维生素可以保护脑细胞结构，并源源不断地传输给大脑以促进如神经元和神经胶质细胞的能量代谢、神经递质合成和作用、神经冲动传导以及保护神经细胞免受氧化影响等活动（Drake，2011）。

为了说明营养在大脑发育和运作中的作用，费城的富兰克林研究所开发了一个大脑食物金字塔。它总结了一些关于脑的要点，该研究所说："本质上，脂肪是大脑的基础，蛋白质将大脑各区结合起来。碳水化合物可以为你的大脑供能，微量营养素可以保护大脑。"

关键要注意，尽管有许许多多产品许诺可以让我们更聪明，但到目前为止，几乎没有确凿的科学证据表明存在直接"增强大脑"效用的特别食品、补品或禁食。

生命早期的营养至关重要

尽管对于特定的"大脑食物"仍有争议，但毫无疑问，为婴幼儿提供充足的营养对促进他们的大脑发育至关重要。饮食中的蛋白质可以帮助孩子的大脑清晰地思考、集中注意力和学习。贫穷国家的儿童通常存在营养不良的情况，美国部分地区儿童营养不良的情况也很严重，它已被证实会对儿童的大脑功能产生重大影响，这种影响有时甚至持续到他们十几岁时。

一项针对印度班加罗尔5—10岁儿童的研究发现，慢性蛋白质营养不良的儿童智商较低，学校考试成绩也较差，此外还存在问题行为，记忆能力较差，其他认知功能也存在缺陷。该研究的作者还报告说，在儿童认知功能发育时，蛋白质营养不良会更严重地影响他们注意力、执行功能（如认知灵活性）、工作记忆和视觉空间功能（如视觉构建）的发育速度。

160 研究人员表示生长发育不良是由慢性蛋白质营养不良造成的。它不仅会影响人的身体，有时在身体发育中表现出来，还会导致认知障碍，如认知过程发展速度有所减缓。换句话说，儿童时期的慢性蛋白质营养不良可能导致认知功能发育迟缓以及永久性的认知障碍

(Bhoomika，Shobini 和 Chandramouli，2008)。

在美国,阿肯色州联邦资助的人类营养研究中心——阿肯色州儿童营养中心已经对肥胖是否影响学习进行了研究。他们想要了解正常体重和超重儿童的营养对认知功能的影响是否存在差异。

研究人员指出,尽管美国儿童的超重率很高,但尚没有营养对认知功能的影响相关的系统研究,不知道他们与正常体重的个体相比有何不同。这些研究希望能为学生的饮食建议提供一些依据,让心理和身体状况不同的儿童都能优化在校的学习和表现。

> **资源**
>
> 教师可用的在线、媒体和印刷资源：Arkansas Children's Nutrition Center，2010。（请参阅本章末尾的引用部分）

脑力流失:什么时候吃很重要

过去人们认为,只要不饿,大脑自动就有稳定而充足的葡萄糖以维持正常运转。但研究表明,认知需求会耗尽大脑运作区域的葡萄糖,而且葡萄糖水平的下降,导致能量缺乏,会影响人们的思考和记忆。所以,学生在任何一天饿着肚子或不吃午饭去上课都可能会直接影响他的学习成效。

伊利诺伊大学的心理学教授保罗·戈尔德研究过葡萄糖水平和认知需求,曾撰写过一篇关于这个主题的研究论文(McNay，Fries 和 Gold，2000)。据他观察,研究表明,如果我们想要达到最佳学习效果,就需要协调膳食的时间和内容。

这项研究测试了大鼠走出迷宫的能力,结果表明,随着海马体中的葡萄糖耗尽(下降30%),它们的学习和记忆能力也下降了,这表明海马体记忆加工能力可能受到可用的葡萄糖的影响。该研究的合作者,行为神经学家尤恩·麦克奈(Ewan C. McNay)在大学的新闻发布会中说,可以说是供能不足影响了思考和记忆的能力。

戈尔德继续说,葡萄糖浓度的变化只影响了动物需要用于执行任务的脑区。研究人员的发现颠覆了人们传统认为脑中的葡萄糖水平很稳定的想法。戈尔德也是厄巴纳-香槟医学院医学学者项目的主任。他说,新的结果表明我们并非一直有足够浓度的葡萄糖来保障学习和记忆的进行。

蔬菜助力学生获取最优成绩

学生因为没有获得大脑和身体所需的足够营养而在学习中感到痛苦,教育工作者对此感到很心疼。除了确保地方和联邦有关食品和营养的支持提供到位,他们还能做什么呢?

161

首先，他们可以告诉学生良好的饮食有多么重要。

加州中央谷是世界上水果和蔬菜种植率最高的地区之一，在这里开展的一项试点研究表明，通过一个名为"吃得健康"的项目，让学生了解优质营养具有十分重要的价值，可以提高他们在标准化测试中的学业成绩。所有郊区学校的六年级学生都参与了这项研究，58%的学生有资格获得免费或特价午餐。在上了有关营养教育的九节课之后，他们的数学和英语教育标准考试分数提高了(Shilts，Lamp，Horowitzs 和 Townsend，2008)。当学生们了解到吃什么会对自己的身体和大脑有益时，他们似乎更可能吃有营养的东西。

这种关于教授学生营养学知识及其对大脑的影响的研究，为教师提供了一个有用的策略。教师不能回家为学生准备饭菜，但他们可以给学生教授、讲述相关内容并举例。正如一位教师培训者所说，当她谈到这个话题时，老师们都哀叹他们不能改变孩子们的饮食——但上述研究表明，教师可以利用课堂对学生的饮食产生影响。

结论

和人体的其他部位一样，有了健康的生活，大脑才可以最好地发育和运作。人类需要适当的休息、补充能量和锻炼，这些都是至关重要的，因为它们都与大脑功能的充分发挥紧密相关。

正如研究所揭示的，在我们睡觉时，大脑会进行大量重要的活动。依赖睡眠的记忆加工能够直接有效地提升我们的学习能力，发挥着独特的功能。正如哈佛大学的罗伯特·斯蒂克戈尔德充分论证的，这个过程通过提取我们清醒时所接收的信息和经历的"规则"和"要点"，"创造了我们生活的意义"。

对于学校的孩子来说，有证据表明，短时间内适度的体育活动可以提高测试成绩，定期参与体育活动对需要运用工作记忆和进行问题解决的任务特别有用。身体活动有利于大脑更高效地运作执行功能，与数学和阅读学习情况有很强的关联。哪怕只是步行或骑自行车去上学也对课堂学习有好处。

最后，我们知道人类的大脑是一个学习机器，一个充满动力、强大的大脑必须不断优化以帮助我们学习。幼儿的营养缺陷会阻碍大脑的发育，并产生持久的结果。关于工作的大脑中葡萄糖被消耗的新的研究发现表明，学生任何一天饿着肚子或不吃午餐上课都会直接影响他的学习效果。

结束篇

运用新知识

身体条件:睡眠、锻炼和营养

睡眠、锻炼和营养对学习来说至关重要,但这些往往不在教师的职权范围之内。父母当然在促进学生睡眠、锻炼和营养上扮演着非常重要的角色,但养成健康的习惯也是每位学生的个人责任。你可以帮助你的学生了解他们能做些什么来促进大脑学习,这是你的工作赋予你的非常有用的一个方法。

1. 你将如何向学生介绍睡眠在学习中的特殊作用? 除了感觉自己休息得很好之外,睡眠还有什么作用?

2. 你可以利用大脑和睡眠研究中的什么关键结果来告诉学生大脑是如何学习的?

3. 梦和"重播"新经历可促进学习。你可以询问学生是否记得他们的梦,以及是否有某个梦帮助他们记住了一些事情。你会告诉他们已有的相关科学研究发现吗?

4. 对于年龄较大的学生来说,在他们准备高考(SAT)或其他考试时,如果他们死记硬背,你会对他们说些什么呢? 关于锻炼对于大脑健康的好处,你可以给他们分享两至三个要点,你会告诉他们哪几个?

5. 你能教给你的学生什么以帮助他们理解进行体育活动会产生大脑结构的变化?

6. 定期参与体育活动对某些学习任务似乎特别有益。哪些体育活动有这样的作用? 它们对哪些学习任务有益?

7. 既然健康的饮食已经被证明对促进大脑健康、增强认知能力和提升其他大脑功能都至关重要,你将如何让学生们看到他们的饮食与自身大脑运行状况的关系?

8. 你会如何告诉学生们大脑很活跃且需要充足的支持以保证正常的运转?

9. 你会如何帮助学生们理解为什么饿着肚子或不吃午饭去上课会影响他们的学习能力,甚至影响他们下午完成作业的情况?

163

引用

教师可用的在线、媒体和印刷资源

Arkansas Children's Nutrition Center. (2010). Determining nutrition-related factors that optimize learning in school-aged children. *Brain Development and Function Laboratory*. http://acnc. uamsweb. com/research-2/our-laboratories-2/brain-development-lab/

Ballantyne, C. (2009). Does exercise really make you healthier? *Scientific American*. http://www. scientificamerican. com/article. cfm? id ＝ does-exercise-really-make&page＝3)

Drake, V. J. (2011). Micronutrients and cognitive function. *Micronutrient Information Center*. http://lpi. oregonstate. edu/infocenter/cognition. html-executivefunctions

Franklin Institute Online (Producer). (2004b, January 17, 2014). Introducing the brain food pyramid. Retrieved from http://learn. fi. edu/learn/brain/pyramid. html

Shipman, C., Evans, S., & Clarke, S. (2009). Can exercise boost your brainpower? http://kch. illinois. edu/Research/Labs/neurocognitive-kinesiology/files/Articles/Shipman_2009_CanExerciseBoostYour. pdf

Vinther, D. (2012). Children who walk to school concentrate better. *ScienceNordic*. http://sciencenordic. com/children-who-walk-to-school-concentrate-better

Whitfield, J. (2008). Naps for better recall. *Scientific American*. http://www. scientificamerican. com/article. cfm? id＝naps-for-better-recall

Yandell, K. (2012, August 27). Learning doesn't stop when you're asleep. *New York Times*. Retrieved from http://www. nytimes. com/2012/08/28/science/study-shows-learning-of-smells-and-sounds-in-sleep. html? _r＝0

参考文献

Alves, H., Voss, M. W., Boot, W. R., Deslandes, A., Cossich, V., Salles, J. I., & Kramer, A. F. (2013). Perceptual-cognitive expertise in elite volleyball players. *Frontiers in Psychology*, 4 (36).

Arzi, A., Shedlesky, L., Ben-Shaul, M., Nasser, K., Oksenberg, A., Hairston, I. S., & Sobel, N. (2012). Humans can learn new information during sleep. *Nature Neuroscience*, 15, 1460 - 1465.

Bhoomika, K. R., Shobini, R. L., & Chandramouli, B. A. (2008, July). Cognitive development in children with chronic protein energy malnutrition. *Behavioral and Brain Functions*.

Chaddock, L., Erickson, K. I., Prakash, R. S., Kim, J. S., Voss, M. W., Vanpatter, M., Pontifex, M. B., Raine, L. B., Konkel, A., Hillman, C. H., Cohen, N. J., & Kramer, A. F.

(2010). A neuroimaging investigations of the association between aerobic fitness, hippocampal volume, and memory performance in preadolescent children. *Brain Research*, *1358*, 172 - 183.

Cunnane, S. C., & Crawford, M. A. (2003). Survival of the fattest: Fat babies were the key to evolution of the large human brain. *Comp Biochem Physiol A Mol Integr Physiol*, *136*, 17 - 26.

Ellemberg, D., & St-Louis-Deschênes, M. (2010). The effect of acute physical exercise on cognitive function during development. *Psychology of Sport and Exercise*, *11*(2), 122 - 126.

Fedewa, A. L., & Ahn, S. (2011). The effects of physical activity and physical fitness on children's achievement and cognitive outcomes: A meta-analysis. *Research Quarterly for Exercise and Sport*, *82*(3), 521 - 535.

Feinberg, I., & Campbell, I. G. (2012). Longitudinal sleep EEG trajectories indicate complex patterns of adolescent brain maturation. *AJP: Regulatory, Integrative and Comparative Physiology*, *304*(4), R296.

Frank, M. G., & Benington, J. H. (2006). The role of sleep in memory consolidation and brain plasticity: Dream or reality? *Neuroscientist*, *12*(6), 477 - 488.

Franklin Institute Online. (2004a). Brain energy demand. *Nourish — Carbohydrates Fuel Your Brain*. http://www.fi.edu/learn/brain/carbs.html

Gais, S., Lucas, B., & Born, J. (2006). Sleep after learning aids memory recall. *Learning and Memory*, *13*(3), 259 - 262.

Hillman, C. H., Pontifex, M. B., Raine, L. B., Castelli, D. M., Hall, E. E., & Kramer, A. F. (2009). The effect of acute treadmill walking on cognitive control and academic achievement in preadolescent children. *Neuroscience*, *159*, 1044 - 1054.

Howard Hughes Medical Institute. (2012, February). Ask a scientist. *HHMI Bulletin*.

Jabr, F. (2012). Does thinking really hard burn more calories? *Scientific American*. http://www.scientificamerican.com/article/thinking-hard-calories/

Lahl, O., Wispel, C., Willigens, B., & Pietrowsky, R. (2008). An ultra short episode of sleep is sufficient to promote declarative memory performance. *Journal of Sleep Research*, *17*(1), 3 - 10.

Mander, B. A., Santhanam, S., Saletin, J. M., & Walker, M. P. (2011). Wake deterioration and sleep restoration of human learning. *Current Biology*, *21*(5).

McNay, E. C., Fries, T. M., & Gold, P. E. (2000). Decreases in rat extracellular hippocampal glucose concentration associated with cognitive demand during a spatial task. *Proc Natl Acad Sci*,

97(6),2881 – 2885.

National Research Council. (2013). *Educating the student body: Taking physical activity and physical education to school.* Washington, DC: National Academies.

Purves, D. , Augustine, G. J. , Fitzpatrick, D. , Hall, W. C. , LaMantia, A. -S. , McNamara, J. O. , & White, L. E. (2008). *Neuroscience.* Sunderland, MA: Sinauer.

Raine, L. B. , Lee, H. K. , Saliba, B. J. , Chaddock-Heyman, L. , Hillman, C. H. , & Kramer, A. F. (2013). The influence of childhood aerobic fitness on learning and memory. *PLOS ONE* , *8* (9).

Scholz, J. , Klein, M. C. , Behrens, T. E. J. , & Johansen-Berg, H. (2009). Training induces changes in white matter architecture. *Nature Neuroscience* , *12* (11),1370 – 1371.

Shilts, M. K. , Lamp, C. , Horowitz, M. , & Townsend, M. S. (2008). Pilot study: EatFit impacts sixth graders' academic performance on achievement of mathematics and English education standards. *J Nutr Educ Behav* , *41* (2),127 – 131.

Tomporowski, P. D. , Davis, C. L. , Miller, P. H. , & Naglieri, J. A. (2008). Exercise and children's intelligence, cognition, and academic achievement. *Educ. Psychol. Rev.* , *20* (2),111 – 131.

Tononi, G. , & Cirelli, C. (2013). Perchance to prune. *Scientific American* , *309* (2),34 – 39.

van Praag, H. , Christie, B. R. , Sejnowski, T. J. , & Gage, F. H. (1999). Running enhances neurogenesis, learning, and long-term potentiation in mice. *PNAS* , *96* (23),13427 – 13431.

Vaynman, S. , Ying, Z. , & Gomez-Pinilla, F. (2004). Exercise induces BDNF and synapsin I to specific hippocampal subfields. *J Neurosci Res.* , *76* (3),356 – 362.

Walker, M. P. , & Stickgold, R. (2006). Sleep, memory, and plasticity. *Annu. Rev. Psychol.* , *57* , 139 – 166.

Wamsley, E. J. , & Stickgold, R. (2011). Memory, sleep and dreaming: Experiencing consolidation. *Sleep Med Clin.* , *6* (1),97 – 108.

Wilhelm, I. , Rose, M. , Imhof, K. I. , Rasch, B. , Büchel, C. , & Born, J. (2013). The sleeping child outplays the adult's capacity to convert implicit into explicit knowledge. *Nature Neuroscience* , *16* ,391 – 393.

165

第 7 章　大脑的情绪功能和态度

本章介绍核心指导原则 5,能否有效学习受到与大脑有关的重要因素(包括情绪)的影响。我们选择忘记的内容与选择记住的内容一样重要。

学习要点

1. 科学家们认为,情绪和态度部分是通过大脑加工产生的,它们对人类大脑有效运作至关重要。

2. 情绪是关系的一种形式——我们操纵的一种大脑内的联系。它们是我们部分世界观的代表。

3. 不同的情绪反应在大脑中采用了不同的功能系统,并有自己的大脑回路。即当我们能在学校好好学习时,情绪回路很可能已经给我们开了"绿灯"。

4. 情绪不同于爱或悲伤;相反,它是我们根本意义的高度体现。

5. 被称为神经递质和神经调节剂的化学物质可能会通过调节大脑加工来刺激或抑制动作。多巴胺和血清素属于神经递质。

6. 大脑中有个部分叫杏仁核,它参与了我们的情绪加工过程。它甚至在我们决定如何行动之前就能控制我们的行动。相同的情绪机制也可以起类似的作用,阻碍学生的学习。

7. 学习中的毅力很重要,很可能根源于生物和心理因素,是大脑自然产生的对学习的反应能力。

8. 记忆的保留和提取可能会受到强烈的情绪状态的改变。作为学习者,无论我们自认为有多理性,我们的身份以及自我感受都影响了我们成为什么样的人。

9. 建立相关性和引发相关的情绪态度可以增强学习的内在动机。

引言

教师们一直说，他们看到学生的学习策略和技能与他们对学习的态度之间存在关系。一位四年级的老师说，她班上的学生很渴望来上学，并且已经准备好要理解知识，作出反应、提问和学习了，他们都对学校生活有很积极的态度。她说，这些积极的情绪似乎能帮助孩子全身心地适应和调适自身的行为，这对他们很有好处。

她是对的。本章探讨了内心情绪生活及其与大脑的联系。我们可以又一次明显地看到三门学习科学合作的力量。教育工作者看到了情绪和态度对课堂学习的影响。认知心理学家看到了情绪如何为我们的脑功能运作增加适应性价值——有时我们会基于情绪来改变行为。神经科学家描述了这些信息如何帮助我们实现体内稳态，或我们生活中相对稳定的平衡状态。关于情绪功能是如何在大脑的理解和决策中发挥重要作用的，这些科学共同为我们更加深入地理解它们作出了重要贡献。

大脑需要情绪输入

情绪影响了大脑的运作状态。成功、失败、快乐、尴尬等都与我们的自我认知有关。对教师和学生都是如此。例如，一个老师在考虑是否要在课堂教学中融入科技手段时，如果他对此的主要感受是失败，他可能不愿意这么做："嗯，我上次试过了，那是一场灾难性的失败。"相反，一个总是体验到成功的老师，即使新的方法很困难，他也会有一种韧性："嗯，我知道如何处理灾难性的后果。我有一个备份计划。"

让包括老师在内的许多人感到惊讶的是，人类的情绪在生物学上不是基于心脏，而是基于大脑和思维。在学习中，不论是建立自己的身份认同还是与他人互动的方式，其间的情绪均源于大脑加工（OECD，2007，第25页）。

正如大脑研究人员迈克尔·加扎尼加（Gazzaniga，2011b）所说，我们的快乐、愉悦和大笑，以及我们的悲伤、痛苦和沮丧都不是来自别的什么，就是出自大脑。随着神经科学不断揭开大脑存在情绪维度的事实，我们越来越能理解我们感觉来源的基础（OECD，2007，第25页）。［请参阅核心指导原则5(1)］

科学家们认为情绪和感受对人类大脑有效运作至关重要（Bechara，Damasio和Damasio，2000；Dalgleish，2004；Immordino-Yang，2007；Panksepp，1998）。南加州大学的神经科学家、人类发展心理学家玛丽·海伦·伊莫迪诺-杨（Mary Helen Immordino-Yang）解释说，神经科学的进步为我们揭示了情绪、社会功能和决策之间的联系。她解释说，神经生物学的证据逐渐表明，学习、注意力、记忆、决策和社会功能都受到情绪的深刻影响(Immordino-Yang,2007)。她称其为情绪性思维,或认知与情绪的融合,其在如大脑网络的成像研究中已开始得到证实(Kober 等,2008)。

我们首先对大脑中的情绪和态度进行了一个总体的介绍,其中情绪在人类进化和生存中扮演了重要的角色(Kandel 等,2013,第 1082 页)。无论是避免危险还是探求有利的社会条件,当我们参考自己对过去经历的感受时,我们都能更好地处理复杂的信号。因此,情绪是调适人类行为的必要条件(Kandel 等,2013,第 1082 页)。

就像我们的大脑将认知中的想法联系在一起,形成我们的世界观一样,大脑也能识别出一些刺激的关键情绪和感觉。人类情绪有时是人类后天学习的,有时是天生的,它会改变我们的行为。这种改变是学习的核心:我们已经学会了如何在不同的情境下做出不同的行为。

脑科学中有一个有点令人吃惊的发现,情绪的"红旗"——无论是温暖和爱,还是狂怒和气愤——并不像我们想象得那样自由自在。我们所谓的情绪反应和行为,至少在某种程度上,在神经元和回路的层面上,带有一种无意识评估的冷静计算。情绪是我们做事情的动力之一。从某种意义上说,情绪也是非常理性的。我们的理性逻辑来自我们的感觉。感情和逻辑是相连的。虽然我们可能不会完全意识到情绪起了作用,我们甚至可能都不知道它是如何影响我们的推理的,情绪是关系的一种形式——我们所操纵的一种大脑内的联系。它们是我们部分世界观的代表。

教师们说他们看到学生对**自己学习**的信念和掌控感极大地影响了他们在课堂上的努力程度和学习成效。杰夫·巴雷特(Geoff Barrett)是一名高中教师,他负责补充教学项目教授学习非常落后的学生。

巴雷特看到的学生们的首要困难是数学技能的发展,而这是在高中取得较好的成绩所必需的技能。他说他的学生总是说"我讨厌数学"。有一个学生过不了代数 1,她已经两次向巴雷特寻求帮助了,她对自己的数学能力感到很绝望。巴雷特先让她参与了一个利用在线资源授课的项目。该项目既帮她补救之前的学习内容,又让她继续推进学习新内容。这名学生几乎每天都挣扎着寻求帮助。最后,她终于通过了州考试,当地报纸说,她过去数学成绩不好,但实际上很擅长学数学。巴雷特说,持续的、积极的强化是使得这名学生获得成功的最重要的因素。

169

情绪和感觉有所不同

从大脑的角度来看，**情绪**是一种心理状态，通常是随着生理变化自发产生的。这些变化可能是在体内可以测量的，如血压、心率和汗液的变化。或者，它们可能是更定性的形式，如面部表情和身体语言。

相比之下，**感觉**可以被定义为我们在参与一种情绪时的内在体验。这是一种主观的体验，它是我们内心的感觉。有些人喜欢惊险刺激之旅和恐怖电影；有些人则讨厌它们。这种情绪可能是恐惧，但对它的感觉和感受是极其具有个人特征的。

情绪也使得我们成为一种社交型生物。情绪不仅仅是一种激动人心的感觉，法国人称其为"émouvoir"，它是**情绪(emotion)**的英语单词的来源。实际上，情绪信息的使用情况对于我们的生活方式有关键作用：情绪在大脑的决策过程中很重要。因此，教师可以考虑情绪功能与其教和学的关系。情绪不同于爱或悲伤；相反，它是我们根本意义的高度体现。

科学家们将情绪看作是我们评估事物意义的一种方式。我们在生活中花费了大量的精力在如识别面孔的事情上，并对特定的人有特定的情绪和感受。通过将细节反应与细节上的微小差异联系起来，我们能获得有用的线索，这利于我们作出决定和行动。换句话说，对于我们应该怎么做，我们是**感觉**出来的。

情绪和大脑研究的核心研究人员安东尼奥·达马西奥（Antonio Damasio）说，到现在，即使是神经科学家也基本忽略了情绪研究。据他所说，在历史上，人们会把认知和情绪完全区分开，从科学上讲，其实长时间以来人们对于情绪到底是什么也未达成共识（Damasio，2001）。

从科学家的观点来看，现在我们知道情绪在大脑中扮演着几个主要的角色。一般来说，当我们没有足够的时间去思考时，情绪就会触发紧急反应。它们使得我们整体的决策和行为产生了细微的差别。由此，情绪使得我们所加工的信息多了一种紧迫感或给它增添了一点"颜色"。

在不同的情绪中，引发情绪的信号或一系列的刺激以及我们的身体的生理反应通常是不同的，触发情绪反应的事件的性质也不相同。但它们之间也存在共同之处，即我们的情绪发作往往都很快。它们常常不请自来，或似乎都不是我们自己主动发起的。每一次情绪波动的持续时间都相对较短。它们还会参与大脑的自动反应（协调身体中持续的、连贯的或一系列的身体反应）（Ekman，1992）。换句话说，当情绪反应来临时，我们的大脑可以识别出它。

由于特定的情绪通常与一系列身体反应相关,所以讨论特定的大脑通路是有意义的。因为不同的情绪反应似乎确实在大脑中对应不同的功能系统,并有自己的大脑回路(OECD,2007)。尽管我们仍在探究这些回路和我们如何学习有什么关系,但有一个研究发现是相当确定的。即当我们能在学校好好学习时,情绪回路很可能已经给我们亮了"绿灯"。

情绪是否会引发生理变化或者生理特征、是否会导致精神状态和感觉的改变,科学家们对此仍存在广泛的争论。我们仍不清楚这个问题的答案,但教育者有必要理解的一点是,在深层次的人类认知系统上,情绪和生理是无法分割的,它们相互联系。科学家们相信,我们的情绪反应既有与生俱来的,可能是已经编码到我们基因当中的部分,也有通过各种经历引起大脑物理变化而产生的。

与其要求学习者在面对挑战时克制感受和情绪,不如让他们建立情绪韧性和耐心。他们可以学着如何对抗自我否定,减轻其对生理和行为的影响(Hayes 等,2010;Office of Special Education Programs,2013)。有必要向老师指出的是,学生无法完全控制自己的情绪反应。正如一位教师教育者所说的,从她的角度来看,知道了这一点,她不再试图改变无法改变的事情,而是更随心所欲地去做更可能改变的事情。她可以想方法让学生对学习内容更有信心。她没有让他们否定以前在某个学科或某段学习中的消极体验,因为这段体验利于他们保持重视的态度,但她可以与他们一起建立新的、更积极的体验。

还有一种在课上而非课外帮助学生克服恐惧或其他压抑情绪的具体方法是表扬学生(Hawkins 和 Heflin,2011;Kern 和 Clemens,2007)。要着重表扬学生的努力和成就,而不是他的能力,这样才能达到效果。看学生是否达到某个长短期目标,但对他们所做的努力作出反馈也很重要——不应只表扬他们学习的结果(这有助于给学生建立一种发展性思维方式,如本章之后"对挑战的强烈反应"一节中所讨论的那样)。

固定时间抽样很有效。教师们每天提前看看最近没有充分表扬哪几个学生(一般是四五个),鼓励他们好好学习。然后在当天的某些特定时间——如每一小时内——教师们看看这些学生是否在学习时有值得称赞的努力或小成就。

有的话,就**表扬**学生。表扬用什么话语很重要。教师应该在表扬中指出自己观察到的这位学生做得好的具体细节。真心的观察能够鼓励学生自主学习并建立积极的自尊、积极探索的意愿和接纳自我的心态等,这尤为重要:

"你的作品引起了我的兴趣,使得我想读整个故事。"

171

"你看到莎莉需要帮助后主动帮助她，让她变得更有条理。"

"你通过把已经知道的答案写下来，很好地解决了这个数学问题。"

固定时间抽样就是养成习惯的过程。通过在一天中特定地关注学生几次，并轮换关注学生群体，即使是在教学任务繁忙的时候，教师们也可通过在课堂上表扬学生有效地促进他们的学习。这有助于学生建立归属感，提升思维能力，以及对同伴的回应和支持能力。教育研究发现，这种表扬很有用，但在许多课堂上未得到充分利用。

其他在课堂上减轻学生压力和促进积极情绪的策略将在第 8 章进行讨论。

神经递质"全员戒备"

如果我们把惊讶看作一种情绪反应，那么对你来说，惊讶意味着什么？

对于神经科学家来说，惊讶意味着触发一种化学物质的释放，从而产生"全员戒备"的情绪唤醒（LeDoux，2003）。在一个令人惊讶的情境中，情境中的线索可以帮助我们判断其中存在威胁还是诱惑。

一些大脑化学物质发挥着各种调节和控制功能。神经递质和神经调节器可能会根据大脑加工调节过程激发或抑制一些反应（OECD，2007；Society for Neuroscience，2008）。我们并不知道大脑中的神经递质总共有多少，有哪些类型，但我们已发现了其中的 100 多种（Purves 等，2008）。研究人员正在深入了解分子神经药理学的机制，这有利于我们理解大脑成瘾的机制和脑功能与动机相互作用的其他方式。[请参阅核心指导原则 5(7)]

对于神经递质（见图 7.1），释放的化学物质数量和相关受体的数量可能会影响我们的反应。大脑中的化学反馈通路控制着许多我们赖以生存的重要的加工过程。某些分子甚至可能负责指导和规划神经系统发展（OECD，2007）。科学家们正在收集大脑化学物质方面的线索，其研究主题广泛，从年轻人到老年人，从情绪到记忆都有涉及。[请参阅核心指导原则 5(8)]

例如，在年轻人的大脑中，神经突触的减少可重组大脑，为执行成人的功能做好准备。同时，大脑还会铺设绝缘层和保护套，以形成高效的"硬线"加工过程从而促进大脑发育成熟，以帮助个体更好地做出成年人应有的思考。

这种重大的发育通常出现在人 20—30 岁期间。[请参阅核心指导原则 5(9)]这表明个体情绪调节的发展相对较晚（OECD，2007）。相比之下，负责锻炼和感觉功能的大脑区域往往成熟得较早（Gogtay 等，2004；Sowell 等，2003）。正如教师们所说，我们能够先感觉到情绪，但我们还无法处理它们。

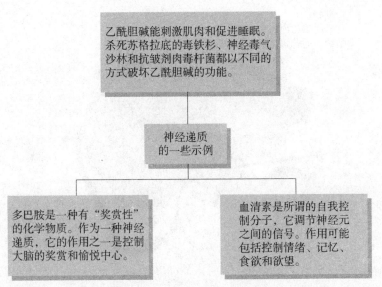

图 7.1　神经递质的一些示例

情绪是如何在大脑中起作用的

173

最近的一篇新闻报道说，大脑并非自愿地放弃关于自己的信息，这是个非常恰当的描述。因此，对于情绪是如何在大脑中起作用的，我们并不是什么都知道。当然，大脑并不完全是由大脑皮层组成的。还有许多大脑结构对学习至关重

资源

教师可用的在线、媒体和印刷资源：PBS Newshour, May 20, 2013。（请参阅本章末尾的引用部分）

要，包括帮助巩固新记忆的海马体，以及在人类情绪反应中起着重要作用的杏仁核。［请参阅核心指导原则 5(5)］杏仁核位于颞叶深处，大致呈杏仁状。大脑有两个杏仁核，位于头部的左右两侧。它们是边缘系统的一部分，被称为"情绪中枢"（见图 7.2）。此外，有一些皮质结构调节情绪，主要是前额叶皮层，它扮演了部分执行功能中"首席执行官"的角色，见第 3 章（OECD，2007）。

畅销书作家丹尼尔·戈尔曼（Daniel Goleman）是一名专攻心理学和大脑科学的心理学家，他向我们解释了所有的激情都是依赖杏仁核的（Goleman，1995）。在一些存在严重脑损伤的情况下，大脑杏仁核可能会失去作用，产生很消极的后果。如果杏仁核不起作用，人在面对痛苦时就会无动于衷。

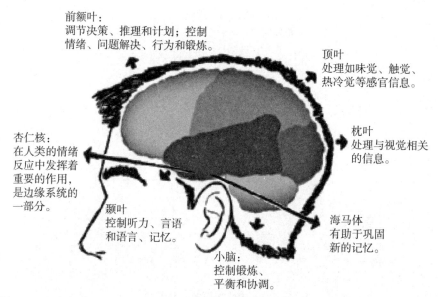

前额叶:
调节决策、推理和计划;控制
情绪、问题解决、行为和锻炼。

顶叶
处理如味觉、触觉、
热冷觉等感官信息。

枕叶
处理与视觉相关
的信息。

杏仁核:
在人类的情绪
反应中发挥着
重要的作用,
是边缘系统的
一部分。

颞叶
控制听力、言语
和语言、记忆。

小脑:
控制锻炼、
平衡和协调。

海马体
有助于巩固
新的记忆。

图7.2　大脑皮质。除了大脑皮层之外,如海马体和杏仁核等其他结构对学习也至关重要

科学家们发现,如果没有杏仁核,我们就不能再判断人和事件存在什么情绪意义了。在某种程度上,这就像在情绪上失明了一样。我们感知不到自己对经历的事情有什么感受。想象一下,就像是当我们在一项艰巨的任务中取得胜利时,我们无法感受到喜悦,或者对我们身边的人的死亡不会感到悲伤。所以,杏仁核是情绪领域不可或缺的一部分(Howard-Jones 等,2007;Society for Neuroscience,2008)。

杏仁核和海马体二者在大脑中相邻。它们共同参与某些相同的神经回路,但起着不同的作用(Giedd,2008)。海马体参与记忆的获取、检索和保留,杏仁核则对其特性进行评估。对于一系列声音、视觉和气味等刺激,当它们带有情绪意义时,杏仁核会决定首要注意哪些刺激。

此外,大脑通过内分泌系统——激素发射信号,这些激素可能会把分泌物注入血液。大脑会通知自主锻炼系统,如心脏以及其他内脏器官(肝脏和肾脏等),以便它们能发挥作用。肌肉骨骼系统也会在大脑的要求下发挥作用。这是典型的"战或逃"反应或是其他类似的机动程序。当我们做某件事感到很愉快或者觉得残暴时,激素水平都会上升或下降。

当然,建立记忆的情绪意义对促进记忆功能是有密切作用的。这就是海马体及其附属结构的作用。杏仁核触发情绪，海马体对其作出反应，两个过程共同作用，可以增强对某些经历的记忆(Giedd，2008)。也就是说，快乐、爱、恐惧其实是在告诉我们"一定要记住这件事；这很重要"。相反，无聊、冷漠、排斥可能在告诉我们"避开这件事；它不值得做"。

罗格斯大学分子和行为神经科学中心的研究人员为我们展现了一些通过情绪促进记忆的方法(Popescu、Saghyan 和 Paré，2007)。例如，当我们情绪上被"唤醒"时，即神经科学家所说的当大脑保持警觉并开始对事情多加关注时，某些神经元会增加它们放电的速率。这有利于巩固记忆。无论好坏，我们不仅记住了更多，而且更彻底地将知识与产生情绪的环境联系起来了。这之后我们才开始付诸行动。

情绪在生物学上具有三种构成要素(OECD，2007)：特定的心理状态、通常与该状态相关的生理变化和有时与之相关的行为或行为冲动。[请参阅核心指导原则 5(6)]**心理状态**(mental state)是指大脑对输入数据做出反应时的加工过程。**生理变化**(physiological change)包括受影响的身体功能，如血压或出汗。**行为冲动**(impulse to act)是我们可能觉得必须要做的事情，这可能是宏大而具有戏剧性的，比如举起被重物困住的孩子身上的东西。也可能是小而微妙的，比如立刻给幼儿园的孩子一个拥抱。

基于以上所有这些内容，我们可以问：什么算是一种情绪？达马西奥(Damasio，2001)采用了一种主要情绪和次要情绪的架构。主要情绪包括幸福、悲伤、恐惧、愤怒、惊讶和厌恶。次要情绪是有社会性的情绪，如尴尬和嫉妒。

一位校长根据自己的经历阐述了学生可能存在的情绪，以及这些情绪如何影响学生对自己的看法。他说学生们如果感受到积极的情绪，则可促进他们的学习，使他们在学习中获得成功。相比之下，如果感受到消极的情绪，则会阻碍他们的学习，造成学习失败。校长解释说，用马尔扎诺的元分析(第3章有提到)可以帮助教师理解这些理念，从而更加关注情绪的作用，产生良好的效果。因此，教师需要更努力地认可学生。我们已经看过许多贫困的学生在成年人的信任下取得良好的学业成就，由此这位校长相信情绪因素在学习中发挥着关键作用。用他的话来说，因为成年人肯定了学生们的努力，让他们知道自己学得很好，因此他们并不相信自己会失败。

在这里，校长指出，信念有时来自学校外部，有时也可从内部生成。积极的情绪可能包括幸福感，对学校背景和文化的连接感和归属感以及在学习中的自我成就感和自我满足感。消极的情绪可能包括悲伤、恐惧、尴尬、无聊、想要逃避学习，甚至包括学生因无法像自己所想的那样轻松地学习或者学习没有成效而产生的内疚感。

175

科学家们现在知道，情绪可以跳过有意识的认知过程来发挥作用。人类有时会匆匆跳过大脑完全参与认知的过程而直接得出带情绪色彩的结论。这使我们能够在必要时迅速采取行动，例如产生恐惧情绪时。在充分考虑某一特定情境中的所有条件之前，我们可以利用这种回路尽快避开危险。由此当我们害怕的时候，也知道该怎么做。

不幸的是，对学校来说，同样的情绪机制可以起到积极的作用，也可能会阻碍学生的学习。学习者在思考他所做的事情之前，就会做出次要情绪判断："我以前不喜欢做这个，我现在也不会喜欢"或者"那时我并不擅长这个，那么现在我也不会擅长"，等等。我们大脑有时会悄悄地告诉我们一些情绪信息，有时甚至是十分大声地和我们对话。这些情绪信息影响了我们对事情的判断。

176

我们给自己提供的情绪上的建议——"我喜欢这个；我不喜欢那个"——往往在我们的能力范围内，但只是在某些特定时刻，在某种程度上。

达马西奥说，虽然感觉是情绪反应的有意识体现，但我们意识到的情绪和感觉并不是使我们采取行动的唯一因素（Kandel 等，2013）。事实上，达马西奥说，情绪在很大程度上会触发无意识行为和认知。很多时候，我们不知道大脑对情绪信息做出了或将做出什么反应。

认知心理学家长期以来一直认为人类的感知是由注意和前注意的加工阶段组成的。正如第 3 章所讨论的，在前注意阶段，我们加工感觉刺激时已过滤掉大多数无用刺激。然后，在注意阶段，我们更积极地关注过滤后的刺激。但这与达马西奥和其他人所说的有所不同。因为在许多情况下，大脑的无意识加工会在我们的雷达之下运作，而不仅仅是对刺激进行初始过滤。

神经学家玛丽·海伦·杨描述了无意识思考是如何影响我们分配给特定学习环境资源数量的（Immordino-Yang 和 Faeth，2009）或是如何影响我们决定回避还是做出与情绪信息相关的行动的（Damasio，2001；Gazzaniga，2011a；Kober 等，2008）。但在此过程中，我们可能一直没有意识到我们在做决定。我们并不能完全理解这种想法——我们甚至不知道我们为什么要这样做。

这个原理对教师来说非常重要，因为他们可能会在没有意识的情况下给学习者下定论。例如，表面特征——如着装、行为举止或语言——可能会使得教师对学生有消极期望，由此可能会潜在地影响学生的学习成绩。例如，研究表明，给教师们看一张站在设备高端的操场中的学生照片和站在设备破旧的操场中的学生照片，教师会认为前一张照片中的学生更有能力。据推测,大脑会潜意识地假设富裕学校的学生也更有成就。因此,虽然教师并非有偏见,但这样的想法会因为大脑中产生的关联逐渐蔓延。教育工作者需要对此保持警惕,并意识到可能存在这种想法。

例如,戈尔曼(Goleman,1995)说,就在大脑感知到事物(一只蝴蝶出现在我们面前,一个人出现在眼前)的最初几毫秒时,我们就已经决定了我们是否喜欢它。这短短的几秒钟被戈尔曼称为"认知无意识",这个概念或许能给我们一些启发。这几秒的过程中,理性思维可能没有参与其中。戈尔曼称其为"有自己想法的情绪"。

更正式地说,意识是对自己的感知、思想、感受、动机和自我意识的想法,或是一位学者所说的"我"感。但其中也有很多甚至是大多数心理过程,都超出了这种意识的范围。我们基本上不知道大脑在一切任务中所做的计算,包括执行功能和情绪中的计算。不论是对学生还是教师而言,这些关于大脑有意识和无意识机制的研究发现都对改善学习有深远的影响。

资源
教师可用的在线、媒体和印刷资源:Gould,2009。(请参阅本章末尾的引用部分)

177

抵抗学习理论

在教育中,**学习理论**(learning theory)一词指的是有关我们学习方式的概念框架。学习理论中的一些主要的思想流派包括:

1. 行为主义/经验主义,它重点关注检测外部世界刺激的感觉器官(眼睛、鼻子等)以及大脑如何对习惯模式做出反应。

2. 认知主义/建构主义,它认为知识具有内部结构,这意味着对人类而言,我们会在大脑中构建和使用有意义的连接。我们基于已有的知识结构进行理解、建构和推断,由此我们能够进行高阶思维过程和一系列的大脑加工。

3. 社会文化/社会历史学,它强调学习是在社会群体中发生的,学习能帮助个体适应和改变周围的环境。

从时间上来看,这些理论是按照此处所排列的先后顺序逐渐广泛发展起来的。行为主义/经验主义的观点出现于 20 世纪上半叶,它通过直接观察学生行为,为教育思想带来了许多新的活力。但它在 20 世纪 60 年代的认知革命中被取代,因为学者们致力于更好地理解复杂的思维和高阶思维的内部过程。随着时间的推移,第三种普遍观点——社会文化/社会历史观点融合了我们周围更大的文化——说话方式、信仰体系以及我们如何共同工作。

教师们常问：新时代我们难道没有新的学习理论体系吗？从某种意义上说，确实是有的。当前时代的学习理论是将这三种理论结合在一起，组成新的体系。我们不再单独采取其中某一个理论，传统中一个理论排斥另一个的情况就不那么多见了。相反，随着时间的推移，更多的时候这三种理论是相互结合在一起的。

现在，各学派通常认为这些理论嵌套了人类认知系统的不同方面——大致是低层次的大脑加工过程、高阶思维过程和认知的社会增强。它们互相嵌套，共同构建了一个整体。

要看这三个学派是如何融合的，有一个重要的例子是在学习中的抵抗。**抵抗学习理论**旨在探究学生为什么不学习。在许多案例中，学生似乎很强烈地抵抗取得教师、家长和学校管理人员希望其在学习上的进步。

178　　**学习中的抵抗**是一种重要的现象，可能有生物学和心理的根源，如情绪状态。我们在所有的人群中都能时不时看到这个现象，教育研究甚至说到教师有时也会抵抗学习新东西。无论一个概念或方法有多好，学习都需要付出认知资源。这不仅需要我们付出努力去学习，而且实际在生理上，我们也要投入大脑的能力，以长时间地建立和维持知识体系。

抵抗学习是基本的伪装

要理解抵抗，我们关键要记住，学习**永远**是需要**变化**的。这是毋庸置疑的。如果我们不改变自己，就不会产生新的学习。可塑性原理（第2章）论证了这一点。至少在某种程度上，我们学习后，大脑就不太一样了。

然而，我们可能不会每次都热情地拥抱变化。任何形式的挑战或新学习都可能引发潜在的抵抗。这些抵抗对大脑是有帮助的，例如，可以避免我们急于过早地被同化。抵抗的机制被建立在大脑的自然学习反应能力中。如果我们还不知道这些知识多么有用，过早地把它们记在心上，可能不是件好事。那么，有一些抵抗可能是好事。

抵抗学习理论基于心理学概念，包括（1）生存和安全，以及（2）情绪支持，如对我们自己和他人的爱、归属和尊重，我们将其称为**情绪健康**，随后自我实现便产生。这需要（3）与现实世界建立有意义的关联，这样我们才能自在地参与世界，并获得成功，从而对自己充满信心。

亚伯拉罕·马斯洛早就说过，这三个因素必须放在一起考虑。亚伯拉罕·马斯洛是一位人道主义者，他扩展了人文主义心理学领域，解释了人类需求如何对个人生活产生影响（Maslow，1943）。从教育研究的角度来看抵抗理论的理论依据，行为/经验主义学派会着眼于引发抵抗变化的刺激和反应中可观察到的表现和经验。认知主义者/建构主义者可能会将重点放在高阶思维层面,认为这是该层面产生的结果。社会文化学者可能会看不同社会群体对此造成的影响。将三者总结在一起便出现了一些关于学习和抵抗的"变化理论"观点。

请注意,我们并非主张一定有通用的解释,也就是说对于这里所说的每一种解释(生存、情绪健康、相关性),人不一定是在充分实现了其中某一个之后才会转而实现下一个。相反,我们认为可以换一种方式来看它们之间的关系。我们可以将这些因素视为"向量",或有梯度的优先权。很明显,我们必须首先能够生存下来,才能有精力去担心人生中更加细小的事情。然而,正如教师在学生身上看到的那样,人类认知系统可能不会把所有因素都排除在外,可能是从一个转移到另一个再转移回来。因此,在这里我们会对这一系列的因素进行较为宽松的讨论。我们也有意从抵抗的角度回到动机的话题,目的是为教师提供一个可能可以参考的例证,它很重要但并不详尽无遗。

第一准则:身心的生存

从人类的角度来看,身心的生存是至关重要的。是的,大脑是用来学习的,但它也是为了让我们活着。我们的学习意愿完全始于纯粹的生存本能:学习一件特定的新事物会降低我们的生存能力吗? 如果答案是肯定的,我们就会拒绝学习。对学习的抵抗根植在大脑的功能中。

回想一下,大脑不仅强化了它所听到的单词,还尤其强化它反复经历的东西。它锁定了它有效使用的信息。如果我们在过去取得了成功,并且有大量的证据表明某些策略对我们很有用,那么我们可能会坚持这些策略。它们对我们很有用;它们拥有良好的"生存"能力(关于大脑和循证的更正式的讨论,请参见第 9 章)。同样地,当我们发现了有些东西对我们没有用,或者不值得为它们而努力时,就会产生对它们的抵抗。

身体的生存需求是一方面;心理的生存需求是另一方面。当身体和心理都面临着挑战时,大脑中就会出现对学习的抵抗。工作记忆的超负荷就是一个例子。过度的认知负荷会压垮一些学习者,正如第 3 章和第 5 章所述,除非他们能够在无需作出很多努力的情况下理解新的信息。

我们的大脑可能会有意识或无意识地告诉我们"现在不做这件事情"。心理学家丹尼尔·戈尔曼创造了"**情绪绑架**"(emotional hijacking)这一词。他描述道,人的情绪过满,会导致注意力的分散,从而淹没工作记忆。兴奋、愤怒、惊讶、震惊、恐惧,甚至只是焦虑或担

179

心,所有这些情绪都会压垮大脑的正常运作。大脑执行功能试图建立目标并分配工作记忆,但任务超负荷时我们直接就放弃思考了(Goleman,1995)。在信息(情绪等)过多的困扰下,我们不会拥有良好的学习状态。

与之相反的是**心流**(flow),戈尔曼将其描述成一种沉浸式的注意力集中过程,在此过程中我们"忘记自我",或者无心顾及其他的事情(Goleman,1995)。在学习时,当我们完全投入其中时,担心、无效率的沉思、成功或失败等情绪上的担忧都被我们抛之脑后。相反,我们变得毫不关心,就像已经达到巅峰一样。这就是戈尔曼所说的纯粹的快乐。这种情绪是**一种内在的动机**。

我们可能遇到过或体会过的另一种抵抗更取决于个人的想法。我们可能会发现,改变并不总是需要付出努力的,或者我们可能就是不想改变,即使我们知道它是有用的。

如果我们从一个更概念化的角度来看这个现状,我们会发现它出于人对潜在风险和预期收益之间的权衡:这是一个经典的风险/回报选择。如果我们做出了改变,会面临什么风险呢? 那么我们期望获得哪些回报呢? 换句话说,我们要作出的改变与我们的关联程度如何? 这个问题的答案可以描绘出我们可能想做的事情。

从学习理论的角度来看,教育者需要思考有关生存这个词的一个有趣的定义。生存不仅代表我们身体上的存活(如其他章节所说的营养、睡眠和锻炼),也代表着我们自己的生存——我们的身份、责任、思想和信念。

等等,但你可能会问,学习本来不就是为了改变的吗? 如果不发生思想和信念的改变,或者至少在某些新方向上改变我们的身份,我们怎么学习呢? 从本质上说,当改变威胁到了某些类型的生存,就会使得我们的情绪首先对其作出反应。作为学习者,无论我们认为自己有多理性,身份认同和我们对自己的信念都会影响我们成为什么样的人。我们会一直捍卫自己的身份和信仰,就像捍卫自己的人身安全一样。

第二准则:情绪健康,"导火索"视角

如果我们的学习意愿超越了身体、思想和身份的生存,那么下一个需要考虑的就是降低情绪健康相关的学习阻碍。学生之前在学校或学习中的消极体验是一个很普遍的学习阻碍,令教师难以克服。

一些教师理解学生在学习时有身体安全需求,但可能会质疑学生面临的情绪阻碍是否在他们的职权范围内。我们会作出伪装的心理原因展现了这一点。基于第二类需求,即前面所说的情绪健康,当没有情绪信息干扰我们的学习能力、欲望或动机时,我们能学得最好。在经济合作与发展学习科学组织向教师报告的研究中,它发现我们记忆一件事情或某些信息,可能受到当下强烈的情绪状态、事情的特殊背景、自身较强的动机或当时被事情引起的注意力影响(OECD,2007,第 27 页)。

一些孩子和他们的家人就连对只是到学校都存在消极的情绪,这是影响学习的导火索。第 3 章和第 8 章讨论了贫困及其影响。一位校长服务于一个经历世代贫困的社区,她说她从一开始就关注学习者的情绪状态。许多学生的出勤率是他们最大的问题。她发现,这些学生和他们的父母对学校有强烈的负面情绪,他们从小就没在学校体会过成功的感觉。这种对学校的负面情绪随着时间的推移往往不仅没有消失,反而变得更加强烈,进一步地影响了学生正常出勤。校长发现,如果没有正面的记忆来抵消负面的记忆,学生就非常难以克服这个困难。

对此,她非常积极地与家庭和学生合作,以让他们与学校和教师建立关系。同时,调整教学,提供额外的学习支持。这些也可为其他的学生带来更好的学习机会。校长说她发现给学生和家长"构建正面的记忆"的这个过程很困难,但十分值得。学校不仅提高了学生出勤率,还令社区的学生们更好地通过九年级的学习完成了学业转衔。

这种例子说明了我们的大脑会进行自我调节。我们基于经验赋予当下的事情以情绪意义,使二者相关联,从而使得事情从某些角度上看起来很重要。在学校的情境中,这些关联可能是好的,也可能是不好的。它们可能有利于我们在学习中集中注意力,也有可能分散我们的注意力。但有件事是肯定的,即大脑会不断地寻找模式,它们会时刻不遗余力寻找和建立这种关联——不是一次,也不是两次,而是一直。

另一位校长也举了一个关于学生的类似例子,这是个很好的例子。他发现,消极的自我印象通常会使得学习者产生抑制自我的情绪状态。于是他问学生放弃的原因是什么——不想来上学,不想上某个特定的课,不想参加某项锻炼,还是别的什么原因。结果他发现学生最常见的回答是,觉得自己没有天赋:他们觉得自己做不好。

这些改变会在心理上深深地打击我们对自己的看法和感觉,而它往往是基于多年的经验,由此我们可能会抵抗过早的同化。通常,这是因为我们没有清楚地鉴别学生应该掌握什么,不应该掌握什么,从而导致学习目标模糊。或者可能是因为学生经历了来自家庭或其他生活环境的压力,情绪和认知资源被大量消耗。因此,如果发现某学习任务中需要耗费太多的智力,或需要付出很多的情绪,但又没有足够的指导,大脑经过情绪加工可能会向他们指出,这是一个"危险"区域——例如课堂。因此,他们选择逃避此项学习任务。

通过开始新的学习或遗忘之前的经历这样长期的"失活"过程可能会削弱或推翻原有的情绪关联。不过，一般来说，我们可以很好地检索到详细的记忆图表。这是真的，特别是当思想，无论痛苦的还是快乐的，不断受到强化，或加深记忆痕迹或编码时。

182

我们能"感受到"这些记忆。作为人类，这种能力既是我们独特的荣耀，又是我们的诅咒。我们有情绪，同时也承担了情绪的负担。正如经合组织的学习科学报告所指出的，积极的情绪可能有助于将来的学习取得成功。相比之下，消极的情绪则容易导致失败（OECD，2007，第25页）。[请参阅核心指导原则5(3)]

有时，学生们自己能认识到这一点，并更加努力学习。这促进了人们在**学习中的自信**，这在终身学习中都是一个重要的品质。正如小学和高中教师所说的，愿意冒险且乐于接受自己不精通某项事情是提升学习中的自信的重要心理品质。

第三准则：相关的事情引发的情绪

事情的相关性决定了人的态度。当我们认为某些事情与自己或他人高度相关时，我们就会更加重视它，给它更高的优先级。因此，相关性是动机的驱动因素——我们更关心与自己有关的东西。

相关性和对自己学习的责任是降低学习抵抗的第三个关键条件：**自我实现**。它是指为学习者与外部世界建立有意义的联系。当有自我实现的欲望时，我们就会积极学习知识、技能，提升自己的能力，以更好地理解世界，并参与其中。在这里，事情的相关性起到了重要作用，因为我们更有可能学习与我们相关的东西。

心理学研究中的一个重要学派——自我决定理论——描述了学习最为内在的动机，如自主性、能力和人际关系（Deci和Ryan，2000；Ryan和Deci，2000）。换句话说，当我们相信某些东西能帮助我们更独立地成长时，从中我们能够发展出某些必要的能力，能更加理解和参与世界时，我们更有动力学习。这些都是产生相关学习的前提。

对于人类认知系统来说，学着去发现某些事情对学习的相关性或价值，可以获得巨大的好处。由此，我们会更加具有内在的动机。因此，一种叫作大脑满意度的情绪与事情的相关性直接相关。从脑科学角度来看，权衡任一学习情况中的情绪信息都需要令人满意的"相关性"想法。

对一些教育者来说，需要分清内在动机的定义，它并不是不变的。我们不能把人们分成有内在动机和没有内在动机两个阵营。相反，当大脑建立了相关性时，我们自然会产生学习的内在动机。

大脑一直在与外部世界建立有意义的联系。它花时间收集信息，然后寻找模式来创造 183
意义。它根据所得的信息作出反应，并调动身体的能力，做出适当的行为。

基于大脑自己的计算，相关性对学习者而言很重要。而相关性在某种程度上相当于运
用：与脑所知道的其他有意义的关联和应用之间有关联，以及感觉知识是有用的。那么，如
果生存和情绪等核心需求得到了满足，还会有什么引发学习上的抵抗呢？理论上不论是有
意还是无意，学习者未感知到相关性就会引发学习的抵抗。

有些教师认识到了这一点，并努力寻求解决的办法。一位数学老师说她认为最难的部
分是让学生真正理解教学内容的用途。她说，这又回到了相关性的问题上。学生们会问：
"我为什么需要学习二次方程？"

对其他已建立相关性的教师来说，这似乎很明显。教师、家长、学校、学区都说它是相
关的。或者我们还需要在某些证件里填姓名，这也表明它是相关的。

根据佛罗里达州立大学院长兼大学教师教育主任玛西·德里斯科尔的说法，要让学习
者努力学习，必须要让他们意识到学习有一种个人的作用（Driscoll，2000，第 328 页）。这
可能被称为"大脑的收益"，或是经过衡量认为其相关性较强。这些收益可能包括任何事
情，从实现目标到情绪健康，再到获得新奇的体验（在前面的章节中有讨论）。矛盾的是，熟
悉度也可能是影响学习动机的一个因素。我们总能通过某些办法将新的学习内容与过去
的经验或当前的知识联系起来，这意味着我们的大脑正在将新的学习内容与它认为适合在
此过程中收集的其他"重要"信息相关联。我们的大脑试图更好地理解和放大它的模式，所
以这可能是一个有趣的思维方面的因素。所以结论是：这些都是情绪驱动的动机，它们能
让大脑更充分地投入学习。

从脑科学的角度来看，教师可能会换一个角度思考相关性问题，并提出这样的问题：为
什么学习者的大脑会相信今天的课无论什么内容，都与他们相关，从而有必要掌握呢？

当然，我们总是有外在动机的。让学习者知道好好上课才能通过考试、获得好成绩，能
够鼓励他们学习。但如果大脑是无意识的，如它仍觉得没必要付出努力，那它从一开始就
不太可能努力学习，往往就不会付出时间和精力去掌握和巩固知识，也不会想办法长期运
用知识。

从学习者的角度看，他们会在认知上考虑哪些因素能增强动机，这是他们考虑的相关
性。这无疑与年龄、偏好、过去的经验等有深层次的关联，这是动机学习领域的研究热点。 184
对于态度与相关性的因素，教师有如下看法：

- 有用的和用过的。

- 可用于表达我们自己或他人的。

- 易于理解的。

- 有趣的或新奇的。

- 符合我们的兴趣的。

- 受过去的经历(包括我们曾体会过的成功)激励的。

- 包括社交媒体和同龄人或其他社会关系的。

- 对社会或我们感兴趣的社区都有贡献的；换句话说，包括认为表示该实体有产出的。

- **我们做自己关心的事情**，在此中掌握的知识、技能和能力能使得我们越来越有价值的。

对此，研究抓住了一个有趣的视角。心理学家凯文·达顿(Kevin Dutton)曾与英国的许多机构合作过，他谈到了"说服"，或者是什么说服了我们在某种情况下采取行动(Dutton，2010)。他将生物学、心理学和神经科学结合起来，他建立了一个他称为认知安全系统"失效"模型，这是我们筛选相关性和作出决策的心理过滤系统，包括五个因素：简单、自我利益、不协调、自信心和同理心。

这些因素与教师们认为影响学习的情绪和态度的因素有相似之处：简单指的是认为"我可以很轻松地理解它"。不协调指的是有新奇感，同理心在一定程度上指的是希望建立关系。自信心可基于人的成功和以往的经验。

达顿有关自我利益的概念跨越了各个领域：从有用的和用过的到为社会作贡献。教师们在工作中看到学生们出于这些动机而奋斗。例如，教师们发现社区服务是学生对高中学习感兴趣的主要动机因素。先前的学习经验，如在医疗通道的急诊室里做志愿者，或对绿色设计和可持续住房感兴趣的学生为无家可归者建造快速联合住房，这些都蕴含着生产性工作的意义。这些工作本身是有意义的，人们很明显能从中获益。这可能是因为我们是群居动物，我们愿意努力帮助他人。帮助他人和我们自己突出体现了学习经验的相关性。可以说，学生是非常"自私的"。他们的内在动机是为实现许多有价值的目标而努力，由此会对学习的内容是否重要作出判断。

教育工作者致力于促进学生进行有效的思考和推理。他们想要利用大脑或与它一起有效地学习，而不是逆着它学习。然而，有一种在任何情况下都有用的"说服者"。

那就是好奇心。如前章节所说，好奇心是一种内在动机。婴儿对新事物或意料之外的事情很着迷。所以研究设计中一般采用新奇的东西。据许多研究人员报告,婴儿经常盯着新的东西。这是他们偏爱研究新奇事物的一个体现,最有可能是他们的一种生存机制,探索他们需要了解的内容(Gazzaniga,2011b)。大脑研究人员迈克尔·加扎尼加(Michael Gazzaniga)说,随着年龄的增长,这种好奇心深刻地影响了我们的社会运作机制,甚至我们的复制和模仿方式。他说人类所做的大多数事情都源于某个人聪明的想法,然后人们将其复制、再复制。他以咖啡馆为例,人们喜欢咖啡,也享受在其中进行社交,因此我们在世界各地都有类似风格的咖啡馆。

有趣的是,加扎尼加说,尽管人类的好奇心、发明和模仿无处不在,他们从出生起就会更关注新事物,但这种好奇心在其他类型的动物中是罕见的。因此,我们不仅有内在动机——正如达顿所说的大脑安全系统——而且是人类和其他灵长类动物所独有的,与此同时我们的工作和生活方式也是唯一的。

根据经合组织学习科学报告,这种内在学习动机的好处很多。专家小组说,非常有必要对这一研究领域作出更多的探索。[请参阅核心指导原则5(4)]

对挑战的强烈反应

教师们注意到,内在动机和情绪健康支持了在马尔扎诺的元分析和约翰·海蒂的教育研究中确定的几个类别。这些情绪健康与注意力、毅力和参与密切相关。例如,选择更具挑战性的任务并长时间地专注其中,可能会带来各方面的影响,包括家庭作业及我们如何勤勉且自信地加工思维意象,构建和检验我们的观点,组织我们先前的知识,甚至如何参与合作学习等。

学习动机领域的主要研究人员卡罗尔·德韦克(Dweck,2006)已经鉴别出了学习者们最近对挑战有哪些反应。有些孩子,即使是在幼儿阶段,似乎也是一直直面挑战,积极寻求策略和解决问题的方法。另一些人在面对挑战时总是退缩,无论是在尝试解决一个新的数学问题时,还是在课上大声拼写时,或是为了拼出一个很难的单词尝试在草稿上组合字母时。群体认同——学生应对挑战的方式——在许多方面往往不会随时间改变。

在一切条件都相同的情况下,我们应对挑战的方式会使我们有所不同。德韦克和他的同事们发现,如学生在特定的年龄有相应的能力,且乐于接受挑战,他们很快就能超过那些回避挑战的学生(Dweck 和 Leggett,1988)。时间一久,两组学生整体的学习方式会有很大的差异。

或许更有说服力的是,德韦克发现了学生**对自己的看法**与他们属于哪个"挑战"群体之

186

间是存在关联的。那些认为自己的智力——对自己在某一领域是否有能力的态度——是固定的人往往会避免挑战。某些事情对他们来说是一个挑战，这意味着他们未"拥有"应对这项挑战所需要的能力，那么为什么还要进行尝试，然后失败，进而证实这一点呢？

德韦克的理论是关于信念的，本章是关于情绪和态度的，那么它们之间的关系是什么？几十年来，心理学家已经证明，我们对人或物的信念与我们对它们的态度之间存在着深刻的联系。这些态度包括我们是否喜欢他们，以及我们对它们投入多少情绪资源（Eagly 和 Chaiken，1998；Fazio 和 Olson，2003）。在德韦克的研究中，持通过不断尝试、犯错和努力能变得更好的态度具有一定的功能性，持有这种态度的学生往往愿意接受挑战。时间一久，这会成为他们自我实现的动机，因为"拥抱者"善于迎接挑战。另一方面，"回避者"并没有发展出同样的韧性和自助技能，不善于坚持，也无法在学习过程中掌握大量的知识。

学生自己的大脑激励着他们

德韦克谈到了要帮助学生们建立发展性思维。她说，要让学生们明白，人类的智力并不是从出生时就固定了，而是可以通过学习来建构，这是非常有效的。

教师们发现从智力上区分学生，部分是出于了解自己大脑工作机制的目的。具体来说，当学生理解他们大脑的学习机制时，他们就可以获得激励。无论是年轻的还是年长的学习者，清楚大脑如何采取行动都能帮助他们建立自信——一切都靠自己。我们甚至不必去做或特别擅长去做，因为我们每时每刻都在学习这件事。

教师、图书馆管理员、学校管理人员和其他学校工作人员需要理解学习者在学校会面临的情绪和信心问题。简单地让学生了解大脑就能充分激励他们。教师的目标是带学习者入门，让学习者初步了解某些学习内容。学习者会乐于学习看起来不那么难的内容；他们就是为此而生的。

美国国家研究委员会关于"吸引学校"的报告描述了大量与激励学生学习相关的研究（National Research Council，2003）。通过加入对我们有益的情绪，它介绍了三个关键的观点，这里可以用三个有用的速记来描述它们：我能做、我想做和我适合做。为了获取实现目标的内在动力，学生必须相信：

187

● 我能做：学生们需要相信自己能在学习中取得成功，他们有能力而且**能够**做到。

● 我想做：学习者基于自己头脑中的优先级，在某种程度上有意或无意地找到一些想做的事情。

● 我适合做：学生们认同并认为自己符合新需求的要求，但不会过多牺牲自己的想法或情绪并完成要求建立自己的身份。

教师们经常想知道他们应该教学生什么样的脑科学知识。洛克菲勒大学参与教学内容开发项目的一组教师致力于为儿童和年轻人开发课程材料。教师们搜寻了 100 多章与脑科学相关的内容,并选择了他们认为最适合学生学习的主题。这些主题集中在大脑功能的物理属性上,如营养、体育锻炼、睡眠和压力。

但其他老师希望纳入能使孩子信服他们生来就能学习的知识,从而激发孩子的学习动机。一项针对 4 到 13 岁学生的小型研究首次探究了年轻人对大脑的了解情况(Marshall 和 Comalli,2012)。研究结果表明,最小的孩子通常知道大脑会"思考",而较大的孩子知道大脑参与了哪些感官活动,如视觉、听觉和嗅觉。在课堂实验中,研究人员发现,即使小学教师只知道基本的和不太专业的脑科学知识,也能很轻松地通过简单的课程和活动,拓宽学生的视野。正如洛克菲勒项目中的教师们所说的,这些主要强调了大脑和身体之间的联系。

然而,研究人员得出结论,要改变大脑及其在学习中的作用,我们需要的不仅仅是生物学功能方面的联系。要了解大脑的复杂角色,我们可以通过记忆、情绪调节和如何变得"聪明"来探索。

这与教师的工作直接相关,对他们来说是有价值的信息。当学生们知道大脑可以通过学习某些事物产生更牢固的连接时,他们往往会更有动力学习,更愿意坚持,挑战困难。

大脑意识激励了她的学生

教育家基纳(Keener)是一位敬业的年轻教师,她曾在纽约布朗克斯区工作,她通过神经科学告诉学生们他们能够有效地学习。

基纳现在在高中教英语,她持续教授学生们有关脑的生理学知识,告诉学生们大脑的学习机制是怎样的。她发现,仅仅是让她的学生意识到他们的大脑是如何运作的就会产生不同的效果。

基纳着迷于神经科学对课堂实践的潜在影响。她每天都在课堂上鼓励她的学生积极阅读和写作。在周末和晚上,她都在哥伦比亚大学精神病学系和纽约州精神病学研究所的神经科学实验室实习。她研究过所谓的社会性失败的老鼠,即遇到困难时更容易放弃的老鼠。

据基纳说,做神经科学的研究改变了她对学生的看法。如果她看到学生放弃学习,她会问自己,到底发生了什么使他们不那么有毅力。她会做出若干个假设。

188

她的学校位于布朗克斯区的音景（Soundview）社区，是一所转衔学校，招收在其他学校成绩落后的青少年，学校试图提升他们的成绩从而帮助他们顺利毕业。他们所获得的成功是喜忧参半的。学校的毕业率仍比其他所有学校的平均水平低 4％，许多学生很难获得学分。基纳说，这所学校为经常缺课的人——在工作中和在法庭上的青少年提供服务。有些青少年需要每天在家照顾生病的弟弟妹妹，或者被安排去做翻译工作，只因可能是家庭中英语最好的人。

面对这样的挑战，基纳发现某些学生有一种特殊的韧性。他们会想办法淡化自己的负面信念或经历，并知道他们可以成功。她认为，这对弱势社区的学生特别有帮助，因为它创造了一种不同于权威的模式，即你**必须**这样做。相反，他们知道，理解了大脑的工作机制，他们就可以做到。

基纳想知道这究竟是如何起作用的。这也是未来科学和心理学领域需要高度关注的内容。她说，如果神经科学没有找到一种方法撬动关于人类学习机制的讨论，这可能就像人类在还未启动太空计划之前就放弃了一样。

结论

情绪信息是大脑有效运作的基础。我们在一定程度上会出于情绪上的衡量来过滤刺激，选择对其中某些刺激作出回应，采取行动。因此，教师需要注意情绪对课堂学习的影响。

正如一位教师所说的，即使教师没有给学生明确的反馈，当学生解答出问题时，学生依然可能会感到快乐，因为大脑记录了学生在实现目标时产生的满意的感觉。不幸的是，如果学生在开始解决问题之前就觉得自己会失败，他甚至都不会作出尝试解决的举动。

189　　教师传授的知识并不总是与大脑显著相关。不幸的是，如果不注意情绪功能，学生可能会抵抗学习，不愿意坚持。对于学生来说，情绪赋予了学习一定的意义——我应该花时间学习些什么？学这些东西会让我有什么感受？学生们不仅在学习某些事实或过程，还在学习如何感受他们所遇到的一切。

这对教育工作者来说并不奇怪。毕竟，许多人选择成为一名教师并不仅是因为他们觉得数字、概念或文学很有趣。相反，他们体会到了学习的快乐，这是一种对学习的情绪反应。对他们来说，且在某种程度上对所有学生来说，在学习中，他们能体会到一连串快乐的情绪足迹。

情绪的产生有多种情况。在下一章中,我们将特别关注压力对学习的影响。之后,我们将继续讨论大脑如何以及为什么会对反馈和循证有反应这一关键主题。

结束篇
运用新知识
大脑中的情绪功能和态度

正如本章所说,学生不仅在学习事实或过程,也在学着如何感受它们。大脑的情绪反应是由他们遇到的信息的相关性决定的,这对他们来说是一个关键的内在动机。在这里,你可以思考一下最近的教学经验,或者你曾作为教师和学习者的经验,并从脑科学角度评估它的情绪相关性。

1. 首先,确定好你要评估的经历。你为什么选择了这个经历?你有没有想过情绪化的态度是如何起作用的?

2. 为什么学习者的大脑会相信这节课与他们相关?

3. 从认知的角度来看,哪些因素增强或促进了学习者的动机?例如,它对学生有什么作用?或者说学生是怎么利用它们的呢?

4. 它是否会因为学生曾经参加过一个相关的工作、志愿者活动或其他活动而富有意义?

5. 你会通过什么教学方式来吸引学生,从而使他们的大脑对新的学习内容感兴趣?

6. 有些学习者在掌握学习内容方面可能没有任何问题,但对于那些学得很痛苦的学生,你会如何利用学生过去在课堂内外的经历来让他们相信自己能够学会并坚持下去?什么样的情绪最能引发这样的心态?

7. 身份认同和自我认知都影响了我们对学习的情绪态度。在你的班级中,或者在一小群学生中,你能说明他们的自我感觉是如何促进或阻碍学习的吗?

190

引用
教师可用的在线、媒体和印刷资源

Gould, J. (2009). Mind-brain problem and consciousness. http://uwf. edu/jgould/documents/mindbrainandconsciousnessproblem_000. pdf

PBS Newshour (Producer). (May 20,2013). What DSM - 5, Updated mental health 'Bible,' means for diagnosing patients.

参考文献

Bechara, A. , Damasio, H. , & Damasio, A. (2000). Emotion, decision making and the orbitofrontal cortex. *Oxford Journals*, *10*(3),295 - 307.

Dalgleish, T. (2004). The emotional brain. *Nature Reviews Neuroscience*, *5*,583 - 589.

Damasio, A. R. (2001). Reflections on the neurobiology of emotion and feeling. In J. Branquinho (Ed.), *The foundations of cognitive science*. Oxford: Clarendon.

Deci, E. L. , & Ryan, R. M. (2000). The "what" and "why" of goal pursuits: Human needs and the self-determination of behavior. *Psychological Inquiry*, *11*,227 - 268.

Driscoll, M. (2000). *Psychology of learning for instruction*. Boston: Allyn & Bacon.

Dutton, K. (2010). The power to persuade. *Scientific American Mind*, *21*(1),24 - 31.

Dweck, C. (2006). *Mindset: The new psychology of success* (Chapter 1). New York: Random House.

Dweck, C. S. , & Leggett, E. L. (1988). A social-cognitive approach to motivation and personality. *Psychological Review*, *95*,256 - 273.

Eagly, A. H. , & Chaiken, S. (Eds.). (1998). *Attitude structure and function* (Vol. Handbook of Social Psychology). New York: McGraw-Hill.

Ekman, P. (1992). An argument for basic emotions. *Cognition and Emotion*, *6*(3/4),169 - 200.

Fazio, R. H. , & Olson, M. A. (2003). Attitudes: Foundations, functions, and consequences. *The Sage handbook of social psychology*. London: Sage.

Gazzaniga, M. S. (2011a). The parallel and distributed brain. *Who's in charge? Free will and the science of the brain* (pp. 43 - 73). New York: Harper Collins.

Gazzaniga, M. S. (2011b). *Who's in charge? Free will and the science of the brain*. New York: Harper Collins.

Giedd, J. (2008). The teen brain: Insights from neuroimaging. *Journal of Adolescent Health*, *42* (4),335 - 343.

Gogtay, N. , Giedd, J. , Lusk, L. , Hayashi, K. M. , Greenstein, D. , Vaituzis, A. C. , ... Thompson, P. M. (2004). Dynamic mapping of the human cortical development during childhood through early adulthood. *Proc Natl Acad Sci*, *101*,8174 - 8179.

Goleman, D. （1995）. *Emotional intelligence: Why it can matter more than IQ.* London: Bloomsbury.

Hawkins, S. M. , &. Heflin, L. J. (2011). Increasing secondary teachers' behavior-specific praise using a video self-modeling and visual performance feedback intervention. *Journal of Positive Behavior Interventions*, 13(2),97 - 108.

Hayes, J. P. , Morey, R. A. , Petty, C. M. , Seth, S. , Smoski, M. J. , McCarthy, G. , &. LaBar, K. S. (2010). Staying cool when things get hot: Emotion regulation modulates neural mechanisms of memory encoding. *Frontiers in Human Neuroscience*, 4,1 - 10.

Howard-Jones, P. , Pollard, A. , Blakemore, S. -J. , Rogers, P. , Goswami, U. , Butterworth, B. , ... Kaufmann, L. (2007). Neuroscience and education, issues and opportunities: A TLRP commentary. http://www. tlrp. org/pub/documents/Neuroscience Commentary FINAL. pdf

Immordino-Yang, M. H. (2007). We feel, therefore we learn: The relevance of affective and social neuroscience to education. *Mind, Brain, and Education*, 1(1).

Immordino-Yang, M. H. , &. Faeth, M. (2009). The role of emotion and skilled intuition in learning. In D. A. Sousa (Ed.), *Mind, brain, and education* (pp. 66 - 81). Bloomington, IN: Solution Tree.

Kandel, E. R. , Schwartz, J. H. , Jessell, T. M. , Siegelbaum, S. A. , &. Hudspeth, A. J. (2013). *Principles of neural science* (5th ed.). New York: McGraw-Hill Medical.

Kern, L. , &. Clemens, N. H. （2007）. Antecedent strategies to promote appropriate classroom behavior. *Psychology in the Schools*, 44,65 - 75.

Kober, H. , Barrett, L. F. , Joseph, J. , Bliss-Moreau, E. , Lindquist, K. , &. Wager, T. D. (2008). Functional grouping and cortical-subcortical interactions in emotion: A meta-analysis of neuroimaging studies. *NeuroImage*, 42,998 - 1031.

LeDoux, J. (2003). *Synaptic self: How our brains become who we are.* New York: Viking Penguin.

Marshall, P. J. , &. Comalli, C. E. (2012). Young children's changing conceptualizations of brain function: Implications for teaching neuroscience in early elementary settings. *Neuroscience Perspectives on Early Development and Education*, 23(1),4 - 23.

Maslow, A. H. (1943). A theory of human motivation. *Psychological Review*, 50(4),370 - 396.

National Research Council. （2003）. The nature and conditions of engagement. In Committee on Increasing High School Students' Engagement and Motivation to Learn (Ed.), *Engaging schools:*

191

Fostering high school students' motivation to learn (pp. 31 - 59). Washington, DC: National Academies.

OECD. (2007). Understanding the brain: The birth of a learning science. Paris: OECD Publishing. doi: 10. 1787/9789264029132-en

Office of Special Education Programs. (2013). Effective schoolwide interventions. *Technical assistance center on positive behavioral interventions and supports.* http://www. pbis. org

Panksepp, J. (1998). *Affective neuroscience: The foundations of human and animal emotions.* New York: Oxford University Press.

Popescu, A. T. , Saghyan, A. A. , & Paré, D. (2007). NMDA-dependent facilitation of corticostriatal plasticity by the amygdala. *Proc Natl Acad Sci*, *104*(1),341 - 346.

Purves, D. , Augustine, G. J. , Fitzpatrick, D. , Hall, W. C. , La Mantia, A. -S. , McNamara, J. O. , & White, L. E. (2008). *Neuroscience.* Sunderland, MA: Sinauer.

Ryan, R. M. , & Deci, E. L. (2000). Self-determination theory and the facilitation of intrinsic motivation, social development, and well being. *American Psychologist*, *55*,68 - 78.

Society for Neuroscience. (2008). *Brain facts: A primer on the brain and nervous system.* Washington, DC: Society for Neuroscience.

Sowell, E. R. , Peterson, B. S. , Thompson, P. M. , Welcome, S. E. , Henkenius, A. L. , & Toga, A. W. (2003). Mapping cortical change across the human life span. *Nature Neuroscience*, *6*, 309 - 315.

第8章 压力

核心指导原则 6 继续聚焦有利于我们学习的身体条件。在本章中,我们将探讨压力在学习中所起到的复杂作用。压力、健康和情绪以复杂的方式相互影响——对教育工作者来说,理解压力的作用不论是出于教学还是保持自己的健康都很重要。

学习要点

1. 压力是身体对引起恐惧、沮丧、愤怒或紧张的事件或情境的反应。

2. 压力非常复杂,因为它与健康和情绪都有相互作用。

3. 压力会产生一系列的生理效应,以唤醒个体身心,使其应对挑战。

4. 急性压力是对特定事件的短期反应,称为压力源(stressor)。短暂的压力爆发有利于学习。

5. 慢性压力是由长期的压力源如环境、社会或心理条件导致的,它会影响正常的健康状态和学习情况。慢性压力似乎会损害记忆,并抑制海马体中产生新的神经元。

6. 当情绪信息进入大脑时,杏仁核会将其传递到前额叶皮层,学习会在那里向前或更低处移动,"战斗、逃跑或冻结"的反应会被激活,学习和记忆获取的机会有限。

7. 新的研究表明,个体在急性压力和竞争性压力(比如测试)中的表现存在差异,这可能是因为个人脑内控制应激激素释放的基因不同。

8. 我们如何认知压力事件最终决定了我们的生理反应。控制对事件的认知可以帮助个体避免轻到中度压力带来的不利影响。

9. 为了充分利用学习时间,我们鼓励教师采取策略减轻学生的不良情绪,如恐惧、焦虑、无聊或沮丧。此外还有压力源,如噪音和干扰,因为它们可能会干扰神经网络顺利地传播到大脑皮层。

引言

考试前有点紧张是正常的，这有利于提高注意力，帮助我们更好地发挥。危险来临时担忧的心态可以帮助人集中精神，并触发身体相应的生存行动。即使是来自截止日期的压力也是有用的，它能促进一些拖延者尽快作出行动。这些都是大脑面对短期可控压力时的好处。然而，过多的压力或慢性压力可能会伤害身体、扰乱大脑，从而损害记忆、阻碍学习。

压力可能会令人困惑，尤其是对教育者来说。有多大的压力算是压力过大？这几乎是不可能知道的。因为人们对压力的情绪反应和身体反应是高度个体化的。同一个班级的学生，他们同样为考试做了充分的准备，同样有清晰的知识体系，为什么有些学生对于考试就信心满满、表现出色，而有些学生一到考试就紧张得大脑一片空白呢？在上课时，一些学生对教学内容很感兴趣，而另一些学生则注意力分散，百无聊赖，甚至害怕学习，几乎没有认真听完一节课，此时教师应该教授多大难度的学习内容呢？

压力非常复杂，因为它与健康和情绪都存在相互作用。[请参阅核心指导原则6(3)]科学研究可能无法解释每一种个体的情况，但研究让我们更清晰地了解到为什么有些压力有利于学习，以及个人对事件或情境的感知如何影响其应对压力的方式。

最近，人们越来越多地开始探索特定的基因是如何决定人应对压力的方式的，如为什么我们中的一些人（"战士"）在压力下能越挫越勇，而有些人（"忧虑者"）会遭受打击，尤其是在风险较高的考试中。

研究中的新发现和有影响力的教育工作者的课堂教学内容，可能有利于教师更好地了解学生或他们自己承受压力时会发生什么。这些最近的发现能帮助我们了解如何应对压力和有压力的情境，甚至能将大脑的压力反应转化为积极的行动。[请参阅核心指导原则6(3)]

194

压力、痛苦和焦虑

谈论压力存在的一个困难是，不论是在科学界还是在人们的日常谈论中，压力没有统一的定义。对于学习和大脑来说，区分急性（或短期）压力和对精神和身体造成损害的慢性压力是很有用的。认识到压力和焦虑之间的区别也很有用。

压力是身体对引发恐惧、沮丧、愤怒或紧张感事件或情境的反应。专门研究压力的科学家将其定义为任何威胁到身体功能正常平衡的外部刺激。产生压力的事件可被称为**压力源**。较强的压力源是心理方面的压力和身体方面的压力。心理压力，如缺乏或失去控制感，可能会导致生理上的反应(Society for Neuroscience, 2008)。

急性压力是一种身体准备自卫的情况。面对这种压力反应时我们通常会自我调节,当压力事件结束时,压力也就消失了。与学习结果相关的急性压力可能包括面临重要测试、无法理解新的学习内容、在课程中落后、被新的任务淹没或者受噪声等环境因素的影响(见图8.1)。

资源

教师可用的在线、媒体和印刷资源:Society for Neuroscience, 2013。(请参阅本章末尾的引用部分)

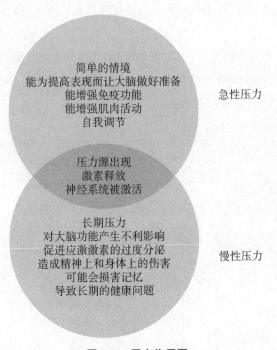

简单的情境
能为提高表现而让大脑做好准备
能增强免疫功能
能增强肌肉活动
自我调节

急性压力

压力源出现
激素释放
神经系统被激活

长期压力
对大脑功能产生不利影响
促进应激激素的过度分泌
造成精神上和身体上的伤害
可能会损害记忆
导致长期的健康问题

慢性压力

图 8.1 压力作用图

另一方面,**慢性压力**是由慢性的或持续的压力源引起的,包括长期的环境、社会和心理压力等。根据神经科学协会出版的关于大脑和神经系统的新入门电子书,如果慢性压力不受控制,会抑制海马体中新神经元的产生,这会损害记忆,导致高血压、糖尿病和许多其他的健康问题。

学生学习环境中可能存在的慢性压力包括贫困或糟糕的家庭环境带来的影响。正如第3章所说,动物研究表明,贫困的环境会导致皮质灰质减少。例如,研究表明,来自贫困家庭中的儿童,其压力激素可能高于来自中产阶级和富裕家庭的儿童(Hackman, Farah 和

Meaney，2010；Lipina 和 Posner，2012）。压力激素会增加焦虑，并影响学校的学习。正如一位教师所说的，我们不太好理解这一发现。许多人来自中产阶级，他们很可能喜欢学校，喜欢学习他们所选择的专业。因此，教师补充说，很难想象孩子们在学校会有如此不同的体验，觉得上学很难，甚至很可怕。不同的人对学校有不同的感受，所以我们必须进行个性化教育，这对于教师和学校行政人员来说是很重要的。

急性压力和慢性压力都是由压力事件引发的。对于这两者，应激激素都会激活神经系统。急性压力事件结束时，压力就消失了。慢性压力是持续的，而且可能会产生长期的影响。

195　　　　**焦虑(Anxiety)**和压力的定义不同。它通常指的是一种恐惧、不安或担忧的感觉（见图8.2）。这种感觉在压力源消失后会继续存在。有时，我们不清楚焦虑的来源。如干扰日常功能的恐惧、恐慌症发作或强迫性行为等焦虑症，通常被认定为精神疾病（Owens，Stevenson，Hadwin 和 Norgate，2014；University of Maryland Medical Center，2011）。

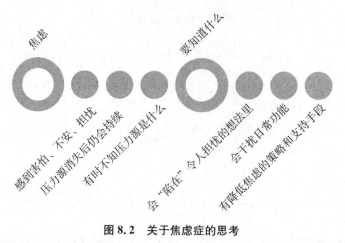

图 8.2　关于焦虑症的思考

196　　　　焦虑症状各不相同，从感到如履薄冰到总是很紧张，再到表现出毫无根据的恐惧、强迫性的想法和行为，或如颤抖、疼痛或肌肉紧张等身体症状。许多儿童和年轻人有时会感到恐惧，教师可以教他们一些简单的应对技巧，这会很有帮助；接下来我们将介绍这些技巧。

然而，首先应该提的是，有一些年轻人会"陷在"令他们担忧的想法里，需要专业的干预。这种焦虑症需要专业人士仔细评估，以便有效地治疗。焦虑症的范围很广，包括导致过度缺课和避免社交活动的广泛性焦虑，过度专注于某个思想和重复性行为（强迫症，

OCD),身体和社交恐惧症、惊恐发作,或因过去的创伤或虐待或现在的经历而导致的创伤后应激障碍。也可能因存在特别的需要而产生多种情况并存或以复杂的方式相互作用。对于儿童和青少年表现出的正常的担忧,给出他们实际的建议有助于降低压力,帮助他们更好地管理压力。建议并不是通用的,无法在任一情况下,对任一学习者都有用,但教师们可以学一些通用的建议,以便灵活运用。许多应对策略并不新鲜。真正理解压力能够帮助教师认识到为什么不仅教学生应对焦虑的策略很重要,教他们何时使用这些策略也很重要。

减轻压力的第一步很简单,首先通常要注意到它。简短地发表评论但不进行判断、责备或指责,这表明成年人关心学生并想要理解他们。倾听和帮助儿童和青少年使用语言而非行为进行交流:"那看起来一定是不公平的。""接下去发生了什么?""你觉得那会怎样?"鼓励孩子们想一些简单的问题,这有利于解决问题——然后学生得以继续前进。不要谈太久,让对话变得太冗长。

在减轻压力时,教师和家长应该考虑学生对时间的安排。例如,中学里的青少年慢慢成熟,他们应有更多的自我时间管理技能。学生们还不知道如何管理自己的时间,很容易给自己规划过多的任务。有一种简单的解决方案是帮他们明确各时间段内应做的事情。尤其是年轻人有时会错以为一天不止 24 小时,总是超时安排活动,尤其是考虑到还有吃饭、睡觉、放松、做家务,甚至往返学校等活动。

学生需要学会自己分配时间。教师可以鼓励家长和其他照料者对学生所做的时间规划保有耐心,不用试图帮他们纠正每一个问题,为他们提供解决方案上的指导是有益的,有时也是必要的。同时让学习者积极参与计划制定,也能帮助他们提升相关技能。孩子们需要在安全、受支持的环境下提出解决方案,成为良好的问题解决者,建立终生受用的弹性学习技能。

在提升这项技能的过程中,学生难免碰到一些困难,出现一些忧虑,教师应该鼓励他们进行积极的自我对话:"这对我来说很重要,没关系,我竭尽全力,就能学到更多。"有时,学习者需要一些方法来正确看待自己的忧虑,尤其是在中学时期,这时他们才刚开始了解自己与他人和外界的关系。忧虑反反复复,来了又走,每个人都会经历,这很正常。值得注意的是,倾诉、享受和感恩可以抵消压力和短暂的焦虑,使我们能够重新集中注意力,并"以不同方式思考"我们如何解决现在的问题,有利于学习者免于"陷入"忧虑。

第 7 章介绍了有关情绪对学习的影响以及如何在课堂上帮助学生的观点和策略。第 6

197

章介绍了身体健康的必要性，如睡眠、锻炼和营养，所有这些如未得到满足都会危害我们的健康，使我们易受压力和焦虑的侵袭。健康的身体利于心智健康发展，而教师需要帮助学生更加了解两者之间的关联。第9章讨论了大脑对反馈和循证的使用，包括有效的形成性评估是如何帮助学生感到自信的。这帮助学生减少了压力，因为学生展现了他们知道的知识和能做的事情，通过对个人成长的支持性反馈，帮他们建立积极的体验。

教师可以教孩子们这些内容，给他们安慰和信心，包括大脑和身体是如何在需要时为我们工作的。让孩子平静下来的策略包括，教他们在考试前通过调节饮食和睡眠来降低焦虑，在焦虑时感受呼吸，通过数数减慢呼吸。即使是年幼的孩子也可以做一些与降低大脑压力相关的其他放松练习，使大脑能够有效地工作：

● 在椅子上坐直，双脚牢牢地压在地上，伸展身体，头"尽可能抬高"，同时慢慢数到五。教学生感受头部以下身体的每一块肌肉，有意识地放松肌肉。重复三遍，然后放松身体。帮助年轻学生用离散的和习惯性的方式学着这么做，能长时间地坚持下去，之后在初中和高中都能使用。就算是之前没有学过的学生，仍然可以学习，并受益匪浅，年龄不是问题。

● 有效地深呼吸，深吸一口气，使其充满横膈膜，并教孩子们辨别横膈膜向下移动至何处时，肺部可以完全膨胀。首先，把手在上腹部，以便更好地感觉到肺部的膨胀。再一次深呼吸，一定要多重复几次。呼吸浅和肌肉紧张是身体面对压力时的反应，这不利于学习。它使得我们身体内氧气减少，令我们的健康状态变差。如果大脑将担心和焦虑的感觉与当前学校的任一挑战建立了无益的关联，可能导致学生未来出现回避行为。

● 还要告诉孩子们，心理可视化不仅适用于他们在电视上看到的优秀运动员。孩子们也可以短暂地闭上眼睛，将指尖轻轻地放在额头上，手掌放在脸颊上，想象一片安静的风景。教师可以给孩子们提供一些图片作为示例，这是十分有效的。孩子们可以根据这些示例自由思考并作图。通过这种方式构建自己的经历，可以帮助我们建立生动的记忆，从中获得终生的支持。将视觉与动觉连接起来可以让我们的大脑在发现并进行身体关联时不会对这些有用的技术"太冷酷"。问任何一位顶级运动员，他们都不会放弃对他们有用的东西。

还要记住，教学是一种充满压力的职业。作为教师和领导者，我们所做的事情代表了我们要传达给学生的观点。运用这些应对策略可使我们变得更好，且能成为学生的榜样。英语教师教授令人振奋的文学段落，比如鲁德亚德·吉卜林（Rudyard Kipling）在《如果》诗篇中的开头："如果所有人都失去理智，咒骂你，你仍能保持头脑清醒……"应对的方法之一包括在学校倡导适当的和有效的方法，从而为教师、其他工作人员和学生营造积极的氛围。

这是通往身心健康的一条重要道路。

压力反应

在有压力的情况下,身体的神经系统会被各种方式地激活。在大脑中,神经递质,如多巴胺,会释放信号,促进肾上腺分泌激素,将其释放到血液里,从而产生一系列使身心进入唤醒状态的反应,使其能够应对挑战(Society for Neuroscience,2008)。

调节压力作用的关键脑区是海马体和前额叶皮层,我们已经知道,这两者都和学习及记忆紧密相关;此外还有与情绪反应有关的杏仁核(Sandi 和 Pinelo-Nava,2007)。

一些主要的应激激素是肾上腺素和皮质醇(或人类体内的糖皮质激素)。当在战或逃反应的情况下被释放时,它们可以提高大脑性能,增强免疫功能和肌肉活动。当压力结束或得以缓解时,神经系统通常会试图恢复身体的正常状态(Society for Neuroscience,2008)。

神经科学学会继续报告说,对老鼠的研究表明,这些激素如过多可能会使大脑老化,导致海马体神经功能损伤,我们早就知道海马体对压力是高度敏感的了。慢性压力,即压力长期存在,似乎会导致应激激素分泌过多,对大脑功能产生不利影响,抑制海马体新神经元的产生并损害记忆。过多的压力激素也被证实会抑制免疫功能,导致高血压和糖尿病,并导致睡眠丧失和其他健康问题。

朱迪·威利斯(Judy Willis),加州教师教育家和作家博士,同时也是神经学家和前中学教师,她提出了另一种尤其有效的看待压力反应的方法。当她发言时,教师们会倾听,她在教育工作者会议上的演讲证明了这一点。威利斯基于研究建立了一种解决学生压力的方法,她的研究表明情绪,尤其是压力和恐惧,会影响边缘系统的过滤,而感官信息必须通过过滤才能到达信息被整合为记忆的区域(Willis,2012b)。

杏仁核和海马体都是边缘系统的一部分。威利斯说,在压力期间,研究人员报告的一些证据表明,对生存并非至关重要的感官输入可能会被杏仁核阻拦至更高级的皮层处理区域(Pawlak,Magarinos,Melchor,McEwen 和 Strickland,2003)。

为了帮助教师和学生了解大脑中的压力反应机制,威利斯将杏仁核描述为"转换站"。当新信息出现时,杏仁核将其传递到"高反射的前额叶皮层",在这里,有意识的思维、逻辑和其他认知层面可以回应信息或者是将其传送到"低反应性大脑区域",此处"战斗、逃跑或冻结"反应会被激活,而学习和记忆获取的机会就会变得有限(Willis,2012a)。

为了充分利用学习时间,威利斯倡导利用有效的教学策略来减少学生的恐惧、焦虑、无聊或沮丧等任何会阻碍大脑处理新信息的情绪。她说,出于生存,杏仁核为反应性大脑中

199

200 枢准备自动化行动，以应对身体安全所遭受的威胁，这是合理的。威利斯进一步指出：这不是学生在学习时需要的反应。例如，认为测试或评价对自己来说是威胁的学生会产生强烈的、慢性的情绪压力反应，这会引发考试焦虑。许多学校并不是在致力于给学生提供最适宜的学习条件，也不是在为有效的学习方法营造最适宜的环境，而是在努力降低学生的考试焦虑——这是神经科学、认知心理学和教育科学研究三种学习科学之间的重要联系。例如，早在 20 世纪 80 年代，教育科学研究就探索了焦虑的影响因素、原因、作用和治疗方法（Hembree，1988）。这对学校来说是一个重要的问题，因为收集学生的学习信息，也能给学生带来巨大的学习收益。（见第 9 章"大脑中的反馈和循证"）

复原力教育

教师缓解压力的策略

无论是在课堂学习中还是考试中，帮助学生避免用有压力的或恐惧的眼光看待学习，都是朱迪·威利斯采取的所谓"弹性教育"方法的关键（Willis，2012b）。

她说，冒险对大多数孩子来说是学习的一部分，但走出舒适区会让他们感到压力。考试只是一种压力源，此外还包括害怕犯错，在课堂上因感到太尴尬而无法提问或回答问题，由于对学习内容不够熟悉或觉得与自己无关而感到无聊或沮丧，或因随着年级升高，相应的学习要求不断提高而感到不知所措。

出现这些情况时，要注重采取减轻压力的措施，以便学生能够积极地学习。威利斯说，在某种意义上，她的目标在于神经系统：帮助学生建立杏仁核与有更高级认知能力的前额叶皮层之间的联系。她告诉教师们她想要促进观点的整合，教师们知道这个意思是**建立意义**（*meaning making*）（参见第 3 章和第 5 章关于教学设计的内容）。威利斯还希望促进长期记忆中的信息管理，以便使学生辛苦学来的知识保持活跃。但她希望它不受压力的负面影响，不希望环境干扰正常的神经传输；相反，她希望大脑能有效地学习。

威利斯推荐的一个策略是她巧妙地称为"SYN NAPS"的方法。即教师变更学习活动中途的休息时间，它可让大脑的化学物质得到补充，让杏仁核"冷静下来"。她说，同一活动做 10 分钟会耗尽记忆和注意力所需的神经递质（Willis，2012a）。

尽管威利斯本人是一名神经科学家,也坚持发表精准的科学言论,但她在和教师沟通时使用了易懂的词汇和术语,以便进行有效的思想交流。她代表新一代科学家向重要的利益相关者和受众宣传了已有研究成果,因为她不想因为信息的呈现方式问题阻碍重要观点的传递。

威利斯还试图找到可以识别可能与教师直接相关的条件——行动配对的路线(见第 5 章)。威利斯的建议并不复杂,也不需要科学知识就能理解,它包括设定**"可实现的挑战"**,通过避免无聊和挫折来防止压力。她将可实现的挑战定义为**"学习者有能力(或发展能力的技能)实现一个有野心的目标的挑战"**。过于困难的挑战会让人绝望,而太容易的挑战可能让人无聊。威利斯说,可实现的学习挑战将诱导杏仁核将新信息传递到前额叶皮层,促进学习和记忆获取。

> **资源**
>
> 教师可用的在线、媒体和印刷资源:Willis, 2009。(请参阅本章结尾的引用部分)

此外,威利斯大力倡导向学生教授脑的工作机制,以帮助他们发展她和其他人(如原研究员卡罗尔·德韦克)所说的"发展性思维方式"(见第 5 章关于教学设计的内容)。威利斯说,当你教学生关于大脑的知识,特别是关于神经可塑性和压力对高级大脑思维的影响时,他们会更专注于自己的学习,即使面临挫折时,也更愿意坚持学习。

压力到某个点上是有益的

关于压力如何影响认知表现的研究可以追溯到 1908 年,当时两位研究人员,罗伯特·耶克斯(Robert Yerkes)和约翰·多德森(John Dodson),首次发现压力和认知表现之间存在显著的关系。他们的研究对象是跳舞的老鼠,相关的压力测试是在实验室里做一项特定的任务。研究人员发现,当老鼠做一项简单的任务时,它们的表现会随着压力(也被称为唤醒水平)的增加而改善。就算任务变难,他们的压力水平上升,他们的表现也会继续改善。但达到最高水平的唤醒时,小鼠的性能会受损,如图 8.3 所示。

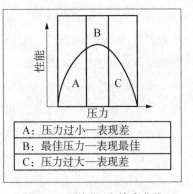

图 8.3 耶克斯-多德森曲线

201

简而言之，耶克斯-多德森定律确立了这样一个概念，即急性压力对认知表现有益，但只是在一定程度上。研究人员的研究为几十年来对压力水平与大脑功能和行为表现关系的探索奠定了基础。

如今，人们普遍认为压力是学习和记忆强大的调制器。结合神经生物学和心理学，研究人员正在进一步完善他们对这种关系的理解。压力对认知表现是有益的、有害的还是偶然的，受到许多因素的影响。研究者经常探究的因素包括释放到大脑的压力激素水平、压力来源、压力持续时间、压力强度、压力时间、记忆阶段和学习类型等（Sandi 和 Pinelo-Nava，2007）。例如，当压力来源于内在，换句话说，当压力与学习环境直接相关时，它对记忆有什么影响；当压力来源于外在，或完全超出预期的学习环境，比如意料之外的噪声、物体破碎的声音等，对记忆又有什么影响。这些都是研究者积极探究的因素。

此外，压力发生在记忆巩固阶段还是检索阶段是否会造成影响？一些研究表明，编码过程中出现的压力源通常有利于构建生动的记忆。身体好像在说，"记住这个！"我们可能会记住压力出现的时刻发生的事情，这也许是人类的一种生存机制。相较之下，当我们试图获取一份记忆时，压力似乎会产生阻碍，它分散了人们的注意力，通常会损害记忆和回忆（Diamond，2005；Sandi 和 Pinelo-Nava，2007）。

暂时的压力促进了神经元的增长

加州大学伯克利分校的研究人员准确地揭示了短暂而急性的压力促进大脑表现的机制。丹妮拉·考弗（Daniela Kaufer）是综合生物学的副教授，她与在大学海伦威尔斯神经科学研究所的团队在对老鼠的研究中发现，重大但短暂的压力事件会使得老鼠大脑中的干细胞增殖，且就在两周后，老鼠的心理表现就得到了改善。

间歇性压力事件有利于大脑保持警觉，考弗（引自 Kirby 等，2013）在一篇大学新闻报道中解释说，在警觉的状态下，我们会表现得更好。考弗说她对急性和慢性压力影响记忆的机制特别感兴趣。许多研究表明，慢性压力会提高糖皮质激素应激激素的水平，从而抑制海马体中新神经元的产生，损害记忆。但她想知道暂时的压力对神经元的增长有什么影响。为了了解这一情况，研究小组把老鼠关在笼子里几个小时，使它们承受急性但短暂的压力。此种情况下的压力激素水平与遭受慢性压力时的激素水平一样高，但仅维持了几个小时。此时的压力剂量使海马体中脑细胞的增殖增加了一倍，特别是在背齿状回中，这是成人大脑中发生新的脑细胞增长的两个区域之一，它对糖皮质激素应激激素高度敏感。

研究人员发现，遭受压力的大鼠不是在压力事件发生两天后表现得更好，而是在事件发生两周后表现得更好。通过采用特殊的细胞标记技术,研究人员确定了由急性应激触发的新神经细胞与两周后新任务学习中产生的新神经细胞是相同的。

在生存方面,考弗解释说神经细胞增殖并未在压力出现后直接对被试产生有利影响。新细胞需要逐渐变得成熟,成为能够发挥作用的神经元。但在自然的环境中,急性压力总是定期发生。考弗说,这会让老鼠更加适应环境和挑战。她最终得出了积极的结论:压力可以让我们变得更好。关键是压力有多大、持续多久以及我们如何看待压力。

考试中的战士基因和担忧者基因

同一班级中的学生,他们都为考试做了充分的准备,有清晰的知识体系,为什么有些学生面对考试时很有热情,而其他人在考试时却紧张得大脑一片空白呢? 我们处理急性压力的方式是一个情绪和生物学相互作用的复杂过程。但如

资源

教师可用的在线、媒体和印刷资源:Bronson 和 Merryman,2013。(请参阅本章末尾的引用部分)

203

能在压力和竞争下表现得更好,这可能与一种能调节前额叶皮层清除多巴胺(发出压力荷尔蒙释放信号的神经递质)速度的基因有关。

不列颠哥伦比亚大学发展认知神经科学教授阿黛尔·戴蒙德(Adele Diamond)解释说,当多巴胺淹没前额叶皮层时,它会干扰问题解决和推理功能,就像引擎充满了太多的燃料而四处溅射一样。

管理清除多巴胺的基因被称为 COMT 基因。它有两个变体:其中一种变体会使得酶在压力期间慢慢地去除流入大脑的多巴胺;另一种变体能使酶迅速清除多巴胺。

204

科学家推测,这种快速行动的变体可能在具有威胁性的环境(需要人们尽最大的努力作出最好的表现)中特别有用,因此被称为"战士基因"。清除多巴胺速度更慢的基因被称为"担忧者基因",这似乎是最近进化出来的,可能在复杂的环境(需要人们大量的记忆和注意力的任务)中特别有用。一些研究人员说,这两种变体的持久度表明,这两种策略会在不同情况下产生不同的潜在优势(Stein 等,2006)。

那么,在学习时,哪一种基因变体更有帮助呢? 据研究人员说,这取决于具体的情况。在正常情况下,也就是没有急性压力时,研究表明,清除多巴胺速度慢的基因在需要工作记忆和注意力的任务中具有认知优势,且随着教育水平的增加而增加。但在压力刺激下,比如在考试时,随着他们集中注意力和问题解决能力的提升,认知优势会转移到那些有"战士基因"的人身上。相反,急性压力会阻碍那些具有"担忧者基因"的人的表现。

中国台湾地区的研究人员研究了参加初中学生基本能力测试的学生的此种基因在高压环境中的表现。直到最近，该项测试还确定了 20 万名中学学生中谁能进高中，其中又有谁能上最好的学校。

台湾师范大学科学教育中心的研究人员通过对近 800 名学生的血液测试来确定他们的 COMT 基因变体，结果发现表现优异的学生中有慢效酶的学生平均得分相较于有快效酶的学生低 8%。研究人员向《纽约时报》描述了这种情况，就好像一些 A 和 B 学生在考试时互换了位置。

中国台湾地区如今为所有学生提供 12 年义务教育，已不再举行台湾地区统一测试。尽管如此，随着对教育问责制的呼声激增，学生和教师进行高风险标准化考试的压力也越来越大。正如本研究所示，在正常情况下表现很好的学生不一定在考试中表现得很好。

在另一项研究中，英国研究人员关注了工作记忆在考试压力中的作用。他们发现，当工作记忆不佳时，压力提升，考试成绩较差。当工作记忆良好时，即便有压力，学生也能取得较好的成绩。

在这项研究中，来自几所学校的 96 名 12 到 14 岁的学生通过计算机测试完成了压力和工作记忆的测量。然后学生们接受认知能力和数学测试。这项研究让我们进一步了解了考试中的压力何时会产生负面影响。剑桥大学的研究员马修·欧文斯（Matthew Owens）博士在南安普敦大学进行的研究表明，有时适当的压力确实可以激励学生取得成功（Owens 等，2014）。

感知对……而言很重要

虽然关于压力和认知的作用我们还有很多东西需要学习，但教师和家长们都知道，当学生感到焦虑或恐惧时，他们无法很好地学习。而且，尽管不能忽视基因和生物学的作用，但我们看待压力事件的态度最终决定了我们的生理反应。调整你对事件的感知可以改变你在面对压力时的表现。神经科学学会（Society for Neuroscience，2008）表示，如果某个事件或情况对你来说似乎没有压力，那么你可以在很大程度上避免轻至中度压力带来的有害影响。

在一系列研究中，罗切斯特大学杰里米·杰米森（Jeremy Jamieson）的研究揭示了改变心态可以帮助学生应对压力（Jamieson，Mendes 和 Nock，2013）。他的研究表明，被告知压力实际上能提高表现的大学生平均得分比对照组的学生高出 6%。杰米森的研究聚焦于压力感知对参加美国研究生入学考试（Graduate Record Examination，GRE）的学生所产生的影响,但体育教练、表演者、应急响应人员等都找到了将压力转化为动力的方法,或者至少是防止压力产生负面影响的方法。

结论

压力在现代社会中是如此普遍,以至于要求教师在教室里解决这个问题似乎是不公平的,甚至是不可能的。但是,通过理解不同类型的压力,了解压力是**如何**影响学习的,以及从大脑加工的角度来看,为什么某些类型的压力可能对学习有益,而有些则非常不利,教师能够从中有所收获,也能减轻自己教学方面的压力。

也许最重要的一点是,虽然基因和生物学的作用很重要,但我们如何看待充满压力的事件,最终会塑造我们的身体对它们的反应。教师可以利用他的知识,通过减少可能导致课堂压力的因素来帮助学生减轻压力。对于教师和学生来说,科学表明,通过学习调整我们对事件的感知,减少它们对我们的压力,我们可以在很大程度上避免许多有害的影响,并帮助大脑建立促进学习的连接。

结束篇

运用新知识

压力

正如本章所说,压力会触发物理变化,这些变化可能与大脑在学习中的反应直接相关。虽然短暂爆发的压力有时可能是有益的,但人们担心的是,一些急性压力和大多的慢性压力都会干扰学习。在这个练习中,教育者需要确定压力源,并在可能的情况下,找出有用的办法来消除或减少压力。

1. 找出导致学生、同事或你自己产生急性压力的一些可能的原因,这些原因可能直接与学生的学习环境相关。

2. 导致学生在学校遇到的慢性或长期压力的可能的原因是什么?

3. 对于你所学习或工作的物理环境所带来的压力,你能做些什么来消除或减少它们呢?

4. 我们很难定义压力,因为它对每个人的影响不同。你注意到(或过去曾看到)哪些迹象可以帮助你识别学生处在压力状态下?

5. 假设你注意到当一些学生在课堂上被要求大声朗读时显得特别苦恼,你会采用什么策略来帮他减轻压力？

6. 考试是许多学生的一个压力源。在设计课程和准备测试学生的阅读理解时，教师可以采用哪些针对性措施来减轻学生的压力？

7. 无聊或沮丧也会产生压力、阻碍学习。教师可以采取哪些措施来帮助学生？

8. 朱迪·威利斯和其他教师教育工作者发现，当学生了解了学习如何影响他们的大脑，尤其是压力如何妨碍或促进他们的学习时，他们往往能更好地坚持下来，在逆境中展现出更强的毅力。你认为本章中的哪三点有助于学生（或同事）了解压力及其原因？你将如何在课堂或专业小组讨论中介绍这些内容？

引用

教师可用的在线、媒体和印刷资源

Bronson, P. O. , & Merryman, A. (2013, February 6). Why can some kids handle pressure while others fall apart? *New York Times*. Retrieved from http://www. nytimes. com/2013/02/10/magazine/why-can-some-kids-handle-pressure-while-others-fall-apart. html? pagewanted＝1&_r＝0

Society for Neuroscience. (2013). Brain facts. http://www. brainfacts. org/about-neuroscience/brainfacts-book/

Willis, J. (2009). How to teach students about the brain. *Educational Leadership*, 67(4). http://www. radteach. com/page1/page8/page44/page44. html

参考文献

Diamond, D. M. (2005). Cognitive, endocrine and mechanistic perspectives on non-linear relationships between arousal and brain function. *Nonlinearity Biol Toxicol Med.*, 3(1),1 - 7.

Hackman, D. A. , Farah, M. J. , & Meaney, M. J. (2010). Socioeconomic status and the brain: Mechanistic insights from human and animal research. *Nature Reviews: Neuroscience*, 11(9),651 - 658.

Hembree, R. (1988). Correlates, causes, effects, and treatment of test anxiety. *Review of Educational Research*, 58(1),47 - 77.

Jamieson, J. P. , Mendes, W. B. , & Nock, M. K. (2013). Improving acute stress responses: The power of reappraisal. *Current Directions in Psychological Science*, 22,51 - 56.

Kirby, E. D. , Muroy, S. E. , Sun, W. G. , Covarrubias, D. , Leong, M. J. , Barchas, L. A. , &

Kaufer, D. (2013). Acute stress enhances adult rat hippocampal neurogenesis and activation of newborn neurons via secreted astrocytic FGF2. eLIFE. http://www. nebi. nlm. nih. gov/pmc/articles/PMC3628086

Lipina, S. J. , & Posner, M. I. (2012). The impact of poverty on the development of brain networks. *Frontiers in Human Neuroscience*, *6*, 238. http://www. ncbi. nlm. nih. gov/pmc/articles/PMC3421156/

Owens, M. , Stevenson, J. , Hadwin, J. A. , & Norgate, R. (2014). When does anxiety help or hinder cognitive test performance? The role of working memory capacity. *British Journal of Psychology*, *105*(1),92 – 101.

Pawlak, R. , Magarinos, A. M. , Melchor, J. , McEwen, B. , & Strickland, S. (2003). Tissue plasminogen activator in the amygdala is critical for stress-induced anxiety-like behavior. *Nat. Neurosci.* , *6*,168 – 174.

Sandi, C. , & Pinelo-Nava, M. T. (2007). Stress and memory: Behavioral effects and neurobiological mechanisms. *Neural Plasticity*, *2007*,1 – 20.

Society for Neuroscience. (2008). *Brain facts: A primer on the brain and nervous system*. Washington, DC: Society for Neuroscience.

Stein, D. J. , Newman, T. K. , Savitz, J. , & Ramesar, R. (2006). *CNS Spectr.* , *11* (10), 745 – 748.

University of Maryland Medical Center. (2011). Stress and anxiety. *Medical Reference Guide: Medical Encyclopedia*. http://umm. edu/health/medical/ency/articles/stress-and-anxiety

Willis, J. (2012a). *Engaging the whole child: Teaching for cognitive, social and emotional learning*. Paper presented at the Learning and the Brain Conference, San Francisco, CA.

Willis, J. (2012b, February 16 – 18). *Neurological distressing of test taking*. Paper presented at the Learning and the Brain Conference, San Francisco, CA.

Yerkes, R. M. , & Dodson, J. D. (1908). The relation of strength of stimulus to rapidity of habit-formation. *Journal of Comparative Neurology and Psychology*, *18*,459 – 482.

第9章 大脑中的反馈和循证

本章介绍了核心指导原则7：大脑是一个典型的"模式捕获器"，它通过各种反馈来调节学习过程。教师应以各种形式帮助学生有效利用元认知，即学生自身具备的调节或塑造自己学习的能力。

学习要点

1. 大脑是一种显著的模式捕捉机制，它通过反馈来调节学习过程。它发生在大脑的许多层级上，从最小的生物过程到我们最复杂的执行思维。

2. 为了作出有效的思考，我们依赖于大脑的反馈和循证过程来帮助我们分析、预测和计划。一些科学家认为，这可能是大脑新皮层的主要功能和智力的基础。

3. 因为没有什么事情是一定的，所以大脑必须不断计算可能性，利用它所学到的东西，不断地预测我们接下来期望看到、感觉和听到的内容，以及对它们的解释。

4. 在学习时，当我们仍没有很好地理解某些内容时，我们需要进一步输入信息以指导想法。研究和实践已经证实，如果教师能给学生有效的反馈，他们就能得到明显的收获。

5. 成功的反馈能够提升学习者调节或塑造自己学习的能力。

6. 教师需要明确的一个关键概念是，反馈就是一种指导。

7. 除非大脑知道学习的目标是什么，学生的进度如何，以及他与目标的距离，否则大脑无法进行有效的自我调节。

8. 提供反馈的时机应是在学习活动中，且不要出现太久的延迟，否则可能会失效。

9. 在学习中缺乏足够的反应信息可能会使得学生练习失败，从而可能强化不正确的或不合适的解决方案和行为的记忆。

10. 大脑对既相关又令人惊讶的反馈做出反应。大脑对预期内容的预测被推翻，这对学习来说可能是一件好事。

引言

"有些路没人走是有原因的。"喜剧演员杰里·宋菲尔德打趣说,冬季的一场暴风雪使得他前往纽约的航班停飞了。"我不怕飞行,"宋菲尔德继续说,滑稽地迅速后退,"我认为害怕飞行是相当合理的,因为人类不会飞行。人类害怕飞行,就像鱼害怕开车一样。让一条鱼开车,它会说,'这不对。我不应该开车。我不属于这里。'"

宋菲尔德当然不像其他人那样焦虑。但他的幽默背后所指出的是,我们所做的事情都有大脑依据。我们收集证据——冬天很寒冷,不要去布法罗——以及如情绪反馈等信息——"我不属于这里(我不会飞)",并将我们的命运指向特定的方向,这是我们该走的路。

同时,通过一点点收集反馈,确认当下的情况,我们不断调整我们的行动。特别是在学习时,当我们仍没有很好地理解某些内容时,反馈和循证就是塑造我们想法的基本要素。我们不知道我们是否走在正确的轨道上,因此需要进一步获取信息以指导想法。

获取信息、评论和观点都是反馈的一部分。循证来源于事件和结果,比如我们行动后会发生什么。此外也来自我们周围的人,比如同龄人、父母和老师。教师们与学生分享学习证据是十分有效的,我们也看到教师在教学和学生在学习时这么做能有一些明显的收获。我们将会看到,学习中的大脑因反馈而活跃。

课堂上的大量反馈

210

课堂上充满了反馈。教师们知道它是一种强大的学习工具,人们普遍承认它在学习中具有重要作用。打分和评价是最传统且最有价值的反馈形式之一,但许多其他的反馈——鼓励性的点头、一个建议、对一篇文章的小提示,或者对数学问题的讨论——都是学习者获取有用的反馈的方式(Rabinowitz, 1993)。

然而,教师们也知道,提供反馈需要时间和创造力,他们经常会想是否值得花费这么多力气。脑科学和教育科学研究告诉我们,它是值得的。教师认为将反馈作为学习和激励的核心工具十分值得。

例如,在一个班上,教师让学生进行小组或团队合作,为学生们的努力和成就提供一种共同的语言,通过图形、表格或显示器将他们的工作可视化。教师说,图表结果给学生提供了即时的反馈。当学生们具体地看到了自己所付出的努力时,他们就会很受激励。

另一位教师以不同的方式提供反馈。他希望单独给学生反馈,且了解他们在课堂上扮演的角色。他们会不会站出来,承担领导者的角色?他们是不是自我封闭,总是没有足够的信心分享想法?尽管这其实是有价值的。在他的小学和中学课堂上,他致力于让学生成为积极的学习者。他拿着剪贴板在教室里闲逛,在印有学生姓名的标签纸上匆匆写下笔记。当他看到有人分享想法时,他会做一份简短的记录,记下学生在课堂上回答问题的语气或音调。在短短几周内,每天几分钟的记录给学生(和家长)描绘了他的所见所闻。他将标签贴在每个学生的作品集图表上,并很快收集了针对每个学习者的一组个人评论——或是一张评论卡。根据教师的计划,这可能会在家长会上与家长们分享,学生们可将其作为自己长期学习和成长的参考,或者是用作教师内部制定教学计划和家校合作计划的参考。此种反馈以自然的方式展开。

教授教师关于反馈和循证的脑科学概念

越来越多的大学教师被要求在认知科学课程中纳入一个关于反馈和循证的单元。以前,这个主题可能更局限在针对教师的方法论课程、学习理论教学和评估模块中。然而,在课堂上如何使用反馈和循证具有重大的意义,由此该话题进入认知科学领域的前沿,正如人们是如何逐步理解大脑使用循证的机制一样。

211

作为基础概念,反馈是教育学习理论中一个被频繁探究的概念。如第 7 章所讨论的,从行为科学(积极和消极强化)、建构主义观点和社会文化观念来看,关于循证学习的理论补充了相关的观点。尽管一个新的理论可能是由于之前的理论不足以解决学习问题而发展起来的,但它们并不是互相拒斥的关系,而是共同作用,促进了我们对学习理论的理解。

如下一节所说,许多教师现在在关于学习理论的课程中教授这个补充性观点,并将其扩展到认知科学理论中。我们从中可看到以下关联:

● 认知主义/建构主义的观点——例如,当建议让学生参与实践以应用所学知识时,或讨论大脑如何利用有效的反馈来阐述和扩展更高级的思维时。

● 行为主义/经验主义方法——当讨论涉及针对目标和目的的具体反馈、利用新颖的强化活动的好处,以及大脑化学物质如何模仿行为主义奖励/强化模式时。

● 社会文化/社会历史根源——当让学习者和学习社区参与分解课堂反馈的目标,并给围绕证据发生的对话赋予意义时。

在本章的阅读中,教师和教育工作者能够将许多相关内容与先前知识联系起来,我们也鼓励你这么做。

反馈和循证在大脑中发挥作用的机制

从脑功能的角度来看,反馈既是外部的过程,也是内部的过程。从外部来看,通过感官输入我们可以接收到各种信息——从"那个人刚说了什么?"到"哎哟! 我撞到了沙发上",

这些都是我们感知到的内容。反馈的定义是对我们所做、所说、所思考或相信的事情作出的直接的回应。相比之下,循证的定义更为广泛,它指的是任何我们输入或存储的可用于评估和采取后续行动的信息(见图9.1)。因此,反馈是一种重要的循证。我们的大脑也储存了其他类型的证据。它并不一定会对某一事件作出直接反馈,但可能在某一天起作用:记忆,各种已被证明会成功的条件,甚至是负面的证据。例如,我们的大脑可能会告诉我们"无论什么情况,都不要这样做"或"小心!不要那样做"。

反馈
任何对我们所做的、所说的、所思或相信的事情的直接回应

·示例:
 ·感官和环境:口渴、饥饿、温度、"哎哟,这东西太尖了"
 ·接受表扬:课堂上的认可,增强信心的关注
 ·获得奖励:好成绩、五角星、特殊的机会

证据
任何我们输入或存储的可用于评估和采取后续行动的信息

·示例:
 ·存储在记忆中的信息
 ·直接通过我们的神经网络来影响脑部调节的信息

反馈为大脑提供了如何做出行为、纠正或采取行动的证据

图9.1 大脑中的反馈与证据

在内部,我们的大脑利用了大量存储在记忆中的证据或更直接的神经网络来使大脑作出调节,或改变之后的举动。我们通常不会这样想,但反馈通常是将关键的生理过程限制在狭窄的范围内。神经科学家引用细胞分裂、能量代谢、分子合成和细胞信号的例子来说明反馈回路的重要功能(Kandel,Schwartz,Jessell,Siegelbaum和Hudspeth,2013)。

监管系统的想法似乎很简单,但探究一些科学家使用的通用语言很重要。诺贝尔奖获得者神经学家埃里克·坎德尔(Eric Kandel)和他的合作者通过观察组装供水管道的简单过程提供了一个很好的关于监管的示例(Kandel等,2013)。水从供水管倒入水箱,然后通过排水管流出。在这种情况下,水是受监管的物质。水箱中的浮子是水位变化情况的循证或反馈。如果水位太高,浮子会给到负面的反馈:减慢水的流入速度。

负面的反馈仅代表着一种厌恶刺激,一种阻止水流的刺激。如果浮子太低,它给到的

212

正面反馈会允许更多的水流入。正面反馈代表着增强的信号；它促进了水流流动。或者，基于调节系统设置的方式，反馈可以作用于排水管，增加或减少其开口——例如，通过对其操作的正反馈或负反馈。习惯化是对给定刺激的反应减少。我们已经考虑到了，所以我们不需要继续调整。

从概念上讲，大脑中也发生着类似的基础调节。无论是神经元、回路、网络还是整个脑区，它们都在循证/反馈响应中发挥着作用。

一些脑区之间相互交流，交换快速的火力反馈——就像是起到"浮子"的作用；其他区域可能会接收或解释反馈，从积极和消极的方向做出反应。例如，在回路的水平，一个电路或其一部分可以提供反馈信号并影响另一个电路的功能。这可能会引发反馈循环，影响另一个电路的功能。这还可能刺激一个反馈回路，或在相互影响的两个脑区之间进行循环。

当然，大脑中的反馈不仅是一个单独的循环。事实上，一个虚拟的反馈正在发生。感觉，或者是由更内部产生的反馈和证据，不断地淹没了大脑。因为大脑拥有调节的功能，因此会根据收到的信息不断地进行微小的调整。从这个意义上说，反馈就像一种发生在大脑内部的、大脑和外部世界之间的对话，基于事件的结果或效果来修改的过程。

神经学流言：错误的转折

神经学传说中的反馈和循证
理解基础的价值

鉴于本章侧重于反馈和循证，我觉得是时候提供一些来自脑科学专家的重要反馈了：有时，一知半解可能是一件危险的事情。是的，人们越来越同意，教育者需要在神经生物学基础学习上进行更正式的教学。另一方面，人们同样非常担心教师、家长和决策者对脑科学有误解，或存在错误的解释、扭曲或过时的观点，并基于此观点做出行动。[请参阅核心指导原则7(9)]简而言之，专家们所担心的最常见的对大脑的误解就是神经学流言。

以下是神经科学协会在神经科学脑事实博客分享的一些常见的神经学流言。（我们曾经遇到过其中一些）

● 神经学流言:在任一特定的时刻,我们只使用了脑的 10%。

事实:神经成像技术已经明确地证明了这是错误的。我们使用的是整个大脑。虽然不是所有的大脑区域都会同时活跃,但功能性核磁共振图像(fMRI)显示,对于某个特定的活动,会有一些固定的脑区活跃,这取决于该项活动需要什么功能。

● 神经学流言:与我们身体中的其他细胞不同,我们的大脑无法产生新细胞。

事实:我们的大脑在不断产生新细胞,并随着年龄的增长不断适应。大多数脑细胞或神经元都是在我们出生之前就已存在。然而,在整个成年期,新的神经元都在一个叫作海马体的大脑区域产生,那是我们形成记忆的地方。在这些细胞被创造出来后,它们就会被整合到现有的脑区中。

● 神经学流言:人们要么是右利脑,要么是左利脑,需要用不同的方式教导。[请参阅核心指导原则 7(10)]

事实:不管人的个性或技能如何,我们都在使用大脑的左右半脑来共同执行日常任务。虽然绝大多数人的某些功能——如说话、手力和面部识别——确实往往由大脑的一侧所主导,但大多数任务都需要来自两个半脑的平行输入。大脑左右两侧之间的整合输入由胼胝体处理,它是连接新皮层两个半脑的神经纤维束。

关于右脑/左脑流言很生动地说明了当搞不清楚脑科学的细微差别时,容易误解和滥用早期研究成果,因此很有必要及时了解最新的脑科学研究。

右脑和左脑具有特定功能这一概念来自针对一些癫痫患者的研究,这些患者在 20 世纪 40 年代首次接受了一种激进的脑部手术。该手术试图减轻癫痫的重度发作。通过切开胼胝体,手术切断了新皮层的两侧,新皮层控制的是语言、意识和锻炼。

当时离脑部扫描技术发明还有几十年的时间,这些患者为神经科学家提供了一个研究大脑功能的罕见机会。在这些分脑合力作用下,神经科学家能够评估两个半脑的作用,了解每个半脑是如何独立且有时是完全不同地在运作的。例如,一个半脑会注意到图片或其他图像的信息,而另一个半脑则完全没有注意到。

早期分脑研究十分重要,因此神经生物学家和神经心理学家罗杰·斯佩里(Roger Sperry)得到了 1981 年诺贝尔医学奖。通过后来的研究,神经科学家发现左侧大脑通常处理语音和语言,而右侧大脑对于视觉空间处理和面部识别很重要。与此同时,他们普遍认为,活跃的大脑区域之间的连接与各自脑区的运作一样重要,甚至更加重要。

214

215   不幸的是,对早期大脑半脑研究成果的滥用产生了一整套流行的心理学术语和有问题的关于性格和认知风格的理念,它生成了人分两种的观点——"左利脑的人"更有逻辑或有条理,而"右利脑的人"更有创造力和直观。

如今,通过脑成像技术,研究发现,没有证据表明人们有使用左半脑或右半脑一例的偏好。有些人可能会认为自己是"直觉性学习者",或是"视觉性"学习者,但除了患有某些疾病的人,人类几乎一直在协调大脑两侧的活动。

考虑到有这么多神经学流言,且流传了这么久,也难怪美国国家研究委员会特别建议教育工作者要小心地避免采用或推广没有被科学证实的流行概念。

事实上,这是一个被称为神经伦理学的新兴领域,这个领域很关键。它说,教育者需要有充足的基本知识来抵制吸引关于大脑学习机制的错误观点,这从伦理上而言是他们的责任。神经科学协会进一步建议,教育工作者的神经伦理学包括理解与学习自我概念、个人责任、自由意志、社会行为和情绪健康相关观点的新兴认知基础(National Research Council,2000a,第 117 页)。一些大学的教师教育项目已经开始通过教师职前和在职培训课程教授相关内容。

利于消除神经学流言的一种方法是强调教育者可能感兴趣的神经科学研究问题(Society for Neuroscience,2008,第 34—35 页)。这可能是朝着定义学习科学领域(例如教育科学、心理学和神经科学)之间的跨学科合作研究领域迈出的重要一步,能够给每个学科带来好处。[请参阅核心指导原则 7(11)]哈佛教育研究生院的思维、大脑和教育硕士课程的目标之一是培养在这两个领域都知识渊博的教育神经科学家,以便他们可以帮助教育工作者将研究发现转化传递给研究人员,以及向研究人员传达教育中需要解决的问题。

在欧洲,布鲁诺·德拉·切萨(Bruno della Chiesa),经济合作与发展组织(OECD)的高级教育分析师建议,帮助外行人成为神经科学智慧的消费者的一种方法是,培训教师批判性地看待媒体报道的内容。他说,其中一种方法是邀请研究人员和教师培训项目的负责人来分享,告诉人们有助于做出政策决定和教学实践的知识有哪些。

资源

教师可用的在线、媒体和印刷资源:della Chiesa,2009。(请参见本章末尾的引用部分)

教师视角中的反馈与循证

当我们换一个更广阔的视角,从神经元转向更高程度的大脑协调,例如,从执行功能来看时,教师对反馈就更加熟悉了。

这个原则也是一样的。大脑会利用它所学到的东西,不断地预测我们接下来期望看到的、感觉到的、听到的内容,以及对它的解释。[请参阅核心指导原则 7(1)]

正如坎德尔和他的合作者(Kandel 等,2013)所指出的,大脑控制的一个关键特征是激励状态,如饥饿、干渴、安全和情绪健康。进入大脑的反馈包含大量的细节信息,能针对性地解决这些状态的特定需求。当然,这包括环境感觉循证,也包括我们目标实现、内在动机满足、获得表扬和获得回报的程度。这些都是反馈和循证的类型。第 7 章讨论了反馈过程中的有效表扬。

结论是,无论机制如何,大脑都将反馈作为如何做出行动和如何采取矫正举措的一种循证(OECD,2007,第 32 页)。我们会基于先前的经验对可能发生的事情做出预判。在某种特定的情况下,我们的预判可能会实现,也可能不会实现。这会引发我们进一步更新信念。我们可能会调整我们的行动,通常在无意识情况下做出新的预判,然后看接下来会发生什么。整个大脑都很忙碌。即使有些预判有错误,并需要更新,但它可以带来一些情绪上的和动机上的回报。

一些科学家认为,这种预测可能是新大脑皮层的主要功能,也是智力的基础(Hawkins 和 Blakeslee,2004,第 86 页)。事实上,我们认为使得每个大脑独一无二的关键因素是来自循证的反馈。[请参阅核心指导原则 7(2)]我们不会都做同样的事情,所以我们不会得到同样的反馈。即使我们做了相同的事情,我们也可能会有不同的解释,或者在不同的层面上做出反应或调整。因此,个人经验的多样性和我们所使用的心理意象意味着每个人的大脑是不同的:在许多方面,每个人的大脑都是独特的。这源于我们每个人收到的个人反馈不同。

有效的反馈:循证表明什么?

理查德·加涅(Richard Gagné)是富有影响力的心理学家和教学设计先驱,在第 5 章的讨论中,我们讲述了教学设计的目标,即要给学习者提供指导,评估绩效,并提供反馈。

幼儿即使是在十分非正式的学习环境中,比如在家里或玩耍时,也会通过自己的成功和失败立即得到反馈(Haskell,2001)。父母和同龄人会调解这种反馈,这给幼儿提供了行为方式的模型。此外特定的反馈结构和策略，如表扬、纠正和鼓励等，也会起到调节作用。这些策略会使得孩子们与之前的知识发生联系，并指引孩子们下一步该做的事情。这些对大脑而言都是有用的证据。心理学家罗伯特·哈斯卡尔(Robert Haskell)是一篇讲述学习迁移相关文章的作者，他说有关儿童的例子很好地说明了循证对学习文化的支撑作用。

缺乏足够的反馈最终确实会破坏教师和学生希望实现的益处。正如我们在前面章节中看到的，实践对记忆获取和保留有巨大的影响。不幸的是，以错误的方式进行实践也会形成习惯——而且是错误的习惯。当学生的思维没有得到充分的塑造时，大脑会收到一个信号。该信号表明学习者很好，因为没有出现错误或不需要较大的改变。由于没有修正其内部预测，大脑建立了一个更坚固但不正确的记忆痕迹。

教育中的反馈包括两个不同的方面：(1)帮助学习者；(2)提高教师教学的专业性和能力(见图9.2)。著名的教育研究员约翰·海蒂(Hattie, 2008)在他的工作中提到了这两个问题。他的结论是，尽管两者存在很大的差异，但它们都能改善学习成绩。

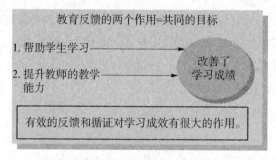

图9.2　反馈的两个作用

教学和元分析研究发现，不论是对学生还是教师来说，有效的反馈和循证对学习成绩都有很大的作用。在关于教学的研究中，海蒂(Hattie, 2008)发现，为教学设计本身提供形成性评价卓越成效。

在他的整个研究中，海蒂(Hattie, 2008)认为，提升学习能力的一个关键因素是向教师反馈课堂上发生的事情。实际上，这种反馈有助于教师更好地进行教学。它也被称为**前馈**，有时它是教师推进教学的证据。当教师较好地进行形成性评价时，它所取得的成果的效应大小几乎达到了一个完全标准差。

海蒂说，教师的评价、数据和循证，包括如展现了学生学习情况的图表等，有着巨大的

218

作用。也许同样重要的是，在海蒂的研究中，在五个达到了顶级效果的教学过程中有三个涉及让学生自己使用循证。包括：

- 直接向学生提供反馈。

- 运用元认知策略，让学生学习如何反思自己的循证。

- 通过互惠的教学方法，采用点对点的教学设计，让学生轮流扮演教与学的角色，互相提供指导、反馈和循证。

排名前五的策略还包括：

- 让学生进行间歇性练习，并做大量练习。之前第 5 章中有讨论这一点，它是一种支持大脑的策略。

- 对患有学习障碍的学生采取全面的干预措施。（不仅限于反馈，还有更多的支持策略）

对教育者来说，他们往往认为直接给学生反馈是有助于学习的。但是，元认知策略——尤其是自我反思——并不总是有价值的循证。给自己提供反馈是一个自我反思的过程。给同学们提供反馈是一种点对点的方法。对教育者来说，相较于直接来自教师的反馈，他们可能对这些概念没有那么熟悉。毕竟，学生自己或他们的同龄人是否有足够的专业知识以提供可靠的反馈呢？通常，正如海蒂的研究结果所显示的那样，只是简单的思考和讨论的过程就能帮助学生学习知识并巩固理解知识。因此，即使是还有很大进步空间的学生也可以提升学习成绩。

海蒂并不是唯一一个研究反馈的作用的教育研究人员。教育研究人员罗伯特·马尔扎诺(Robert Marzano)在第 3 章中介绍了他对于元分析的研究，他也谈到了反馈方法的作用。他的研究揭示了十分有效的反馈方法(Marzano，2003)：

- 首先，认可学生的努力。基于循证肯定学生认真专注的态度。马尔扎诺说，例如，赞美应引导学生认识到努力的价值。之后学习者就会认为成功是可实现的目标，成功与否由他们掌控，而不是与生俱来、不可改变的。这使得学习者继续专心于学习任务。肯定的反馈通常较少纠正学生举动的具体细节，而是会点出学生适当的行为。

219

- 其次，设定目标并提供反馈。这是对学习目标达成度作出的更详细的反馈。马尔扎诺讲述了如何直接引用定义明确的目标。通过明确目标，学习者会有清晰的方向感。通过对目标达成度进行反馈，学习者可以看到他的进度以及还需实现的目标。

从研究的视角转向教育教学实践，一位特殊教育教师讲述了她是如何努力让学生应对自我调节的。她说，当她教授学生们写作时，她发现其中存在困难，她记录了影响写作结果的因素。其中包括经常表扬学生们很努力，她几乎是每2分钟表扬一次。教师发现，在整个25分钟的课程中，学生们持续努力尝试写作。然而，当表扬的频率降至约每5分钟一次时，她的学生会要求老师提供更多的帮助，而自己所做的努力更少。而那些有能力完成任务的学生在没有一点积极强化时，只完成了一半写作任务。慢慢地，当学生们确信自己可以轻松地完成写作并产生了积极的情绪，教师也会毫不吝啬地赞扬他们。尽管如此，学生们还是完成了写作任务。她说，这一策略十分有助于她的教学团队设计对困难课程的教授。

有些教学策略结合了肯定式和实质性的反馈类型。有一种方法叫作**停顿、提示和表扬**，教师可以让某个或一群学生暂停手中的任务。然后提示他们对任务过程作出改进或扩展。这是一种根据学习目标作出的纠正性反馈——每做一次尝试都要深入地思考。然后，教师认可学生新的尝试，从而使学生充满信心。

一位学校辅导员讲述了两种她认为可以帮助学生在学校获得成功的有效方法。第一种是利用积极行为干预和支持（PBIS）进行正面强化。第二种是提供标准，给学生详细的反馈。此处我们可以看到，这与马尔扎诺提倡的两个观点一致，一是通过认可或肯定性的循证，二是通过对学习目标的实质性反馈。辅导员说，为了建立学生们的自尊心，教师必须与学生建立关系，并认可他们的努力和成功。她既提到帮助学生感到成功以备受鼓舞从而抓住更多的学习机会，也提到通过使用标准和评价来给学生明确的反馈，让他们知道学习应达到什么效果。辅导员说，这样学生们才能清楚地知道要往哪个方向继续学习。

反馈和注意力

学生的注意力与教师提供的反馈有关。信息处理专家戴尔·舒克（Dale Schunk）认为，教师如何根据反馈和循证分配认知资源可能在一定程度上影响了学习结果（Schunk，2012）。舒克补充道，举注意力分配的例子来看。正如第3章所讨论的，注意力是一种重要的认知资源，大脑中注意力的分配情况会产生广泛的影响。通过注意力、动机、预习和自我调节，甚至连感知任务需求等都开始起作用。然而，注意力本身是一种有限的大脑资源。舒克说，它是基于所投入的注意力是否得到有效反馈而作出分配的，即使是鉴别错误也需要注意力（Reif，2008）。

如前所述，要想让学生自己真正获得技能，最终需要撤出对他们的支持。这就是教学起作用之处。教师有责任帮助学生并确认学生成功掌握知识和技能后，再撤出明确的支持（例如反馈）。学生不能指望自己每次犯了错都会有人告诉他们，他们必须自己发展自我调节能力,自己学习技能,否则学习到一半但懒得自己探索时,教师和学生都会很沮丧。对于教师而言,要注重逐渐撤出对学生在学习过程中的支持。

反馈还是指导?

每个老师都会告诉你,提供反馈是需要时间的。父母通常只教育一个或几个孩子,而一位典型的美国小学教师每天在课堂上可能需要教授多达 30 到 40 名学生,更不用说在大厅、操场、午餐时,甚至可能在课外活动期间了。对于初中和高中老师来说,每天可能教授 150 人或更多人。即使只是在少数关键的互动中提供反馈也需要教师投入大量时间。

一些教师将此称为提供指导和利用时间提供反馈之间的权衡。他们想知道,他们应该做什么,以及如何把它们结合起来? 但是,将反馈和教学视为争夺教师时间的对立权衡的观点是在混淆视听。反馈本身就是一种指导。

反馈可以是在全班范围内指出错误的观念,也可以是更加具有针对性的、个人作出的指导。关键是教师的教学设计中应包括某种形式的反馈,并给它留出足够的时间。

使形成性评价更加有效

221

形成性评价之所以是形成性的,是因为它有助于塑造正在进行的学习。它通过允许教师改变教学方法,让学生获得支持大脑学习所需的反馈和循证来塑造学生的教学体验。

英国教育研究人员保罗·布莱克(Paul Black)和迪伦·维利姆(Dylan Wiliam)所做的有关形成性评估的元分析研究回顾了许多有关课堂评估方法的研究(Black,Harrison,Lee,Marshall 和 Wiliam,2002,2003;Black 和 Wiliam,1998)。他们发现形成性评价的作用是很大的;根据已有研究,他们预测一个成绩普通的学生可能会进入班级的前三分之一,而平均水平可能会跃入班级前五。

研究人员还发现,教师们已经会使用的很多方法都是有效的。通常关键在于在一天忙碌的学校生活中,教师会错过或跳过反馈的机会。布莱克和维利姆描述了形成性评价所需的三个要素。学生需要知道:

- 学习的目标是什么;
- 他们离目标的距离;
- 如何缩短与目标间的差距。

不论是什么方法,总是包含这三个要素的反馈和循证往往是很有效的。从最新的技术，如移动设备和交互式课堂数据显示器，到更传统的方法，如有效地引出学生的基本问题等都包含了这三个要素。教师真的给学生反馈比怎么给反馈更重要，它可以为学生提供以下三个要素：确定学习的目标，知道自己离目标的距离以及如何改进。

教师通常认为，帮助学生明确目标是什么，并向他们展示他们离目标的距离是相对可行的。然而，教师们说，他们总是难以提供帮助学生缩小与目标之间差距的反馈。他们说，这是一个挑战。

心理学家罗伯特·哈斯卡尔（Robert Haskell）帮忙解决了这个问题。他说最有效的方法之一是将学生的学习成果与学习成果的模板，或其他类型的样本进行比对（Haskell，2001）。他讲述了一个美国著名的出版商、科学家和政治家本杰明·富兰克林的故事。富兰克林经常从他欣赏的书中选择一篇写得很好的文章。然后查看作品的结构和风格，看看它是如何起作用的，并尝试用自己的方式复制它。他迈出的关键的一步是将他的作品与原作进行对比。正如哈斯卡尔所说，找出两者之间的异同，就能知道关键要素是什么。富兰克林表示他学会了用这种方式组织自己的观点，并继续用这种方法向世界展示他的许多重要观点，让其他人了解并接受他的观点。

222　　在2012年美国国家研究委员会评估研讨会上，教育者将评价视为动词。评价不是一项测试、测验，或学生任何其他的学习成果，而应是一个过程。

什么时候消亡是合适的

与掌握新知识相比，有时被称为消亡的过程是教师在提供反馈希望达到的理想目标。消亡即忘记或减少使用特定的方法或策略。大脑或多或少地对这些方法和策略进行了战略性遗忘，但消亡一般是自己产生的。较少运用头脑中的某些内容会削弱记忆痕迹和习惯。当大脑发现某个解决方案总是无法达到预期目标时，就会弱化对该解决方案的记忆。

教师引导学生消除不当行为的方法包括暂停，即当孩子出现不当行为时，必须使其停下正在做的事情，强制其休息，且暂时离开群体。还有的教师会启用或撤销令牌、奖励或特权。当学生学习了新的且更好的习惯时，内耗的或不太合适的学习模式往往会减少（Driscoll，2000）。

避开反馈和循证陷阱

教师们应该问自己："我的学生能否认识到如何缩小与矫正性反馈的差距，如何整合信息，并马上或尽快将知识应用于新的挑战？"大脑会处理这些信息。学生得到反馈并不意味着学生的学习活动就结束了。大脑需要充分感知并尽快再次应用它所收集到的证据。教师经常鼓励这种对反馈循环的跟进或细分。以下是在使用反馈和循证时要避免的一些常见陷阱：

● 对教师而言，其中一个陷阱是认为反馈和循证有很大的作用这一研究结果不适用于他们自己的学生。为什么会有这样的想法呢？这些教师承认反馈和循证对特别努力学习的学生有帮助，但他们不认为这对大部分学生都有帮助。然而，研究却发现反馈确实是对大部分学生都有帮助的。许多的元分析研究，例如布莱克和威廉的研究并不仅仅将特定的学生群体作为研究对象，而研究了各式各样的学生，也包括在教室上课的学生。由于大脑是一个自然的模式捕捉设备，它会倾向于捕捉它所被给予的模式。因此，使用有效的反馈对提高学习效果大有帮助。简而言之：永远不要放弃人类的大脑。

● 另一个很难避开的陷阱是将大部分教育证据专门用于对学校的外部监控上。评估对于监控学校系统并带来长时间的改变非常重要，但这不是我们此处谈论的反馈和循证——不是大脑在学习中使用的反馈。专门用于监测学校的评估信息通常太迟了，无法在课堂上给予学生即时的反馈或循证。此外，它很少包含布莱克和威廉所说的类型的信息。因此，它不是大脑所寻求的元认知信息和监管信息。

● 每个教师都经历过的一个有害陷阱是，没有足够的时间追踪学生的活动，并提供足够和有效的反馈。对教育工作者来说，重要的是要理解，当学生执行各种任务时，他们正在强化记忆痕迹。从脑科学的观点来看，学生们相信他们正在学习如何正确地做事。如果没有充分地纠正，学生的努力可能会得到失败的结果。学者们称这个情况为**误学**，或者错误学习。随着时间的推移，如果没有得到纠正性的反馈，经过学生的不断练习，这些错误学习会变得越来越稳固。

● 最后要提到的一个陷阱是，我们在课堂上观察到的最悲哀的情况之一是教师给学生提供了有效的反馈，但学生没有使用它们。想想，老师付出了大量努力给学生提供反馈，比如对论文作出评论。学生拿到论文，快速地看了一眼成绩，可能很失望，可能很开心，然后把它塞进背包里，匆忙地开始上下一节课，学生都没看过教师的精心反馈，更不用说处理和应用它们了。请注意，如果学生没有充分利用反馈，这实在是教学设计方面的失败。教师需要直接将利用反馈这一活动融入学习活动中。为了避开这一陷阱，教师要让学生利用这些信息进行后续的练习。信息的调节来源于大脑中的反馈，但要使反馈有效，则必须充分考虑它并基于此作出行动（Hawkins 和 Blakeslee，2004）。

223

一个测试：测试能促进你的学习吗？

越来越多的证据表明，教师在学生获得新知识时，使用低风险测试和间歇性测试可以提高学生的学习能力。一些研究人员声称，这一被称为测试效应的研究发现在从小学到大学的研究中都有出现，并与能更好地支持记忆检索的编码策略有关（Rohrer，Taylor 和 Sholar，2010）。

研究人员说，当平常的测试有了效果后，即使只在进行总结性测试之前增加一个测试，问题也变成了什么样的测试效果最好？总的来说，研究结果表明，所有类型的大型和小型测试，包括多项选择题，都可以产生大量的好处。能让大脑起到促进学习的作用的方式，如通过使用视觉、简短答案的形式，新颖的甚至只是与最初材料呈现的方式略有不同等方式，在测试中都被证实是特别有效的（Rohrer 等，2010）。

圣路易斯华盛顿大学的研究人员进行的一项研究发现，在一个单元的学习期间间隔进行三次有反馈的多项选择测试，有助于提升八年级学生科学和社会研究的考试成绩，大约能提高 13% 到 25%。在其他的调查中，研究人员改变了测试的时机，学生要在课前、课后和下一单元考试前的复习过程中做一些相关内容的测试。研究人员发现，复习时所做的测试对正式评估时的考试成绩提高作用最大。他们报告说，相较于不做测试，累积的学期和年终考试始终产生着好处（McDaniel，Agarwal，Huelser，McDermott 和 Roediger，2011）。

研究人员表示，尽管研究发现了能促进学习的间歇性测试存在明显的好处且相对容易施行，但它并未得到充分利用，尤其是在以学生听课和阅读为主的课程中。

另一方面，仅仅是在为法学院入学考试做准备这一过程中，都需要脑的推理和思考，而不是仅仅是掌握客观事实，也已被证明可以增加大脑各部分之间的联系（Mackey，Whitaker 和 Bunge，2012）。加州大学伯克利分校海伦威尔斯神经科学研究所的研究人员对 24 名大学生和应届毕业生的大脑进行了扩散张量成像扫描（diffusion tensor imaging，DTI）。他们发现，为艰苦的法学院入学考试做准备可以强化大脑中涉及思考和推理的回路，且似乎可以增强大脑左右半脑之间的联系。

对目标设定和反馈的反思

科学已证明,大脑最关注既有相关性又令人惊讶的反馈。当大脑对预期内容的预测被推翻时,这对学习可能是一件好事。我们会更加关注相关内容。例如,根据大脑对相应场景作出的最有可能的预测,某些神经元预计会参与即将到来的感官输入。但它们没有被激活,这违背了预期。这就提醒大脑此时可能发生了一些意外,因此要注意它。[请参阅核心指导原则 7(3)]最终,这种额外的注意能够让我们调查此时的情况,改善我们的预测,也就是说,更好地学习和理解正在发生的事情,这调整了我们的思维方式(Hawkins 和 Blakeslee,2004,第 86 页)。

如前所述,许多人类行为都是高度目标导向的。某些东西与预期相差得越多,就越容易引起关注,从而作出调整以实现目标。事实上,我们人类是一种以多层级目标而闻名的物种,这被称为分解子目标,就像俄罗斯套娃一样。

教师经常注意到,即使是最微小的反馈也可以强化学生的目标设定。正如一位老师所说,这对于在学校学习极其困难的学生(例如需要个别化教育计划的学生)来说也是如此。她在目标设定和循证上所做的工作证实了海蒂的结果,支持有特殊需要的学生可以是非常有效的。教师发现,每周与学生一起回顾学生的个别化教育计划目标,让他们跟踪自己的进步,能激发他们的学习动力,努力实现目标。她感到很惊讶,只需要简单地让学生把自己的成绩绘制成进度图竟然就能让他们更快地进步。

预测和循证

一些科学家假设,大脑不断地在感官输入的层次上低水平地预测它期望看到的、听到的和感觉到的。[请参阅核心指导原则 7(4)]在任何一个时刻,人的大脑都在试图预测这个人下一次会经历什么(Hawkins 和 Blakeslee,2004)。当人们闻到一种奇怪的气味、看到一张新奇的面孔或听到一种意外之外的声音时,会格外注意。

教师们也注意到了这一点,并借此帮助学生学习。一位教育家说他几乎每天都能看到类似的例子。以一个他设立的期望系统为例,他注意到当有人认可学生们的努力时,他们会表现出色,而如果没有人注意他们的努力,他们往往会松懈。所以,在一天结束时,他开始在学生计划表上签署他们当天获得的分数。他发现,学生们对这种新做法有反应,尤其是他们得到的分数高于或低于他们认为自己所应获得的分数时。这给了学生们获得反馈的机会。如果家长也检查这个分数,他们的期望则得到了进一步加强。

教师发现,家校合作可使他的课堂管理更加有效。家长如果每天晚上都检查学生的计划表,学生们的努力就得到了强化。这是一个具体而简单的策略,他可以与父母合作,让他们与学生共同学习。

正如美国国家研究委员会所指出的那样(National Research Council,2000b),认识到当前知识的局限性并寻求进步的方法,这对于各个年龄段的学习者都极为重要。[请参阅核心指导原则 7(4)]此过程涉及元认知或监控自身知识进度的能力。

令另一位老师对自己的学生最感到惊讶的一点是,他们并没有真正考虑过如何能最好地帮助自己学习。她发现,不幸的是,在某些情况下,他们是自己最大的敌人,因为他们似乎不知用什么技能去反思自己的学习。这位老师发现,她能帮助学生的最好方法之一就是教会他们如何反思自己的学习。

许多教育方法并没有明确地教学生如何"学会学习",或者,换句话说,学生并不知道自我调节的策略,这些策略可能使得某些学习者比其他人更成功。

一位校长说,花力气帮学生学习这些技能,且促进他们自我引导学习,这不仅在课堂上有用,在走廊、浴室和操场上也有用。她说,这对学生来说是一项重要的技能,且她强烈推荐教师在教学时教授这些技能。

积累证据以作出决策

大脑在工作的过程中收集了大量的证据。人类大脑运作包括大量的处理加工过程。所以你可能会认为你不知道如何做统计数据,但其实你的大脑已经会做了。因为没有什么事情是一定的,所以大脑必须计算概率(Hawkins 和 Blakeslee,2004,第 90 页)。

对于我们所采取的每一个行动,我们都会一直聚集大量的感官证据,加工它们,有意识地或无意识地做出预测,并得出结论。通常所得出的结论是非常准确的。人类的此项能力使得人类能够拥有智力。

虽然目前我们还不清楚大脑是如何运算的,但在某种程度上,我们可能使用的是一种通过试错的非正式的学习方法,也被称为启发式学习方法:"上次这么做我成功了,所以我要再试一次"或者"我现在可以过马路,因为其他人都在过马路"。但我们也可能会做大量无意识的计算。统计技术帮助我们探索大脑从过去的经验中借用信息、通过预测机制作出决策的方法。[请参阅核心指导原则 7(6)]

例如,想想一个神经元是如何收集信息的。在大多数情况下,神经元不会因为单一的证据就发送信号。相反,一般情况下,神经元会结合它接收到的信息来决定是否发送信号。对于大脑来说,神经元发送信号会受到收集到的某些信息的刺激,但也有可能受到它们的抑制。[请参阅核心指导原则 2(9)]就像大脑收集的是信息样本而不仅是依赖单一来源一样，这类似于统计学家在试图获得一组具有代表性的信息时所做的工作。为了使他们的分析有效，他们需要确保投票中有足够多的选民，有足够的医疗记录来监测新出现的疾病，或者有大量有用的输入的感官信息。所有这些都是有潜在价值的证据，可以帮助研究人员更全面地了解正在发生的事情。

统计学家处理数据的方式和认知的工作机制之间存在着一个有趣的区别。在处理证据时，有很多方法会出现问题。统计学家和大脑都试图避免犯错。两种错误引出了两个经典的问题：假阳性和假阴性。假阳性是我们相信某些事情是真实的，但它不是真的。统计学家特别努力地避免假阳性：除非他们非常确定某个命题是真的，否则不会接受它是真的。相比之下，人类的生存本能可能与避开假阴性更为一致，假阴性是指未能鉴别出一个重要的风险。例如，我们要知道某种特定的植物吃起来是否有毒，或者一种动物是否危险，如果我们不确定，我们就可能会出错。

为了确保我们获得最佳的生存机会，我们的大脑会防止我们错过一些重要的东西。防止这种假阴性的方法之一是不要给接受证据设立太高的门槛。有时，这被称为迷信学习，当反应和强化之间似乎有联系时——甚至没有联系，或者联系很弱时，人和动物也会出现条件反射。

对于教师来说，这有助于他们理解在课堂上看到的一些令他们很困惑的行为。特别是对于那些来自不同背景或教师不熟悉的学生来说，会有多种形式的应急计划，可能难以预测。根据学生无意识的感知和理解，学生可能会在学校教育的过程中发展出一些不太合适的策略，意识到这一点的教育者可以帮助他们更好地发展。一位教育家说，这个观点很说得通。他说，他已经明白我们为什么需要这么做，就好像如果闪电击中了我们的生活，我们最好开始思考相关原因。因此，我们要不断地思考我们所看到的模式出于什么"原因"。

用尽全力追平差距

正如在关于情绪的第 7 章中介绍的那样，很多时候在我们的大脑做出预测时，我们是无意识的。[请参阅核心指导原则 7(8)]这些无意识的预测普遍存在且几乎是不断发生的（Hawkins 和 Blakeslee，2004，第 86—87 页），它们对我们产生着巨大影响，由此我们才能知道接下来会发生什么。我们可能会将此与其他任一出现惊喜进行对比，并在必要时考虑进行新的学习。

但我们的大脑也会尝试"理顺"并填补完整传入的数据，基本上是通过我们不断地猜测

227

来填补数据空白，直到大脑认为它是合理的（Hawkins 和 Blakeslee，2004，第 94 页）。

例如，这种无意识或少有意识参与的大脑加工的概念有助于解释各种研究中一些令人不安的发现。研究表明，在实验中，拍摄一个孩子在较贫穷社区和较富裕社区的游乐场中的游玩图片给教师看，教师往往对他们有不同的看法。这并不一定是因为教师存在偏见——教师知道所有的孩子都同样具有学习的能力——相反，大脑从以前的经验和图示中吸取它所知道的东西，并无意中将数据映射到这些图片上。我们的大脑参与了做预测的过程。就像检查数据集的统计程序一样，基于以前已经知道的，在数据中找到关系。

此外，关于教师期望的研究表明，当教育工作者相信学生最初与他们互动时的表现很重要时，这可能会影响学生的成绩。早期研究表明，如果故意给教师学生的虚假背景，比如在班上表现更好或成绩不太好，随着时间的推移，这些特征真的会出现（Rosenthal 和 Jacobson，1968）。从那时起，研究发现，教师在许多情况下可能无意中低估了学生的能力，包括教授处于低社会经济环境中的学生（Ready 和 Wright，2011）、跨文化背景的学生（Tapia，2004）和第二语言学习者（de Courcy，2007）时。总而言之，当我们能解释周围的证据时，我们似乎会更舒服。我们渴望加深我们对周围事物的理解，从而实现巨大的创造。因此，尽管预测是人类大脑的一个强大能力，但我们需要保持警惕。在运用大脑天生的预测机制时，我们也需要运用理性和正念思维。

我们认为大脑使用了一种有时被称为"**贝叶斯**"的逻辑，这是用来纪念一位生活在 19 世纪的名叫托马斯·贝叶斯的学者。作为一名数学家和牧师，贝叶斯并没有研究大脑或思考，而是构建了一些数学中有用的关于概率的概念。本质上，一个叫作贝叶斯定律的定理用数学术语表明，如果我们基于过去发生的事情产生先验知识，它可能给我们提供关于未来可能发生的事情的线索。贝叶斯定律这个词经常出现在与大脑相关的文章中，所以它对教师掌握这个思想的本质是很有用的。贝叶斯定律的概念有助于教师理解一些特定的学生行为原因。不同的经历可能会影响他们的大脑所作出的预测。

结论
证据切出了大脑中的两条路。我们用它来设定目标和优先级，我们会在采取行动后回顾发生的事情，看看我们是否已经走上正轨。换句话说，我们会寻求反馈。

反馈发生在大脑中的许多层级上。从最微小的生物过程到更广阔的执行思维，大脑一直在寻求其行动的结果。用于预测、计划和调节未来的加工、教学和学习研究的证据表明，任何途径上的反馈都可能会有巨大的作用。

我们可以通过教师的反馈、自我反思和与同伴的互动学习,并从我们每时每刻所做的事情结果中获得大量证据。

在学习中,如果缺乏足够的反应信息,学生学习会失败,或者不正确或不太合适的解决方案和行为的记忆痕迹可能会被增强。大脑需要知道学习的目标是什么、学习者离目标的距离,以及如何缩小离目标的差距,否则它无法实现有效的自我调节。因此,反馈和循证与丰富的大脑模式及教师或学校对学生的监控一样重要。

本章讨论了一些在学习中使用循证的技巧和要避开的陷阱。也许,这些内容中最重要的是,必须有效地使用反馈。教学设计中应融入学生处理反馈的活动。不幸的是,许多课堂中教师都没有这么做。教育研究和许多教师自身的经验表明,这么做可以强化利于学习的大脑加工过程。

结束篇

运用新知识

大脑中的反馈和循证

在学习过程中,当你没有完全理解某个内容时,你需要更多有效的信息输入来获得进一步的指导。研究与实践证明,采用有效的反馈能帮助学生有效地学习,成效显著。你需要牢记,反馈的关键是指导,并将刚学到的东西运用到教学中。

1. 首先,选择一个教学活动。确定通过使用反馈要达到的目标。如果你以前教过这堂课,当时达到了什么样的效果?你认为新形式的反馈在哪些方面最有不同的效果?你将如何判断你取得了什么程度的效果?你可通过什么样的反馈判断自己是否成功?

2. 学生们如果知道了大脑通过反馈进行学习的方式,他们就可以从中受益。所以,首先要告诉他们为什么要注重在这个新的学习过程中所获得的反馈。具体而言,即你将如何帮助他们看到大脑可基于反馈发展。

3. 确定研究已证明利于有效形成性评价的三个关键要素。你将如何将这三个关键要素告诉你的学生?

4. 你将如何将反馈纳入你的学习活动?你将以何种方式及何时让学生使用它?你会如何帮助他们在各种相关的任务中迁移使用它?

5. 大脑对某些特定的反馈反应特别好。这些特定的反馈是什么?你将如何将这些反馈融入教学？

6. 最后，如果没有足够的反馈，大脑就没有证据来改变它的前进方向，由此会继续强化不正确的东西。你将以何种方式侦查学生学习是否偏离了轨道？你将如何利用反馈和循证来让它回到正轨呢？

引用

教师可用的在线、媒体和印刷资源

della Chiesa，B. （2009）. Beginning in the brain: Pioneering the field of educational neuroscience. *Usable Knowledge*，*Harvard University* （March）. http://www. uknow. gse. harvard. edu/learning/LD322. html

Eisenberg，A. （2011，December 17）. Making science leap from the page. *New York Times*. Retrieved from http://www. nytimes. com/2011/12/18/business/online-textbooks-aim-to-make-scienceleap-from-the-page. html

231 **参考文献**

Black，P. ，Harrison，C. ，Lee，C. ，Marshall，B. ，& Wiliam，D. （2002）. *Working inside the black box: Assessment for learning in the classroom*. London: King's College.

Black，P. ，Harrison，C. ，Lee，C. ，Marshall，B. ，& Wiliam，D. （2003）. *Assessment for learning: Putting it into practice*. Buckingham: Open University Press.

Black，P. ，& Wiliam，D. （1998）. Inside the black box: Raising standards through classroom assessment. *Phi Delta Kappan*，*80*(2),139 - 148.

de Courcy，M. （2007）. Disrupting preconceptions: Challenges to pre-service teachers' beliefs about ESL children. *Journal of Multilingual and Multicultural Development*，*28*(3),188 - 203.

Driscoll，M. （2000）. *Psychology of learning for instruction*. Boston: Allyn & Bacon.

Haskell，R. E. （2001）. *Transfer of learning: Cognition，instruction，and reasoning*. San Diego: Academic Press.

Hattie，J. （2008）. *Visible learning: A synthesis of over 800 meta-analyses relating to achievement*. New York: Routledge.

Hawkins，J. ，& Blakeslee，S. （2004）. A new framework of intelligence. In *On intelligence* (pp. 85 -

105). New York: Times Books.

Howard-Jones, P., Pollard, A., Blakemore, S.-J., Rogers, P., Goswami, U., Butterworth, B., ... Kaufmann, L. (2007). Neuroscience and education, issues and opportunities: A TLRP Commentary. http://www.tlrp.org/pub/documents/Neuroscience Commentary FINAL. pdf

Kandel, E. R., Schwartz, J. H., Jessell, T. M., Siegelbaum, S. A., & Hudspeth, A. J. (2013). *Principles of neural science* (5th ed.). New York: McGraw-Hill Medical.

Mackey, A. P., Whitaker, K. J., & Bunge, S. A. (2012, August 22). Experience-dependent plasticity in white matter microstructure: Reasoning training alters structural connectivity. *Front. Neuroanat.*

Marzano, R. J. (2003). *Classroom instruction that works.* Alexandria, VA: ASCD.

McDaniel, M. A., Agarwal, P. K., Huelser, B. J., McDermott, K. B., & Roediger, H. L. (2011). Testenhanced learning in a middle school science classroom: The effects of quiz frequency and placement. *Journal of Educational Psychology*, *103*(2),399 - 414.

National Research Council. (2000a). 5. Mind and Brain. *How people learn: Brain*, *mind*, *experience*, *and school: Expanded edition* (pp. 114 - 128). Washington, DC: The National Academies Press.

National Research Council. (2000b). *How people learn: Brain*, *mind*, *experience*, *and school: Expanded edition.* Washington, DC: The National Academies Press.

OECD. (2007). Understanding the brain: The birth of a learning science. doi: 10.1787/9789264029132-en. Paris: OECD Publishing.

Rabinowitz, M. (Ed.). (1993). *Cognitive science foundations of instruction.* Hillsdale, NJ: Erlbaum.

Ready, D., & Wright, D. (2011). Accuracy and inaccuracy in teachers' perceptions of young children's cognitive abilities: The role of child background and classroom context. *American Educational Research Journal*, *48*(2),335 - 360.

Reif, F. (2008). *Applying cognitive science to education.* Cambridge, MA: MIT Press.

Rohrer, D., Taylor, K., & Sholar, B. (2010). Tests enhance the transfer of learning. *Journal of Experimental Psychology*, *36*(1),233 - 239.

Rosenthal, R., & Jacobson, L. (1968). *Pygmalion in the classroom.* New York: Holt, Rinehart and Winston.

Schunk，D. H. （2012）. Cognition and instruction. In *Learning theories*：*An educational perspective* （pp. 278 - 323）. Boston：Pearson.

Society for Neuroscience. （2008）. *Brain facts*：*A primer on the brain and nervous system*. Washington，DC：Society for Neuroscience.

Tapia，J. （2004）. Latino households and schooling：Economic and sociocultural factors affecting students' learning and academic performance. *International Journal of Qualitative Studies in Education*，17（3），415 - 436.

第 10 章　敏感期

继续延伸介绍核心指导原则 6：敏感期。科学家们发现，大脑的不同区域在某些特定的时候可能学得更容易。在这些特定的时间里，我们似乎尤其擅长学习某些特定类型的知识、技巧和发展某些特定能力。此时，大脑正在对相关区域进行关键性的改变和重组——那么这一切意味着什么呢？

学习要点

1. 在大脑发育过程中，似乎至少有一些敏感期，可能特别适合学习某些类型的技能和知识。

2. 大脑的不同区域可能会在不同的时间做好学习的准备，这可能与年龄有关。

3. 敏感期是指我们似乎尤其擅长学习某些特定类型的知识、技能和发展某些能力的时期，因为此时大脑相关区域似乎很容易发生改变和重组。

4. 大脑许多区域都疑似有敏感期，包括视觉、感官充实、语言、锻炼以及潜在的情绪和社会发展。

5. 在这些关键时期，大脑会使用某些特定的外部刺激，以建立涉及相关技能发展的大脑结构和功能，并促进大脑的长期发展。

6. 在这些阶段，个人会经历或暴露于某些特定类型的外部刺激中——例如，声音、视觉、触摸、感觉和嗅觉——这可能会成为一个主导因素，使得大脑发育方式发生深刻的变化。

7. 认知灵活性使发育中的大脑能够根据周围的需求进行独特的组织调整。在敏感期，学习可能发生得更快，相关结果的变化更为明显。

8. 在敏感期，预计会在多个学生和文化中看到类似的模式，这与人类发展的里程碑一致。

9. 敏感期的概念对教师来说是一个既引人注目的又有争议的话题。它提出了关于课程开发和科目时间安排的重要问题。

10. 然而，对于人类认知系统在敏感期的反应我们知之甚少，许多研究人员认为该话题尚未能为正式的课程设计做出有意义的贡献。教育工作者应该注意在该领域研究成果还不够充分时，不要过度解读早期的研究，也不要太容易相信某些研究成果。

引言

玛丽是旧金山的一名年轻的行政助理，当得知她小时候曾经说斯瓦希里语时，她感到很惊讶。她是印度人，当她和妹妹还是小女孩时，她的家人移居到肯尼亚。玛丽记得自己在非洲生活过，但细节记不清楚了。后来她们全家搬到了英国，现在她已在美国住了几年。直到她看到父亲在肯尼亚拍的一些家庭录像，她才听到自己和姐姐与当地的玩伴说斯瓦希里语。小时候，他们没有受过任何正式训练，就学会了这种新的语言。现在玛丽不仅忘记了这种语言，还忘记了她曾经学过它。

现在，如果玛丽想学另一种新语言，就不像她小时候那么容易了。研究表明，在人类小的时候学习语言是特别有用的，因为当时发育中的大脑似乎对语言学习尤其有积极的反应。因此，人类在幼时能非常熟练地学会语言的许多正式属性，如语法、节奏和口音（Newport，2006；Newport，Bavelier 和 Neville，2001）。

长期以来，科学家们一直认为，在人类发育过程中，存在特别容易学会某些东西的时期——某些机会之窗——在这些时期中我们的大脑学得最好。2000 年，美国国家研究委员会认为，大量研究表明，在我们生命中某些特定时期发生的学习经历最大化地影响了大脑发育，这表明大脑的敏感期确实存在。

本章我们开始全面讨论大脑的可塑性，虽然我们已在第 2 章中就开始讨论了，但现在我们可以结合更多的背景来思考这个问题。神经科学家说，当某个经验对大脑特定区域或加工的影响在一种特定有机体的有限时期内非常强烈时，这一时期被称为敏感期。尽管敏感期是通过行为表现出来的，但研究人员说，这些行为实际上源于我们的神经回路的发展特性（Knudsen，2004）。在对某些经历高度敏感的时期，神经回路尤其具有可塑性。这使得大脑能够以更适合有机个体的方式展现信息。

因此，敏感期代表了大脑可塑性的一个特定方面。敏感期是某个年龄或一段时间，当我们似乎特别容易学会某些类型的知识、技能和发展某些程度的能力时，大脑容易发生与这些特征相关的身体变化和自我重组。在本章中,我们探讨了一个极具争议性的话题:敏感期在大脑发育中的作用。科学家们发现大脑的不同区域会在某些时候更具有学习的能力,尽管我们对于该发现对教育者可能产生的确切影响(如果有的话)知之甚少。

对教育者来说,敏感期似乎是一个完美的话题,但在介绍它们时也需要注意一些问题。我们已在其他生物体中做了许多有关敏感期的确切时间和持续时间的研究,但没有在人类大脑中做相关的研究。相关结论揭示了一些通用的概念,并为科学家提供了大量的信息,但教师们对我们拥有的有力证据,如谷仓猫头鹰的听力是如何发展的,或者画眉鸟是何时学会曲调的,并不太感兴趣。相反,教师们想知道的是以下内容:

- 目前已发现的人类发育过程中的敏感期有哪些?

- 儿童和青少年在哪些阶段很敏感,特别是哪些行为、大脑网络和回路会在这些阶段进行调整?

- 人类中个体敏感期的差异有多大?

- 这种差异在多大程度上与一系列已确定的因素相关?

因此,本章首要要说,对于这些问题,我们无法给出解答,教育者们可能会感到失望。

与神经科学、认知心理学和教育科学研究在本书其他部分相结合的意义相同,这里也需要对人类发展和对已确认敏感期的相关的人脑进行研究,但目前这十分有限。我们认为,目前的研究太稀少,没有详细的答案。因此,尽管一些教育工作者可能会在资料中发现敏感期确切的年龄跨度,并似乎提出了相当详细的主张,但我们鼓励教师对敏感期建立一个更广泛的理解——它们是什么,为什么神经科学会令人兴奋?(详见图 10.1)

敏感期还是关键期?

这里有必要先区分一下术语"敏感期"和一个类似的短语"关键期"。教师们会在文献中同时看到这两个术语,它们有时可互换使用,有时对于确切的时期所带强度的强调程度不同。然而,由于关键期对教育者而言可能意味着如果学习没有在特定的时期进行,就无法开发某些功能,所以敏感期这个词的使用可能更恰当地反映了当前研究所说的大脑不同区域在这些时候更愿意学习。[请参阅核心指导原则 6(4)]

235

正如经济合作与发展组织的学习科学报告所解释的那样(OECD,2007,第 30 页),如果在这些"机会之窗"中没有抓住机会进行学习,并不意味着之后不会产生相关的学习,但之后可能需要投入更多的时间和认知资源,且通常来说效果较差。[请参阅核心指导原则 6(6)]

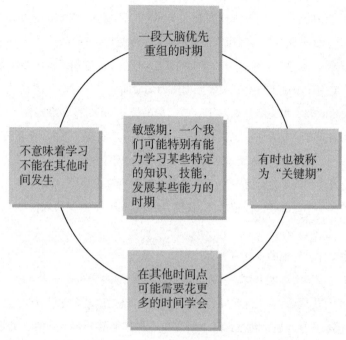

图 10.1　敏感期的内涵

简而言之，我们建议教师这样看待关键期或敏感期。尽管关键或必要的含义可能太多或者太强了，教师无法直接运用他们。但科学家们有时确实发现在某些时候会有学习某些领域的倾向。因此，为了不夸大此结论，在本书中，面向教育者我们将称所有此类窗口为敏感期。但我们要求教育工作者不要将其理解为我们特地区分了这两种可能性，或者是区分了这两种可能性的范围。相反，使用单个术语是承认我们此时对它的理解仍然有限。因此，随着科学的发展，任何术语的出现和与其他术语的区分都应被谨慎对待。

一个大脑重组的优先时期

正如玛丽学习斯瓦希里语的经历一样，我们如何感知和组织传入的声音信息——我们所说的语言学习中的音位感知——已被发现涉及生命早期的敏感期。作为人类认知的一个基本属性，幼儿比成年人能分辨出更多的声音（National Research Council，2000）。然而，如果孩子们发觉这些声音放在自己的语言里没有意义，他们很快就会失去辨别一些声音的能力。

这种大脑对语言声音的影响普遍发生在婴儿期和童年早期。[请参阅核心指导原则 6 (5)]在这种情况下,连接的数量可能会减少,也不容易发生变化。剩下的是更强大、更可靠、更精确的连接(Society for Neuroscience,2008)。因此,在科学家认为的敏感期,特定的大脑功能、网络、信息处理或锻炼领域可能得到特别的发展和重组。

敏感期的语言学习和其他这种发展相关的模式在许多学生身上和文化中都能看见,具有它自身的特点,且与人类发展的里程碑相一致。虽然我们还没有完全理解它,至少在一部分层面上我们可以将敏感期解读为大脑重组的优先时间。

经验和刺激的作用

敏感期集中于个体生命周期中某些特定时期发生对某些特定类型内容学习的大脑发育阶段。大脑使用它接收到的某些外部刺激,如声音、视觉、触觉、感觉、嗅觉,来建立相关结构和功能,并维持它们的长期发展。在这些阶段,个人的经历可能成为导致大脑发育方式产生深刻变化的最重要的因素。

研究显示,人类认知系统的敏感期似乎在大脑发育的许多领域都存在,尤其是视觉、感官丰富性以及语言、锻炼和情绪发展等领域。[请参阅核心指导原则 6(7)]表 10.1 举了相关的例子,其中概述了存在潜在敏感期的一些重要例子。我们相信这组例子对给教师描述敏感期研究的大致方向是有用的。在这里我们没有更深入地介绍它们,因为科学界对此仍缺乏共识,且将广泛的关于脑区和学习种类的神经科学发现与人类发展领域相结合进行的研究仍十分有限。

继续举语言习得的经典例子,在生命的最初几年,婴儿和蹒跚学步的孩子特别喜欢加工语言并形成在他们周围的母语或特征性交流中有意义的声音。为了具体说明这个例子,想想英语中的"r"音和"l"音。这两种发音在英语单词和短语中很普遍,但日本本土儿童和其他讲许多亚洲语言的人通常不会区分这两种发音(National Research Council,2000,第10—11页)。美国国家研究委员会指出,长时间地听这两种发音的区别,说英语的人自然能区分它们,但说日语的人较少能自然地区分它们,因为他们的语言中没有那么多这样的发音。如果在生命早期没有体会过这种声音的感官处理,到了生命后期也不太容易学会。

类似的其他声音和音位组合的例子在整个语言体系中无处不在;这个特殊的例子只是为了说明一条关于大脑的一般原则:在日常生活中反复使用并频繁遇到的东西接受了大脑认知资源的投资。相比之下,看起来不那么有意义的东西就被淡化了。

认知灵活性使得发育中的大脑能够以独特的方式组织好它在周围发现的且是需要的

关系。特别是在幼儿和学龄时期，这是人类智能的一个关键层面。

表 10.1　潜在敏感期示例

领域	示　例
语言习得	在生命的最初几年，婴儿和蹒跚学步的幼儿特别容易在他们周围的母语交流中加工语言，形成有意义的声音。不同的发育时期可能与不同类型的语言加工相关联，包括语音发音、句法、语法，甚至词汇开发。
听觉加工与感官丰富	儿童早期环境中的声音会影响听觉皮层的结构发育和反应。例如，儿童早期环境中如存在无处不在的噪声，可能会对儿童造成问题，而有意义的音频模式可能会影响未来大脑的感知，例如反复接触某个声音或丰富感官后变得越来越能够感知到声音细微的差别。
视觉	在儿童早期，视觉的神经发育会受到强烈的影响。出生就患有白内障的婴儿经过早期治疗后能够更好地恢复视力，因为如果没有工作视力，大脑网络形成的情况就不同了。更复杂的过程，如发展三维可视化技能和空间定位，则可能与以后几年如中学的经验有关。
与父母的关系和印记	情绪相关的因素，如来自父母和兄弟姐妹的认可和与他们的关系，被称为神经印记，它对早期的连接很敏感。
定向注意力	定向网络出现在婴儿期和童年早期，而执行性注意网络之后才开始发展，特别是 2 岁到 7 岁期间。这两种网络都能在经验和教学中发挥更好的功能。
锻炼技能	小脑和锻炼皮层可发展出大动作技能——行走、定位物体、参与动态的游戏——这是幼儿时期的一个重点。随之而来的往往是技能习得的增加和精细锻炼技能的完善。随着年龄增长，接触、刺激和练习对促进相关锻炼技能发展的作用是研究感兴趣的一个领域。
自我调节的方式	儿童时期自我调节能力不断提升，是为了达成目标和习得生活技能；学者们正在研究相关干预的作用仅限于某个特定的时期还是有更广泛的作用。
社会行为	一些学者通过密切观察儿童的预期行为，然后对观察到的特征进行建模、充足并实践，假设儿童社会发展的敏感期是 3 至 6 岁左右。随后他们观察童年晚期和青春期早期的孩子在工作和游戏中与更大的群体，例如同龄人、配对和团队中的表现，发现他们在群体环境中的社会互动有所增加，社会性进一步发展。
第二语言的习得	我们通常发现青春期前的儿童在习得第二语言时比年龄较大的学习者更加顺利，此学习过程中儿童对表达性的练习例如发音和正确的句法形式尤其敏感。
执行功能	计划、目标设立和参与一些其他的执行过程等能力通常在青少年和青年时期成熟；学者对他们制定战略时的经验、观察和机会对结果的影响很感兴趣。
冒险、道德发展、同理心、决策	大脑发育的某些方面也可能在某些关键时期调节人类其他的行为，包括风险评估、道德发展、同理心以及社会归属感和行为取向。

在敏感期应当满足大脑的需求。通过学习进行大脑重组,可以试图为日常工作、学习和生活建立"最好的大脑"。在敏感期,学习可能会发生得更快,也会产生更多、更突出的学习成果。

如前所述,学习这一术语既指通过接触经验/刺激进行的非正式学习,也指正式的学校学习,如图 10.2。在本书中我们将反复提及这一定义,因为这是教师必须要记住的一个概念。在某些情况下,人类社会有意尝试将学习结构化,例如在学校、运动队和工作环境中。但是人类的认知系统也非常擅长从与正式课程无关的各种经验中汲取知识。这些非正式的经历经常被学者们用于对敏感期的讨论中。就好像我们的大脑可能一直在尽其所能寻找他们需要的东西,来最好地发展它们的能力,此时就是大脑自然的发育时间。

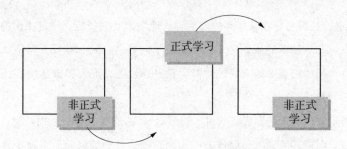

图 10.2　两种学习的方法。正式学习,如学校课程;非正式学习,
如玩耍、互动和在家里发生的对话。它们都可以在敏感
期促进大脑重组,在其他时期也一样可以

继续表 10.1 中的例子,儿童早期的视觉神经发育也受到强烈影响。出生时患有白内障的婴儿出现先天性晶状体阴影,如果能得到早期治疗,视力恢复的效果会更好。虽然眼睛本身在这两种情况下的反应相似,但如果失去工作视觉的时间更长,大脑就会形成不同的网络。

就像语言加工的例子一样,大脑的发育部分取决于呈现给学习者的刺激是什么。如表 10.1 所示,敏感期不仅关注感觉和锻炼技能的发展,而且还可能涉及更多的人类行为。从与父母和兄弟姐妹的情绪连接到与他人的社会交往的发展,在特定的年龄可能会出现一些有特点的针对性的学习模式。例如,我们经常观察到大约 3 到 6 岁的孩子会密切观察他们身边的朋友和年龄更大的孩子的预期行为,接着去模仿他们——或者是也做出类似的举动。他们会练习所观察到的行为特征,并加深对某个人行为的理解。在童年后期和青春期

240　早期,同一群年轻人可能会在工作和玩耍中花大量的时间观察其他人。他们会在此时成对、成三、成群和成团,努力增加社会互动,扩展社会发展——这也许是中学时的祸根,但也是社会连接的核心。

语言、视觉和社会发展也说明了一些敏感期存在另一个有趣特性:对于一项技能的各个方面,可能存在不同的学习最佳时期。例如,对于语言学习,似乎有一些与发音、句法、语法甚至词汇相对应的最佳学习时期。对于视觉发展,如 3D 可视化和空间定向等更复杂的过程,可能在青少年后期(例如中学期间)发展得更好。随着学生的知识体系不断丰富,对周围世界的理解不断加深,他们更能在此时学会这些东西。

早期的音乐训练与大脑:示例

对于许多教育工作者来说,学习中存在敏感期这一观点当然并不新奇。他们早就知道,孩子们似乎已经准备好在某些年龄段更轻松地学习某些技能。设定课程的范围和序列这一长期存在且非常基本的概念——描述了教学内容的时间和顺序——是基于教育工作者的大量经验得出的最有效的方法。教师们日复一日地见证大多数学生在某些特定时间学习某些类型的东西时往往会学得更好。

了解敏感期背后的大脑原理是脑科学的前沿发现,这对教师来说很有趣。确定认知的哪些部分与这些时期相关或无关已被美国国家研究委员会确定为未来教育界要解决的一个重要问题。

现有的关于大脑发育敏感期的大部分研究都在探索发生在课堂之外的自然学习,例如婴儿的语言和动作发展。但在正式的教育中,特别受到研究关注的是儿童的音乐训练。音乐训练为科学家研究敏感期对大脑发育的影响提供了一个特别有用的模型。显然,年幼的孩子可以学习演奏乐器。一个重要的问题是,较早的训练对于大脑结构的影响是否比较晚的训练影响大。换句话说,是否有一个"机会之窗"特别有利于一个人成为一名卓有成就的音乐家? 至少有一项研究表明答案是肯定的。

许多研究表明,早期的音乐训练与大脑中存在的大量白质有关。白质是脑内有效沟通所必需的东西。然而,一个关键问题是:非常有成就的音乐家——比如马友友和巴勃罗·
241　卡萨尔斯(Pablo Casals)——是否因为早期的训练而受益于这种结构性的大脑变化,还是因为他们从小时候就开始训练而受益于更长的总体训练时间?

由研究员克里斯托弗·斯蒂尔(Christopher J. Steele)领导的加拿大和德国团队在 2012 年进行的一项研究试图研究这个问题,并得出结论,有证据表明早期音乐训练可能导致行为和大脑发生持久的变化。作者使用大脑成像技术检查了连接大脑两个半脑的被称为胼胝体的神经纤维束。演奏乐器通常需要两只手协调动作，这一协调动作由大脑的这一部分调节。这使得研究人员不仅可以测量大脑中白质的数量，还可以测量在很小的时候就学会演奏乐器的音乐家和那些后来接受训练的音乐家的大脑中白质的组织方式是否相同。通过匹配训练的年限，他们发现在幼儿时期接受过训练的音乐家大脑具有更好的连通性。作者提出，7 岁之前的训练会导致白质连通性发生变化。作者总结道（Steele，Bailey，Zatorre 和 Penhune，2013），这可能是建立后续经验的基础。

童年音乐课程也可能对大脑有长期的利处，即使是未完成整个早期训练过程的人也是如此。神经科学家 2013 年发表在《神经科学杂志》上的一项研究发现，小时候上过音乐课的老年人比之前没上过音乐课的老年人能更快地加工语音。这一发现很关键，因为随着年龄上升，神经系统的功能会发生典型的下降，导致人难以理解一些语言。尤其是在具有挑战性的听力环境当中。研究人员认为，与声音互动的阶段可能会受到早期音乐训练的影响，它可能使得中枢听觉核中的神经处理得到加强。这项研究的作者们说，这种利处可能会一直持续到老年。研究对象由早年（4 到 14 岁）接受过一些音乐训练，但几十年没有演奏过乐器的成年人组成（White-Schwoch，Woodruff Carr，Anderson，Strait 和 Kraus，2013）。并非所有类型的学习都展现出了和特定时间段非常明确的关系，但正如这些音乐训练研究所示，有此种经历的人因为接触到了适当的刺激，因此在学习结果方面会产生相应的成效，并可能永久地提高自身的认知或感官能力。

因此，更好地了解人类敏感期和学习发生的时机被认为是未来大脑研究的关键，预计可能会发现更多与年龄相关的人类认知发展时期。

敏感期的研究前沿

242

正如第 2 章所讨论的，与大规模突触修剪相关的大量大脑发育过程持续到学龄期和 20 岁出头，这一发现已经开辟了一个关于敏感期的新的研究前沿。因为这种修剪依赖的大脑重组机制与研究发现的早年敏感期大脑机制相似，一些科学家怀疑青春期和晚年也可能存在敏感期。[请参阅核心指导原则 6(8)]这些敏感期可能涉及某些类型的高阶推理、情绪判断和决策。成人所需的目标规划可能属于这一类。因此，晚年大脑发育敏感期的概念一直是人们感兴趣的新兴研究主题。

另一个例子侧重于代数学习的研究。神经科学的研究结果表明，与成年人相比，许多学习代数的青少年可能会利用或激活大脑的不同区域。理由是，这可能意味着在青春期早期和成年期之间会有一段特定时间的重组（Luna，2004；Qin等，2004）。差异可能包括不同的记忆过程或长期存储方法，它们可能正在经历特定时间的主动重组。大脑重组的发生多大程度上受到关键时刻所发生的定量推理的影响，我们尚不清楚。可能某一天，通过研究我们能了解重要的大脑变化，这一期望可能即将实现，但目前还没有到来。

　　教师们可能会听说表观遗传学等领域也有前沿的新思想。表观遗传学研究基因与环境、年龄的相互作用。其中一个有趣的发现是环境可能对我们基因的现实工作方式存在影响。该领域的研究人员指出，不同的年龄阶段会对不同的环境存在敏感度。这样看来，我们的基因本身可能就是"敏感的"。在某些情况下，它们可能会根据不同的情况、以不同的方式运作。

学生们多早开始了解大脑？

　　教师们有时想知道是否有一段特殊的时间，学生在此时特别容易学会大脑的功能。脑科学研究目前还不能回答这个问题，但有很多故事说明了这一点，令人十分有信心。约翰霍普金斯大学儿科神经外科主任约翰·卡森（John Carson）分享了他第一次迷恋脑科学的时间（Carson，2010）。

　　卡森在贫困的家庭环境中长大，上小学时学得很吃力。大约在10岁的时候，他知道他的大脑需要计划、制定策略和多加锻炼来控制自己的环境。这是事实吗？他仔细思考着。他开始一本又一本地阅读关于脑科学的书。不到两年，他就从班上的倒数上升到了前几位。

　　他在《游行》杂志（*Parade Magazine*）的个人简介中开玩笑地说："这次学业上的转变太具戏剧性了，如果有可能的话，人们可能会怀疑我是做了脑移植手术。""实际上是我的自我感知和期望发生了变化，从而从受害者变成了规划大师。"

切忌过度解读研究发现

　　如本章之前所述，对教育者和父母来说，敏感期的概念听起来既诱人，又有些令人不安。谁不希望利用敏感期的潜在好处呢？但与此同时，谁不担心可能会错过一个学习某些技能或行为特别理想的窗口期呢？

　　教师们需要记住的关键一点是，虽然美国和其他一些国家的科学家们正在积极地探究与敏感期相关的大脑发育的机制和作用,但这类研究仍处于起步阶段。由于我们对人类认知系统在敏感期的反应知之甚少,我们提醒教师们不要过度解读已有研究结果。对新的发现感兴趣是很合理的,这些新发现也确实是有趣的,但教育工作者要小心,在该领域有更多的研究发现之前,不要过度解释早期的研究结果,也不要太轻易地接受某些主张。

《英国学习科学报告》的政策制定者说,仓促得出结论对学生没有帮助,他们中的一些人要求对在这个阶段进行的敏感期相关研究要极其谨慎(Howard-Jones 等,2007)。例如,该领域的研究人员担心,它可能会让人产生一种学习发生于"现在"或"永远"的感觉,这是不对的。科学家们说,如果学习没有发生在某些已确定的机会窗口中,这并不一定表明它再也不可能发生。它可能需要更多的时间和认知资源,也可能没有在窗口期学习那么有效,但目前我们还没有衡量这一点。

研究人员表示,我们最好将许多敏感期看成是大脑能力受外部环境影响最小的时期。

此外,英国的研究报告描述道,敏感期理论可能不能直接适用于课堂学习。作者认为,敏感期通常是由日常或非正式学习中的环境自然塑造的——在家里、操场、与我们的家人和朋友在一起时,等等。因此,它可能不太适用于学校学习和教师的教学中。然而,我们并未很好地理解敏感期的正式学习和非正式学习之间的区别,这仍然是一个存疑的话题,还没有很多证据。英国报告中对敏感期研究的相关描述虽然很吸引人,但还不能为正式的课程教学设计做出有意义的贡献(Howard-Jones 等,2007,第 4 页)。

244

因此,过早地将此理论运用于实践可能会存在问题——这样做并不是错的,只是我们知道的还不够。许多教师获得的资料中往往会赞同教育者至少应该意识到人类学习存在这一特点,至少应该了解基本的概念和研究趋势。今天的教师期望在他们的职业生涯中能看到更多的研究。而且,作为某个学科和年级教学的专业人士,人们期望他们能不断跟进关于有效学习的研究前沿,其中就包括可能存在的敏感期。

此外,无论研究的内容是什么,教师、课程开发人员、政策制定者和其他从事教学的教育工作者都无疑将面临许多他人向学校提供的新产品。它们可能或多或少都基于脑科学的研究发现。当然,如果只是在名字中加入"神经",或者只是采纳了一些浅层的脑科学观点,都不足以被学校采用。

资源
教师可用的在线、媒体和印刷资源:Howard-Jones 等,2007,第 4 页。(请参阅本章末尾的引用部分)

敏感的还是贫瘠的？

本章的讨论重点是健康的大脑功能。因此这里不讨论发育延迟、特定语言障碍、自闭症等情况。尽管一些研究中已经开始表明可能存在敏感期。例如，最近对小脑区域的研究表明，大脑内部交流的敏感期中断可能会产生一些易导致自闭症的关键特征。一般来说，科学家在对许多生物体的研究中发现，敏感期受到的伤害或注意力的分散可能比其他时期的后果更为严重。人们认为这是由于此时大脑具有更强的可塑性(Society for Neuroscience, 2008)。

最后，疾病、受伤或其他不利的健康状况可能会通过不同的机制影响人类发育。[请参阅核心指导原则6(9)]任何一种伤害都不是正常人类发育所预期的东西。科学家认为，在人的一生中，无论什么年龄，无论是在年轻时还是在老年时，只要出现非常严重的认知能力下降的情况，都意味着人体遭受了疾病、发育损害或受伤。它们不是普通发育过程的正常情况。

资源

教师可用的在线、媒体和印刷资源：brainfacts. org，2012。（请参阅本章末尾的引用部分）

结论

回顾一下就知道，敏感期研究结果是很具挑衅性的。教师们想知道敏感期的发现是否能带来更好的教学方式，或者他们是否应该更早或更晚地教授阅读、艺术、数学、第二语言或其他一些学科或主题。比如说，达到特定教育标准的关键时期是五年级还是要等到高中？我们目前无法得知，也不知道之后对神经科学的理解会发生什么变化。这样一个活跃的领域之后必然会产生许多引人入胜的研究发现，但目前为止我们可以得出的结论仍然有限，不过这对于教育工作者来说可能会很有趣。

正如一位教师教育者所说，她的经验是，大多数教师都很难不尝试去"优化"他们看到的敏感期相关研究。她提示教师们相关的研究结果正不断涌现，需要足够的证据继续加以证明。毕竟，这就是人脑的一般工作方式。我们总是权衡已知的东西而后得出结论。敏感期的证据正在不断增加，但我们不应过度解读它们。人脑具有非凡的弹性和学习能力。

结束篇

运用新知识

敏感期

你所在的学区已召开学区工作人员会议，目的是集思广益地改进课程。最近有很多关于学习敏感期的新闻和讨论。你的小组被要求根据大脑学习某门科目的最佳时间,来考虑是否应将各科目教学时间与特定年龄组相匹配。

1. 为了确保小组中的每个人都在同一个语义范围内进行讨论,你如何定义大脑发育的敏感期?

2. 研究人员发现或怀疑哪些领域存在大脑发育的敏感期?

3. 哪些类型的刺激已被证明可以在机会窗口激活大脑?

4. 哪些与年龄相关的学习可能与大脑长期发育的敏感期有关?

5. 敏感期很有趣,但我们真的应该尝试根据我们现有所知来调整我们的教学内容和时间吗? 你向小组报告时应首先注意哪些事项?

6. 如未来要将大脑敏感期与课程开发和学科教学相联系,你如何总结此问题的利弊?

引用

教师可用的在线、媒体和印刷资源

brainfacts. org. (2012). Critical periods in early life. *Brain development*. http://www. brainfacts. org/Brain-Basics/Brain-Development/Articles/2012/Critical-Periods-in-Early-Life

Howard-Jones, P. , Pollard, A. , Blakemore, S. -J. , Rogers, P. , Goswami, U. , Butterworth, B. , ... Kaufmann, L. (2007). Neuroscience and education, issues and opportunities: A TLRP commentary. http://www. tlrp. org/pub/documents/Neuroscience Commentary FINAL. pdf

参考文献

Carson, B. S. , Sr. (2010). *Cerebrum 2010: Emerging ideas in brain science*. New York: Dana Press.

Knudsen, E. (2004). Sensitive periods in the development of the brain and behavior. *Journal of Cognitive Neuroscience*, 16(8),1412 - 1425.

Luna, B. (2004). Algebra and the adolescent brain. *Trends in Cognitive Sciences*, 8,437 - 439.

National Research Council. (2000). 5. Mind and brain. *How people learn: Brain, mind, experience, and school: Expanded edition* (pp. 114 - 128). Washington, DC: The National Academies Press.

Newport, E. L. (2006). Critical periods in language development. *Encyclopedia of cognitive science*:

Wiley Online Library. Retrieved from http://onlinelibrary. wiley. com/doi/10. 1002/0470018860. s00506/full

Newport, E. L. , Bavelier, D. , & Neville, H. J. (2001). Critical thinking about critical periods: Perspectives on a critical period for language acquisition. In E. Dupoux (Ed.), *Language, brain and cognitive development: Essays in honor of Jacques Mehler*. Cambridge, MA: MIT Press.

OECD. (2007). Understanding the brain: The birth of a learning science. doi: 10. 1787/ 9789264029132-en: OECD Publishing.

Qin, Y. , Carter, C. S. , Silk, E. M. , Stenger, V. A. , Fissell, K. , Goode, A. , & Andersen, J. R. (2004). The change of the brain activation patterns as children learn algebra equation solving. *Proceedings of the National Academy of Sciences of the United States of America*, *101*, 5686 – 5691.

Society for Neuroscience. (2008). *Brain facts: A Primer on the brain and nervous system*. Washington, DC: Society for Neuroscience.

Steele, C. J. , Bailey, J. A. , Zatorre, R. J. , & Penhune, V. B. (2013). Early musical training and white-matter plasticity in the corpus callosum: Evidence for a sensitive period. *The Journal of Neuroscience*, *33*(3), 1282 – 1290.

White-Schwoch, T. , Woodruff Carr, K. , Anderson, S. , Strait, D. L. , & Kraus, N. (2013). Older adults benefit from music training early in life: Biological evidence for long-term training-driven plasticity. *The Journal of Neuroscience*, *33*(45), 17667 – 17674.

247

第 11 章　课程纵览

核心指导原则适用于特定的主题领域。我们对定量推理中的大脑了解多少？在语言和读写方面了解多少？在推理和创造性表达的某些方面了解多少？本章对此类大主题作了快速介绍，有利于教师为采取进一步的行动做好准备。

学习要点

1. 认知神经科学对大脑的研究是基于不同类型的信息加工进行的，而不是像教师基于学科领域进行教学。

2. 科学家没有直接向基础教育教师提供如何应用脑科学知识的相关指导。因此，教育工作者、认知科学家和其他进行基础教育教学和学习的人员需要共同努力，了解重要的基础研究发现，将其与教学研究相联系。

3. 从大脑运作方式的角度出发来研究数学，意味着要考虑大脑是如何解释定量信息并从中得出推论的。

4. 数学以及其他学科，在整个大脑中广泛激活相关区域，以实现不同的功能。某些区域倾向于激活数字，而其他区域则用于将数字拼写为单词。一些区域的激活用于比较，其他区域用于错误评估和纠正。

5. 在没有建立有意义的联系、没有提供使用信息的相关方法或存在消极情绪和态度时，人们会迅速忘记来之不易的数学原理和重要的定量问题解决方案。

6. 至少有四个独立的大脑区域是专门解析语言的：听单词、看单词、说单词和生成单词。学习科学家认为这些都是不同的"元技能"，现在已开始体现在语言教学和评估方式的各个方面。

7. 对大脑来说，写作在某种意义上是增强记忆系统的一种方式。故事和叙述被大脑视为一种证据，或"社会证据"，它反映了对他人有价值或引人注目的经历。

8. 通过在科学研究和其他领域中生成假设，学习者的工作方式和大脑一样。他们通过提出对某些属性的试探性想法，然后检验它们，以习得概念并激活认知。

9. 社会研究教育能帮助大脑有效地利用多种视角。通过思维迁移并在现实世界中运用，学习者构建了更细致和灵活的知识结构，以便他们能够更好地适应复杂的情况。

10. 通过创造和欣赏人类的表达，如在艺术中，学生们在大脑的各种感觉体验中分享思想和感觉，并感知他人的感觉。在教育艺术的许多正面属性中，有效转换观点可以帮助我们避免陷入惯性思维的陷阱。

引言

珍妮特·杜宾斯基（Janet Dubinsky）获得了神经科学学会的科学教育家奖，她发现不论是幼儿园还是直到高中的教师，都十分有必要教授他们关于神经科学的知识。她说，教师们也已经意识到了解脑科学的必要性，因为这有利于提升他们的专业性。同时，他们不仅需要知道脑科学基础知识，也要了解不断发展的脑科学研究（Dubinsky，2010）。她认为，这有关教师专业发展问题。

杜宾斯基说，教师对了解神经科学有需求，这使得大量论坛、教育产品和培训激增。尽管有许多活动都声称自己基于神经科学，但神经科学家杜宾斯基发现事实并非如此，它们的基础不仅是神经科学，还掺杂了其他的理论。一些论坛或演讲会上分享的重要研究发现，可能会被过度夸大，以达到营销的目的。实际上它们并未被证实有效甚至有些可疑。这使得教育工作者难以分辨精华和糟粕，效果适得其反。此外有些讲座传播了已被证实的科学知识和同行评议的研究，但它们与教学没有关联。她说，他们没有解决教师们想知道的问题，或者跳过了建构课堂的具体策略。这和之前所说的讲座完全不同且无用——教师们无法看到其中的关联，会认为这些脑科学知识和自己无关。

据杜宾斯基说，神经科学家和认知心理学家对幼儿园到高中是如何教学的相关细节了解得不够，因此无法从学习科学角度为他们提供具体的应用方法。他们对这个年龄段的了解也不多，即使大脑科学中可能有适用的或有用的研究发现，也无法调适出相应年级的教学方法。

杜宾斯基指出，神经科学和认知科学教育中，让教师在其特定领域应用大脑科学知识通常是缺失的，而这十分关键。因此，教育工作者自己必须补足缺失的这一块。第 1 章讨论了与教学和学习研究及实践相关的专业知识。

本章中的**运用**这一术语意思是帮助教育者思考基础脑科学研究如何与他们自己的年级教学和教学内容领域相结合,如**核心**和前面章节中所述。本章我们没有介绍新的核心指导原则。相反,前几章提出的许多大观念给教师们提供了一个"思想白板",为探索与各学科领域之间的关联留出了空白。

第 10 章回顾了本书所有对于**核心**概念的介绍。截至本章,我们已经探讨了第 1 章中介绍的所有指导原则和大观念。每个人都在第 2 章到第 10 章中了解了脑科学的一些基础知识。本章和下一章并没有介绍任何可供教师了解的额外的"关于脑的事实"或新的核心观点。相反,它们为应用、整合和反思已经提出的核心观点提供了机会。本章纵览了整个课程的观点,由三个部分组成,并提出以下问题:是否有可能将核心观点与某些特定的学科领域相联系? 在第 12 章中,我们会继续探讨教师可以采用的更大范围的策略:教师和教育工作者在考虑于学校和社区增加应用脑科学核心概念时,是否希望采取一些总结性的行动?

教师常会提出一个要求:我们为本章中提到的许多策略提供更多的模板,包括具体指令和原型,以便教师可以直接在课堂上应用。但我们不这样做的原因有两个:首先,相关策略内容过多,光一章讲不完,而是需要一本书的篇幅;其次,本章的重点是阐述"核心"观点和教师已知的有关学生学习方式之间的一些联系。

教师们提供了这些可教授的联系。基于我们的目的,这里讨论的大多数策略,已经在教育研究、教师手册和专业发展等材料中有详细的介绍。在与核心并列的学科领域中设置插图的目的不是为了提出新颖的策略或全新的教学设计要素。相反,其目的是将学习科学作为确认和增强最佳教学实践的一种方式。当然,新的发现会给教师指引新的方向,教师也会对新的想法做出热情的回应,但本章并不是专门为教师提供一种新的工具。当然,已经有很多人介绍和应用过一些策略了。换句话说,如果非教育工作者在本章中读到了不熟悉的话题,他们可能会发现,这些有关教学方法的资源对他们而言是很有帮助的。

认知神经科学根据信息处理的不同类型进行脑科学研究,这与教师根据学科领域展开教学不同。随着神经科学、心理学和教育科学领域之间的合作越来越多,此种分类产生的差距不利于它们之间的合作。

251

例如,大脑的视觉皮层不是阅读皮层。学校里的学习过程并不总是与研究过程完全匹配。大脑在工作中采用的思考和认知方式(Griffin,McGaw 和 Care,2012)通常横跨了传统的学校科目。本章介绍了定量思维、语言和读写能力以及跨学科推理等方面的内容。

利于课堂教学的课程

　　教师们希望获得可以带入自己课堂的课程。随着知识的不断涌现，教师期望他们的重点学科能有更多的资源。以下是两种被证实有价值的资源：

　　● 安南伯格学习者（Annenberg Learner）在线资源"神经科学的课堂：建立联系"，它包含一个讨论脑科学对学校的影响的单元模块（Annenberg Learner，2012）。"我发现它所讨论的神经科学对职前教师有很大的作用"，一位经常接触新教师的教师说。该模块是由南加州大学大脑与创造力研究所的玛丽·海伦·伊莫迪诺-杨（Mary Helen Immodino-Yang）和她的同事哈佛大学思维、大脑和教育项目主任库尔特·费舍尔（Kurt Fischer）和史密森学会的马修·施奈普斯（Matthew Schneps）共同创建的。无论是想办法给学生更多方法以提高他们所学知识的相关性，还是教学生进行积极的自我对话以减轻考试焦虑带来的生理压力，伊莫迪诺-杨和她的同事们都为教师们提供了一些理念。

　　● BrainU 项目由明尼苏达大学的珍妮特·杜宾斯基（Janet Dubinsky）教授发起，该项目向教师展示了如何利用神经科学的观点来丰富他们的教学。该项目侧重于让教师采用探究式教学法，并提供了许多在线资源。BrainU 网站上关于神经科学的概念和活动按年级组织：PreK-3、4-6、7-8 和 9-12。它还包括一系列教师专业发展研讨会，以及相关的可展示走廊和课堂活动"解释你的大脑"资源，还有课堂神经科学资源材料的"脑干"。BrainU 还包括一个教师问题论坛，"询问一名神经科学家"（Ask a Neuroscientist）。它是由教育专家与神经科学家共同合作的项目，是由明尼苏达大学神经科学系及其课程与教育系联合举办的。

资源

教师可用的在线、媒体和印刷资源：Annenberg Learner，2012。（请参阅本章末尾的引用部分）

大脑的定量思维

　　不出所料，根据经济合作与发展组织的学习科学报告，对每位学生而言，数学和定量思维是学习的基础（OECD，2007）。许多从事基础教育的数学教师提出以下问题：学生如何流畅地计算两位数乘法？学生在什么年龄时，"大脑准备好"进行数学论证，并能最好地学会更高级的证明？（Lee，2005；National Council of Teachers of Mathematics，2007）

开始讨论这个主题之前，我们需要知道一个更基本的概念：数量。因此，定量思维——而非如何教授算术或几何——是本节的主题。正如认知科学家迈克尔·波斯纳（Michael Posner）指出的那样，从大脑加工的角度思考，我们需要退后一步（Posner 和 Rothbart，2007）。我们要问的问题是：大脑如何解释定量信息并从中得出推论？推论可用于诸如数字识别、数学运算和问题解决等领域。关键的算术概念包括大脑是如何学习数学的以及它如何运用数学概念和技能。

哈佛大学教授苏珊·凯里（Susan Carey）是《童年的概念变化》（*Conceptual Change in Childhood*）一书的作者，她说数学计算是整个动物王国都会的才能：蝙蝠解释了生物声呐反射回来的数学频率，蜜蜂通过偏振光来导航，电鱼会检测是否存在脉冲。事实上，凯里说，在其认知中，不可能发现有什么动物缺乏计算能力。她将数量和解释数量的方式描述为说明生物体计算性任务的神经机制的专业化，这很奇妙（Carey，2001，2008）。

与蝙蝠和其他物种不同，人类的数学体系更加标准化。蜜蜂利用先天的计算能力找到返回蜂巢的方法；蹒跚学步的人类幼崽利用先天的计算能力来走路，预防跌倒。但人类并非止步于此，而是向新的认知迈出了更加野心勃勃的脚步。我们通过计算建造跨越河流的桥梁，结合风力确定桥的最大载荷。这些都属于计算。

我们会惊叹于模式、证明和问题解决的美。正如一位中学生所说，世界上如此多的人都遵守数学原理，这太"令人难以置信"了。我们不仅可以利用大脑中的数学计算工具，还可以利用从中挖掘的意义。我们可以利用它——也可以理解它。

我们与调整多极坐标的蜜蜂不同，我们会很自然地参与大脑中的定量加工，而且往往是不自觉的。我们可能根本没有注意到，但我们却一直在进行数学探究，得出数字、方向、持续时间、度量、间隔和顺序。我们计算如何作出决策，如何基于案例进行推理——甚至我们的每一个动作都由详细的数学运算而成。所以，是的，我们的大脑一直在进行数学计算，否则我们就无法运作。

这是一个教师通过脑科学帮助学生了解学习机制的例子，这个例子非常好。对于自认为数学不好的学生，老师可能对他们说："你的大脑非常擅长做数学，比如你能……"

跟随认知中的预感

哲学家帕特里夏说，事实上，人类的感知和推理是通过经验法则、捷径、词汇表和未经充分验证的假设进行的。加州大学圣地亚哥分校的名誉教授及其合作者（Churchland，

Farber 和 Peterman，2001)说认知系统不适合检测我们思维中存在的所有错误。作为机器的大脑并非"真理"，在正规的数学意义上也不是完全精确的。我们会愿意跟随一种预感。

这通常使我们能很好地基于部分知识作出快速和可适应的行动。面对挑战时，人类很好地利用了不完整的信息。所以从这个意义上说，我们自然是在计算概率和可能性，而非确定性。

人类早就开始发展定量思维。即使在婴儿期，我们也能分辨物体之间不同的价值数量。婴儿可以检测到零和一、一和二及二和许多的差别。在许多所谓的"习惯化"研究中让我们习惯某些东西，然后看我们是否能在这些东西发生变化时找出不同之处，结果发现当婴儿已经习惯性地觉得屏幕后面藏着一个物体，但出现两个或更多时，他们会觉得很惊讶。此类研究表明人类在很小的时候就有了物体和数量的概念。

并不是世界上所有的人类语言都有一个可计算的数字序列。在一个名叫皮拉哈(the Pirahã)的巴西部落中，他们没有规定 2 以上的数字——1 之后就是"许多"，毫无疑问，许多学生在第一次学习数字时就理解了。然而，科学家们发现"数概念"是跨文化的基础概念。

254

在没有可计数数字的情况下，相关的单词和声音可以表示数量，如"一个""另一个""很少"，当然还有"许多"(Carey，2001，2008)。

用数字或符号连接起来表示特定的数量，这也出现得相当早。学龄前儿童通常可以建立这种联系。即使是猴子也可以被训练，将特定的数字与奖项的大小联系起来——例如，敲击数字更大的杠杆，代表"要求"更多的葡萄。即使当杠杆交换位置时，猴子也会继续选择更大的数字，比如选 6 而不是 4。这表明他们可以理解数量的概念，也可以将一个或大或小的数量与不同的符号联系起来(Posner 和 Rothbart，2007)。

无论是猴子还是人类幼崽，建立这种数量和符号之间的联系需要通过相当多的训练。经过一年或一年以上的培训，可以建立数字的概念，包括秩序的概念。即使知道一个数字比另一个数字大或小，也不意味着我们可以按顺序排列整个序列，或者在序列中进行快速和准确地比较，比如通过运用它们来生成新的数量。教师们知道，孩子们计算金额或差异需要花费较多的时间和精力。

资源

教师可用的在线、媒体和印刷资源：Biever，2004。(请参阅本章末尾的引用部分)

我们的心理数线

对于人类来说，我们认为数量的顺序或序列是采用了认知表征的概念。当我们进行计算时,我们会参考科学家所说的心理"数线"。这是我们头脑中有关数量的一维模拟图。这样的数轴为我们提供了一些有用的数学特性。它们是有序的——换句话说,它们代表某个方向的递增和另一个方向的递减。同时,它们也是区间——无论出现在何处,我们将其解释为沿线的相同距离存在一个固定单位。换句话说,一英寸就是一英寸,它的长度不会因它出现在线路中的位置变化而变化。

这种类型的数线是一致的,通过测算距离来评估差异,它为我们提供了一种快捷的、可视化的方法。我们的大脑在这方面做得很好,但大脑系统中确实存在一些奇怪的虚伪影像。例如,大脑研究表明,两个数字越接近,年轻人就越难区分哪个数字更大。换句话说,相较于比较 5 与 2 的大小,孩子可能需要更长的时间来思考 5 与 4 的大小。

在孩子看来,2 明显低于 5,很容易区分。但 5 与 4 孰大孰小,则需要花费更多的努力进行辨别(见图 11.1)。然而,年龄较大的儿童和成人可能不需要用到数轴计算器。他们可能经常看到这些数,并熟记于心了。这在他们的心理数轴中,因此他们不会犯错。

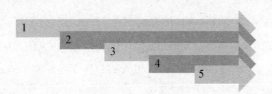

图 11.1 可视数线

在孩子看来,2 离 5 很远,很容易区分。他可能需要更努力地思考离 5 更近的 4 是大还是小。

即使没有正规的数学训练,孩子们也能将**模式**转换为有意义的数量。例如,他们能很容易地知道五个物体多于四个,或者能够将某些点组成一致的分组。

基于脑的数学能力,教育工作者通常想知道这些简单的数学运算究竟发生在大脑的哪个位置。这可一点都不简单。波斯纳说一个数字出现时视觉中心首先被激活。有趣的是,被数字激活的区域与被拼写成单词的数字激活的区域不同。

一个脑区被激活以比较数字,而另一个用来评估和纠正错误。因此,我们认为,"数学"激活了较多的脑区,并号召了各种不同的脑区以实现信息加工。

为什么这对教师来说很重要? 对于许多教师,尤其是小学教师来说,他们不仅教数学,还负责许多其他科目,这有助于他们理解为什么需要专门为大脑建立不同类型的定量

255

推理。

计算障碍综合征是一种算术方面的学习障碍（Howard-Jones 等，2007）。我们越来越了解幼儿大脑的特性，他们在学校进行定量推理的结果可能类似于阅读障碍（Moursund，2012）。通常，学校很少额外支持这些学生，因为他们也才刚了解脑科学研究新发现。众所周知，阅读中需要的早期精准检测和干预在数学中也同样需要。

西安大略大学心理学系数值认知实验室主任丹尼尔·安萨里（Daniel Ansari）致力于推动理解非典型的前沿问题或定量处理中的问题。他在相关研究中发现，发展性计算障碍者的智商和数学成绩与其他学生存在差异。通常，这会使得他们被安置到特殊教育项目中。安萨里说，与同年龄的对照组比较，有计算障碍的学生可以准确地比较尺寸大小，但无法准确比较数量大小。

安萨里和他的同事认为，我们尚未完全了解的计算障碍是一种非典型的大脑表征和数字量级的处理过程（Price, Holloway, Vesterinen, Rasanen 和 Ansari，2007）。教师应留意缺乏数字量级处理能力的学生。他们难以学习数字表达的含义，也难以记住它们。安萨里和他的学生指出，学生群体中计算障碍的患病率在 3％ 到 10％ 之间，与阅读障碍相当，但他们所得到的理解和支持要少得多。安萨里说，关于计算障碍研究的出版物数量与阅读障碍出版物数量比例接近 1∶15，这并不奇怪，因为人们对这个领域的了解还不够，相关研究多是新近的。

安萨里还研究了患有数学恐惧症的学生，这可使发育性计算障碍相关研究成果更具代表性。没有相关问题的学生也存在数学方面的焦虑，因为他们在解决数学问题时表现出了高度专注的思考。这些想法分散了人们在处理复杂的心理过程中通常需要的注意力。加重认知负荷的不仅是要进行数值比较，还需要掌握许多其他的内容。

许多孩子在进入初中和高中时，会发现自己很难将数学中许多重要但截然不同的思维方式联系起来。如何才能将这个图与那个方程及这个单词问题联系起来？这涉及一些单独的大脑加工过程，学生通常需要在帮助下整合这些想法。

这并不是说大脑中的数学加工过程是连续或线性的。相反，波斯纳指出大脑很有效率。它往往会并行查找许多熟悉的代码，并在任务期间进行多级别加工。波斯纳说，给幼儿进行数学方面的培训似乎能改善他们在学校的相关表现，这给我们带来了希望。相关途径有刺激神经感觉，例如让儿童用手简单地操纵小型物体，通过触觉和视觉将注意力集中在数量和模式上，帮助思考数学问题。

还可以通过虚拟工具。特意设置电脑游戏以帮助幼儿加强数线思维的练习。但这可能还不能让他们真正理解数学,因为这较为简单。就像在家给孩子们阅读有助于培养他们识字能力一样,计算能力也可以通过共同思考数量和计数的概念来培养。

波斯纳报告说,涉及比较数字线数量的基本大脑区域在 5 岁到成人期间是不会发生变化的,但它们的速度确实会加快。在波斯纳报告的研究中,对相关任务的响应时间从 5 岁到 9 岁平均下降了近一半,到成年后下降了三分之一。有趣的是,波斯纳怀疑这可能与幼儿在组织行动以表达想法时遇到的困难有关——对他们来说,即使是理解目标并报告答案也需要花很长的时间。

当然,在正规的学校教育中,通常会把数学观点组织成有逻辑的序列。但这还不足以让学生理解。我们还必须让序列"有意义"。我们可能需要提前知道"如何"做某事,甚至在有直接需要时展现出自己记住的序列。然而,我们几乎没有这样独立的技能,这让教师和学生都感到很沮丧。

但是更高级的数学呢?英国的学习科学家报告说,许多数学老师可能需要重新审视他们对"数学教育"的定义,以便更好地理解它。具体而言,数值推理(数量和数字)与我们的空间认知(位置、大小、距离、方向、形状、连通性、重叠等)之间的相互作用在现代数学中具有根本意义。英国的报告表明更加深入地理解大脑的空间和模式会影响教师的教学方法,甚至可能影响未来数学课程和内容的形式(Howard-Jones 等,2007)。

例如,与其他教育领域一样,将观点可视化有助于大脑获得新观点。但是在数学中,有一些更基础的东西起作用。归根结底,空间、函数、频率、锻炼和模式等概念都是数学。空间推理与数字、数量、运算和算法一样是数学中的一个基本概念。然而,它们所需大脑的空间处理系统明显不同,需要根据自己的能力进行数学思维的提示和训练,可能就像阅读中的双拼音和视觉词形识别一样。

促进数学学习的一些方法

脑科学领域一项研究的内容为探索空间感知和定量记忆,以及我们如何预测和操作空间和视觉信息。例如,一项有趣的研究揭示了伦敦出租车司机在掌握某项必要的"知识"时,大脑是如何产生结构性变化的——在该测试中司机需要

资源

教师可用的在线、媒体和印刷资源:Yong,2011。(请参阅本章末尾的引用部分)

准确地到达该城市的任一地方,实际上这是一个复杂的空间挑战。

257

当发生以下情况时，我们会快速忘记来之不易的数学原理和重要的定量问题：

- 我们还没有在大脑中建立任何有意义的联系。

- 我们没有频繁使用它们。

- 我们遇到情绪和态度上的障碍。

斯坦福大学认知和系统神经科学实验室主任维诺德·梅农最近回顾了一系列有趣的研究，研究内容是大脑中的记忆系统如何在个别问题属性之外发挥迁移泛化的重要作用（Menon，2014）。锚定在一部分颞叶皮层的系统也有牵连，也参与了长期记忆的形成。量化思维的意义与我们可能采用的转移和问题解决的模式之间存在着潜在关联，这十分有趣，令人着迷。

有两本美国国家科学院出版社的书籍非常关注数学和认知：《学生如何学习：课堂中的历史、数学和科学》（*How Students Learn：History，Mathematics，and Science in the Classroom*）（Lee，2005）和《加起来：帮助儿童学习数学》（*Adding It Up：Helping Children Learn Mathematics*）（Kilpatrick，Swafford 和 Findell，2000）。这两本书都强调大脑运用元认知的方式，并介绍了持续的感觉创造、反思、自我解释和他人解释，发展适应性推理"学习数学的神经科学基础"（Peterson，2012），以及参与学习的重要性以及反馈和内在动机。如果学生能做出某些数学题，但大脑不知道这些知识到底有什么好处，就会出现问题。学生没有提升自我反思和自我反馈的策略。[见第 9 章：大脑中的反馈和循证（Lee，2005）]

要想提高数学知识的使用频率和机会，就要对数学进行跨学科整合，这对大脑来说很重要。教师应该挖掘学生在历史、经济学、英语和语言艺术、健康和艺术领域运用定量推理的能力。一位教授社会研究的教师就是这样做的，他让学生们计算如果法国真的遵循玛丽·安托瓦内特（Marie Antoinette）"让他们吃蛋糕"的傲慢宣言，皇家国库将付出多大的代价。所有的教师都可以在身边找到大量可进行定量推理的例子。或者，以艾萨克·牛顿（Isaac Newton）的历史为例，他是有史以来最著名的科学家之一。有多少学生知道他作为英国皇家造币厂大师的"另一种生活"呢？他实施了金本位制的转变，确保每枚硬币的重量都符合贵重金属应有的重量——他在社会中消除刮硬币，建立社会正义。数学和计算机科学教育家戴夫·穆尔松德（Dave Moursund）在他的文章"认知神经科学、计算机和数学教育"（Moursund，2012）中这样描述：通过计算机科学等实践活动，学生能够以创新的方式解决数学问题，持续构建大脑中的联系。

这些例子说明，正如我们既要让学生阅读课外材料也要鼓励所有教师促进学生进行跨学科阅读一样,数学也应该如此。跨学科的数学可以说是当今学校中最被忽视的需求之一。

对许多在校学生来说,他们会遇到在数学中不知所措的时刻,这是导致他们情绪不稳定的一个着火点。有趣的是,这通常只是因为在数学学习过程中遗漏了一两节课,漏学了其中一些看似很小但实际上很关键的概念。对于教师来说,及时发现这种情况并帮助学生学会如何进行补充学习非常重要。

在美国国家科学院出版的关于学生数学学习方法的书籍中(Lee,2005)说道,对定量思维存在消极的情绪倾向对学生来说是个大麻烦。无论学生对任何实际技能的掌握情况如何,如果对学习数学持反抗的态度,则会使学生处于不利处境。因为畏惧挑战,面对挑战选择退缩不利于他们掌握数学知识。

259

教师们能做些什么?正如一位教师所说,当学生遇到数学难题或需要进行复杂的语言分析时,学生可能会犹豫是否要勇敢探索,部分原因是担心失败招致周围朋友的嘲笑,导致尴尬。他发现,教师们通过强化学生的努力,提供积极且具体的认可和反馈,能帮助学生更好地克服这个问题,减少这种社会性挑战,有利于学生建立数学中的身份认同。

教师可能希望采用的其他基于核心的脑科学策略包括:

● 有完整演绎过程的示例(在数学研究中被称为"工作实例")。利用示例能够清楚地展示数学任务中推理轨迹的例子,且在其中包含学生能理解且感兴趣的有效反馈。

● 教授"数学思维"。包括对所有学生数学探究技巧的正式指导。例如 1980 年代时,教中学生可以在数学探究和问题解决中反复使用的某些入门、攻克问题和复习的技能(Mason,Burton 和 Stacey,1985)。学生们学着如何猜想、生成图表,学着在有趣和具有挑战性的环境中练习定量思维——基本上,他们在学习如何利用"数学思维"取得进步。有趣的是,这些战略能吸引大脑的问题解决中心,并且具有内在的激励作用。这在数学奥赛及嘉年华或博览会中经常看到。不幸的是,并不是所有的儿童和年轻人都能在学校学习"数学思维"。尤其是那些数学学得不太好的学生——这些学生可能需要通过提升兴趣水平和对学习的热爱才能取得巨大的进步。

● 帮助学生和数学交"朋友"。注重帮助学生建立在数学中的专业获得感,或是加强他们与数学的连接感。例如,一位校长说如果学生在学校学习中获得的等级是"高的",他们会想要更多地体验它——或者相反,"低"等级或其他负面的体验会导致学生有逃避的心态。

她将这个现象与学生的出勤率联系起来，甚至早在中学阶段，学生们在数学课上的体验对出勤率影响尤其大。校长说，家庭早期的负面经历和缺乏成功的经历使得他们产生过多的消极体验，影响极大。在进行家校合作时，她还注意到父母回忆起的负面情绪与他们的孩子相似。她说，当他们认为他们在数学学习中会失败时，他们就很难改变对学校的看法。

监控弹性思维。正如一些教育家所说的那样，要意识到"直到他们学会了，你才真正教了他们"。找到影响、迁移和坚持的方式很重要。一些数学教师可能需要加强监控定量思维的进展，包括思维是否足够灵活，能否在直接的作业甚至课堂环境之外开展。如何才能做到这一点？令人惊讶的是，我们经常忽视一个重要的数学学习发展视角：学生数学思维进展不仅仅是算出一个对或错的答案。相反，如果仔细了解学生的工作，我们通常会发现学生的数学表现是在部分正确到完全正确的范围内的，或者是在学习中正取得进步的情况。基于大脑元认知的重要作用，每个学生都需要知道他离目标的距离、所处的位置以及如何进步并达到目标。

识字、阅读和语言在大脑中的表征

斯坦福大学的研究人员在"简的大脑"（The Brain on Jane）项目中发现，当读者出于不同的目的阅读简·奥斯汀的小说，即是将其作为文学性的批判性阅读还是为了休闲娱乐而阅读时，这两种情况下激活的大脑区域完全不同（Goldman，2012）。研究人员得出结论，文学阅读给大脑提供了一种宝贵的锻炼——许多英语教师都同意，无论是阅读简·奥斯汀的小说还是其他作者的作品都是如此。

了解语言在大脑中的表征相关研究对教育工作者而言是一个大课题。它涵盖了如语言的符号、语义和语法等流畅性机制，还一直延伸到理解和写作的广度，包括复杂的叙事写作和说明性文本。

再次，为了缩小范围、确定本节中的一些关键主题，我们将利用第 1 章后介绍的有关"核心"的分析。与前面有关定量思维的部分一样，我们不会超出核心的基本原理，而是基于这一部分举例说明一些新研究和教师想法。根据经合组织学习科学报告（OECD，2007），在这里，从脑科学的角度出发，我们将语言定义为：（1）有限数量的符号，（2）一套语义原则，以及（3）根据语法规则结合在一起形成的一个交流系统。成熟的人类交流系统并不是一下子出现的。人们认为它是随着时间的推移，在社会文化的需求和语言的发展下逐步发展起来的。当然，每一个语言系统使用的符号各不相同，可能代表的对象、概念、情绪、想法和思想也不同(OECD,2007)。

各种语言是丰富多样的,大脑必须应对它们,方法包括:

● 语音或声音是有意义的最小语音单位,如打赌(bet)或宠物(pet)中的"b"或"p"(National Research Council,2000)。

● 字素或符号是英文中的字母,例如"b"或"p",但也是其他语言中用于交流的图形(OECD,2007)。

261

● 手势或动作当然是手语的核心,但也有许多其他不太正式的标准化动作可以用作表达或反应。

● 现在,互联网广泛运用的计算机视觉效果、动画、声音字节和不断发展的所谓符号"模因"都是语言的一部分。这些被文化承认的人工制品——从被称为情绪符号和表情符号的笑脸到像"谷歌一下"这样的短语——它们每天都伴随着"数字原住民"的孩子们,并被他们带到学校,从而无处不在。

大脑研究领域中有一个普遍共识是,幼儿能比成年人区分更多的音素(National Research Council,2000)。十几岁时,青少年也开始失去分辨母语中常见声音的能力(见第10章:敏感期)。

语言有自己特定的一组音素,或有意义的声音。世界上的许多语言会有许多重叠的声音。罗伯特·西尔韦斯特(Robert Sylwester)博士写了许多关于大脑的书,他报告说人类语言通常只使用约48个音素,这与一些非人类灵长类动物使用的"信号声音"的数量相当。但西尔韦斯特说,这些动物倾向于将每个信号用作重磅炸弹,即对一件事的重要预警。一个信号可能传达的信息是"食物在地平线上"或"注意危险"。相比之下,在人类语言中,单个音素可能毫无意义。例如,"d"不一定表示英语中的任何事物或事件,但如果与其他声音放在一起,它会形成一个表达明确含义的词。

词汇和解析语言

教语言的教师听到语言——不是数学,不是科学,也不是技术——是最早被发现具有脑科学基础的功能之一,与大脑的工作机制有着明确的联系,他们通常很高兴(OECD,2007)。脑科学基础研究的被试是失语症患者,失语症是一种阻碍人们交流能力的疾病。有一种类型的失语症症状是,人们可以说话,但话语中都是错误。另一种失语症表现是人们的听力和理解语言的能力受损。通过调查它们分别涉及什么类型的脑损伤,19世纪的两位欧洲科学家皮埃尔-保罗·布罗卡(Pierre-Paul Broca)和卡尔·韦尼克(Carl Wernicke)逐渐确定了参与语言加工的大脑区域（OECD，2007）。

正如大脑具有处理视觉、听觉、味觉、嗅觉、触觉和疼痛等感知子领域的系统一样［请参阅核心指导原则 2(11)；Society for Neuroscience，2013］，大脑也有专门分析语言的独立脑区。对于单词，无论我们是听到、看到、说出还是生成单词，这对大脑来说都是完全不同的过程。经合组织学习科学家认为，这四种不同的"元技能"现在在美国共同核心国家标准中得到了更大程度的反映（Common Core State Standards Initiative，2010；OECD，2007）。

虽然教师和其他人的这四种元技能可以无缝结合在一起，但在大脑中，它们依赖于不同类型的子加工系统。因此，美国国家研究委员会报告说，根据它们分别在大脑中的表征、存储和处理的程度，教师需要帮助学生协调这四项技能。学生的这四项技能可能不像教师想象的那样密切相关（National Research Council，2000）。阅读同样的信息对我们来说可能是轻而易举的，但可能需要进一步的努力才能听懂某些信息的意义或者积极地参与聆听。或者说我们可能可以口若悬河，但却很难生成一些词汇。

教师经常使用替代性的方式——大脑加工信息的方式——来帮助学生提升语言技能和读写能力，例如戏剧、音乐或绘画。一位资深教师提到一种包括脚手架的方法，即通过呈现或回顾歌曲中的信息来帮助学生学习文学。例如，在教授艾米莉·狄金森（Emily Dickinson）的诗歌或阿瑟·米勒（Arthur Miller）的戏剧《坩埚》（*The Crucible*）时，她使用音乐来强化某些节奏的元素或情节上的细节。她还允许学生自己创作歌曲，例如可以考虑制作《奥德赛》（*The Odyssey*）的主题歌曲，或用歌曲讲述《贝奥武夫》（*Beowulf*）的主要冲突。通过用有效的方式强化知识的意义，建立了学生与知识之间的连接，这种方法很有效，人们能够持续使用。

对人类来说，说话的艺术、交流的手势和理解语言被认为是天生的或生物学驱动的。然而，人类需要付出更多有意识的努力来掌握书面文本——坦白地说，人类并不那么适合书面文本（Sakai，2005）。大脑的一个小秘密是，尽管语言习得是人类最基本的特征之一，但我们运用的一些机制，如阅读和写作，从来都不是出于这个目的。科学家们认为我们应利用一些古老的大脑工具来达成新的、意想不到的成就。

在他的书《在大脑中阅读》（*Reading in the Brain*）中，心理学家和认知神经科学家斯坦尼斯劳斯·德哈恩（Stanislaus Dehaene）说我们的眼睛并没有文字扫描器那么好的分辨率（Dehaene，2009），这本书很具有启发性。只有视网膜的最中央部分，即眼睛后面的光敏层，有足够好的分辨率，可以用来阅读。但这个区域作为接收器而言太小了，因此我们必须在阅读某一页时用力转动眼睛,才能看完所有内容。大约每秒四五次之后,我们要重新聚焦,且在阅读的时候拍了很多小的快照,然后再把它们重新编织起来,以形成完整结构进行理解。

在阅读中,我们也面临着一种不变性的问题:各种字体的形状如此变化多端,我们如何能从中挑选出一系列的字母呢?我们必须加工印刷和手写的字母,大写和小写版本,以及各种字体样式和形状。据说,无论是什么语言,人类的每一个文字,都像《一千零一夜》(*Shahrazad's Arabian nights*),可以呈现出"一千零一个"有趣而曲折的形状。

因此,为了促进大脑学习,教师应该始终确保在给学生的书面材料中使用最简单、最容易阅读的字体,这似乎是合乎逻辑的。但显然不是这样。在研究学习过程复杂性的另一个例子中,普林斯顿大学和印第安纳大学的研究人员发现,至少在一定程度上,事实恰恰相反。在两项实验中,一项实验的对象为克利夫兰的 200 多名高中生,研究人员随机给他们分配不同学科和年级的材料,材料中的字体有简单的和困难的两种。那些用较难的字体阅读材料的人在常规课堂评估测试中比用更容易字体的人做得更好。通过加大字体的阅读难度,作者得出结论,学生们在学习更难阅读的材料时更加专注。他们说这与不流畅加工的概念是一致的——当某件事很难做的时候,它可以引导人们更加深入地处理信息。研究人员警告说,关于这一点还需要进行更多的研究,过于晦涩导致难以阅读的字体样式可能会产生适得其反的效果,让已经有阅读困难的学生望而却步(Diemand-Yauman,Oppenheimer 和 Vaughan,2011)。

德哈恩(Dehaene, 2009)指出,阅读发明得太晚了,人们无法通过进化塑造它。语言和社交可能有进化的基础,因为它们可以追溯到足够久远的时候。但是阅读,只有几千年的历史,太新了——从生物学的角度来说,只是一眨眼的工夫。因此,科学家怀疑人类的阅读能力在某种意义上是由其他能力转化而来的——这些部分有其他用途。如果这是真的,那么我们最初拥有的能转化为阅读的能力是什么?

为了回答这个问题,科学家们将目光敏锐地转向了其他灵长类动物。猴子和猿不会阅读,但它们确实有许多与人类相似的大脑回路。那么,它们在利用我们所使用的阅读能力做什么呢?

研究人员在猕猴面前放置了各种图像、物体、面孔和其他可视物体。作为人类以外最主要的灵长类动物,猕猴有复杂的社会行为,比如模仿舞蹈动作,或者根据社会等级分配浆果。研究人员发现,猕猴的大脑对各种不同形状的碎片有反应。一个"T"形,即一个立方体

263

的三条边聚集在一起，会触发它们的神经反射，例如，看到树干与地面投射的"L"形也是如此。看到数字也会出现类似的情况——一个数字 8，是一只直立的猫把头放在身体上作出的形状，呈现出了一个圆形的外侧边缘的轮廓，像两个零叠在一起。正如德哈恩（Dehaene，2009）所说，科学家们在猴子的大脑中偶然地发现了一个字母表。

研究人员现在认为，人脑中存在类似的电路，它变成了阅读的机器和其他一系列的装备。它要指导阅读过程中的执行功能、协调大脑中两条阅读路线之间的密切关系，这两条路线包括语音通路和对符号形状的视觉记忆阅读。此类协调要素包括：

- 从字母到单词及其存储在我们的心理词典（我们的常用术语词典）中的含义，或

- 对于我们尚不熟悉的单词，从字母到它们的发音，并从我们对自己是否能够理解这些字母和声音所代表的词汇含义的判断。

然后是理解，阅读中的大脑通过从字母、单词、句子甚至整个主题或叙述的上下文中借用信息，找到大量受益的途径。再一次，我们擅长利用不完整的信息。在有上下文的地方，我们可以获得更多的大脑编码或与相关观点的神经联系，并且可能对我们正在接触的内容的含义做出更好的预测。猴脑在复杂的森林中凝视树枝的交叉点，就像孩子在"大书"画页上拼出字母一样。

进一步讨论意义

当然，理解对语言和读写是很重要的。教师可以获得很多介绍这一领域的教学和学习相关的研究资源，但大脑的故事才刚刚展开。因此，教师们应该再一次期待在他们的职业生涯中了解更多的研究发现，并密切关注此领域中的相关发展。

到目前为止，我们一直在讨论大脑做了什么有效的事情。尽管我们的眼睛擅长使用许多视觉组织工具，例如将镜片固定到位，让它与精细且平衡的肌肉正确结合起来。或者在清除废物的同时为视网膜提供营养和氧气，但很多事情很容易出错。大脑系统非常复杂。例如，在光线差的情况下，我们的单色视觉可看到更多里程——例如，我们在光线不足的情况下从单色视觉中看到很多东西——例如在黎明或黄昏时只能看到黑白。如果你不相信，可以尝试一下。只有在光线充足的情况下，我们才能看到颜色；否则，红色、绿色、蓝色和所有其他颜色都只是灰色的阴影。

因为我们要把很多东西正确地组合在一起才能理解语言，所以很容易理解错其中的某些条件。无论是阅读、写作、说话，还是任何其他形式的信息表达或接收，从与现在完全不同的古老用途到新的现代需求，当我们的大脑参与这个"脆弱"的过程时，即使是最轻微的

电路故障,都会使我们出错,德哈恩(Dehaene,2009)说。

其中最引人注目和最著名的是阅读障碍,有相关能力障碍的学生会觉得阅读异常困难(Howard-Jones 等,2007;Society for Neuroscience,2013)。阅读障碍广泛存在,它起源于神经生物学(OECD,2007),其最常见的特征有:

- 难以准确或流利地识别单词
- 难以拼写和编码
- 难以读某些语言里的某些语音
- 与语言的声音元素有关的非典型的皮质特征
- 可通过有针对性的干预来进行改变,特别是早期干预

如今的科学家们普遍认为,大多数出现这种情况的阅读障碍病例都有处理基本声音单元音素的问题。阅读障碍往往有家庭群聚性,因此,人们强烈怀疑它带有遗传因素(Dehaene,2009)。少数基因的异常似乎控制了某些神经元在胎儿大脑中的迁移位置,导致某些回路的工作方式异常。德哈恩及其他人表示有新的干预策略和阅读方法能为有阅读障碍的读者带来新的希望(Dehaene,2009;B. A. Shaywitz 等,2004;S. Shaywitz,2003)。

由于早期干预的效果最好,神经科学研究正在研究幼儿园时大脑发育的变化是否能预测到三年级时产生的阅读能力方面的个体差异(Myers 等,2014)。研究人员说,通常,与语音处理有关的大脑特定区域白质的体积变化是后期阅读能力的敏感标志,并可能是阅读困难和需要早期干预的预兆,又也许还涉及更多的症状。阅读障碍领域正在进行代际研究,研究比较了几代家庭的影像,开始发现存在一些性别特异性的转移模式(Hoeft,2014)。

当然,语言素养不仅包括我们第一语言的表达和接受能力,而且还可以作为我们习得的任何其他语言中介沟通的基础。在手语和第二语言习得过程中,读写策略是核心。例如,一位资深的西班牙语老师讲述道:在第二语言的学习中,他发现使用图片和其他视觉材料来帮助学生学习、保留、回忆和应用他们所学的知识很重要。这些图片有助于激发学生的先验知识,并激活与当前任务相关的先前经验,同时将词汇与学生已有的知识体系联系起来。然后教师让学生对比他们观看视觉材料的体验,向他们强调达成共识的社会文化。

关于大脑语言的研究将我们带回一个更具哲学性的问题:什么与人类大脑的阅读和写作具有密切关联,能使得我们不顾一切地使用它们? 在这里,我们从讨论语言的内容和方式转移到它的原因。拼写、符号、语法——这些都是相当复杂的。在这个"YouTube"和"Instagram"视频教程随处可见的时代,我们可能很难完全理解书面交流对我们的作用。但

266 是，人类知识的历代传承往往取决于我们用书面符号记录信息的能力。写作带来了更多的流动——从一个人到另一个人，从一代人到下一代。

所以，对于大脑来说，写作是一种对记忆系统的增强。已故的诺贝尔文学奖获得者切斯瓦夫·米沃什(Czelaw Milosz)在第二次世界大战期间经历了迫害，之后逃离了波兰，最终在美国出版书籍，他优雅地写道，书籍比我们的思想和记忆更持久。他写道，思想和记忆会消散，但书籍会永远在书架上。

其他促进数学学习的方法

米沃什和许多其他著名作家的文学作品说明了人类大脑加工的另一个方面：叙述对我们的重要性。故事和叙述是大脑学习的一种主要方式。它们被大脑视为一种证据，或"社会证据"，反映了对他人有价值或令人信服的经验。

正如大脑的一般情况一样，我们的兴趣通常与故事和我们有意识或无意识的相关程度有关。叙事令人愉悦，但也有助于大脑确定未来应该避免、优化或警惕的内容。无需特地去感知和应对所有的事情，为它们寻找解决方案，大脑可以通过叙事了解相关的信息，这可带来巨大的回报。无论是通过讲故事、文字、电影、戏剧还是歌曲，我们都在关注这些信息。一张图片可能可以转码为一千字，但一个故事作为一种艺术形式——以及传播知识、原则和文化的主要方式——值得人类几千年所付出的全部关注。

语言叙事通常在传统上植根于文学，但今天它可以在视频、音频和演示软件中生成，可以支持任一种与语言相关的元技能，即听力、视力、口语和语言生成。它们还可以非常有效地支持基于大脑的跨学科整合(Rabinowitz, 1993)。

通过在这四种语言元领域之一中进行叙事，教师可以让学生真正关注与课程相关的主题，利用学生的定量思维、科学或社会研究推理或创造性表达，如通过艺术、音乐或锻炼课等课程。当然，学校在整合中必须面临的一个主要问题是教授语言的教师在多大程度上愿意使用定量推理来教授文学文章。

这与数学教师结合语言艺术或社会研究来提高数学教学的相关性是一样的。数学教师可能会觉得他们只知道数学，并且将注意力放在解决数学领域内的问题上；同理，教授语言的教师自然会将注意力放在传统文献上，并可能将数字证明、科学思想或社会研究推理排除在他们的语言发展和叙事教学之外。"跨学科阅读"还不是"跨学科的学科"，但目前无疑在朝着这个方向发展。

267 教师们可能希望采用其他更广泛的策略来挖掘核心的大脑思想，但并不总是能想到在语言习得中提升大脑功能。其中包括：

- 教学生做总结和做笔记。马尔扎诺(Marzano)和其他研究人员发现做总结和做笔记是一项教师可以直接指导，并有良好效果的强大技能(Marzano，1998，2003，2009；Smith 和 Ragan，1999；Weinstein 和 Mayer，1986)。做总结时要将注意力放在总体的想法和相关的细节上。总之，学生用自己的话阐述原文，将原文与他们知道的概念联系起来，对原文作出有意义的解读(Weinstein 和 Mayer，1986)。许多学校不再花太多时间教学生如何有效做笔记，但一些系统，例如"AVID Cornell"笔记记录软件开始流行起来。教师报告说，虽然这些系统在一开始对学生来说可能比较难，但随着他们对某些内容的理解程度加深，他们会很快上手，且内在动力增强，这很神奇。当教师在培养学生做总结的技能时，同时给他们的笔记提供反馈，他们的成绩就会提高。但再强调一次，不要只在英语课上教他们做笔记和做总结，而其他任何时候都不这么做。这会产生知识的惰性，导致学生未来无法很好地回忆起这些技能。如果你问教师们是否值得继续跟进了解这些策略，教师们甚至会说仅此一项策略就可以改变课堂的气氛。

- 在学习母语和第二语言时，规则、决策规则或其他确定学生作业水平的方法通常是有用的。例如，使用评分标准进行评分，然后与学生分享这些评分标准有助于学习者了解目标是什么、他们的进度以及如何缩小与目标之间的差异。这些都是形成性评价的关键因素，会对学习成果产生很大的影响。对于教师来说，"共同评估"可能是有效的。在这里，教师合作评分并对学生作业给出解释，在自然环境下反映、阐述和扩展他们自己的专业知识。

- 确保使用反馈。教师在书面作业中提供反馈时要确保真正地让学生运用反馈。对于教师来说，花时间为学生反馈，学生却从未真正实施反馈，甚至都没有仔细阅读反馈，这是非常令人失望的。如果不好好利用反馈，教师和学生往往无法从中受益。因此，为了发挥反馈的作用，教师需要好好利用它。

- 时常做一名"教练"。除了书面反馈，即时"辅导"在学习第一语言和第二语言时也很有效。从运动员手册中汲取经验。辅导对于学习阅读和写作的学生来说，就像在足球或排球训练中一样大受欢迎。但这不仅仅意味着表扬他们(Wilson 和 Cole，1996)。辅导意味着观察学生完成任务的过程。这意味着为个别学习者提供适当的指导和帮助。优秀的教练将自己视为监督者、激励者、评论和反馈的提供者，以及表达、阐述和扩展的推动者(Jonassen，2001)。

- 充分发挥给学生设定目标的作用。给学生设定的目标甚至可以是学习某种语言和

268

进行识字练习本身。一位教师分享了在学习单元中，他的班级是如何设计并确定反映任务的努力程度和成就水平的含义的。然后，学生进行分组合作，教师听到学生使用同样的语言互相赞美和支持。他发现学生们更加努力，更加有动力，更加关注他们的共同目标。他补充说，"不要忘记将定量推理融入教学"，使用设定的目标语言并绘制结果图表，这成为了学生们的即时反馈（并有利于数学跨学科的教学）。

大脑中的推理

哥伦比亚大学的大脑博览会是一个为家长、教师和孩子举办的神经科学外展活动，大脑着色展台吸引了一个穿着红色天鹅绒裙子、手里攥着蜡笔的小女孩。她的母亲和她站在一起，这个 4 岁的孩子正在大脑着色书上画画，努力使涂色不超出规定的线条之外。"大脑皮层——哦，你用的绿色真漂亮，"她妈妈高兴地喋喋不休，靠在女儿身上，看着她画画。"顶——叶，"妈妈大声说，"想知道那是什么吗？橙色的。不，红色？哇，橙色和红色。你画的大脑真棒啊！"

几分钟后，妈妈帮小女孩折照片，用胶带贴在她的头上——现在这个 4 岁的孩子在她漂亮的衣服上加了一个"脑帽"。小女孩飞奔而去，她五颜六色的大脑图像一顶派对帽一样在她的卷发上摇晃着。"这可能是我们最受欢迎的大脑活动，"负责着色摊位的女士说，她满意地环顾房间，看到从一个摊位挪到另一个摊位熙熙攘攘的人群，"父母喜欢它，孩子们也喜欢它。这很棒，因为每个人都在思考我们头脑中发生的所有推理。"

推理是神经科学界的一个大话题。学者们希望更好地理解它，因为最终它可能是我们用一些非常复杂的方式进行思考最为人性化的特征。我们吸收信息和经验，把它们加起来，然后罢工；我们根据什么做决定？研究已证明与推理搏斗是棘手的。首先，我们所说的推理这个词到底是什么意思？

认知科学家维诺德·戈尔（Vinod Goel）写了一本关于逻辑推理相关的神经基础科学的书，如果我们像他那样定义推理，那就要将大脑活动称为绘图推理。换句话说，大脑根据一些证据或我们想到的前提作出结论（Goel，2005）。

269 　　正如我们所看到的，大脑不停地在进行这种推理（Fugelsang 和 Dunbar，2005；Mercier 和 Sperber，2011）。有时这是理性的，而有时并非如此。我们可能会通过情绪方面的证据和严格的生存机制得出我们完全没想到的结论（跑！这是一头狮子！）。

脑——理性的机器

学生通过推理来建构新的、更准确的世界模型，训练思维过程，提高技能和能力——甚至提升我们称为创造力的大脑灵活性。在从科学到社会学研究，从艺术到健康和福利的学科中，学

资源

教师可用的在线、媒体和印刷资源：Kaufman，2013。（请参阅本章末尾的引用部分）

生在进行推理和创造的活动，特别是当他们被鼓励少关注记忆而更多地将知识用于积极的工作时。

在这里，我们举了三个不同学校环境中与大脑相关的推理的例子：科学教育中提出假设、社会研究中的多重视角以及艺术中的大脑创造力。

第一个是提出假设。这听起来像是技术性的活动，但它其实指的是我们思考大脑是如何提出问题以及它如何使用证据来探索这些问题的。马尔扎诺和其他人发现这种教学设计方法对学生的学习成果有强烈的积极影响。使用心理学家杰罗姆·布鲁纳（Jerome Bruner）及其同事 50 多年前关于检验教育假设的定义来看，学习者通过提出有关属性的初步想法，然后根据这些假设测试特定的实例以获取概念（Bruner，Goodnow 和 Austin，1956）。

正式情况下，我们可以提出假设并在我们的思考和学习中明确地使用这些假设。但在更加非正式的情况下，尤其是对于年幼的孩子，简单地使用提出问题并基于证据探索答案的思维模式，可以让学生完善自己的想法。学生还会将他们的想法与已有的概念和信念联系起来。在教育中，科学思维既指科学的内容，也指作为科学方法基础的一套推理过程。下一代科学标准（Next Generation Science Standards，NGSS）基于美国基础教育框架，它将其称为"不可分割的整体"。该框架鼓励在美国学生的科学教育中不断融入相关内容和推理训练（National Research Council，2013）。

从脑科学角度来看，这种混合结合了认知激活。归纳、演绎、溯因、实验设计、因果推理、概念形成等推理环节都涉及学生的假设检验。

加州大学伯克利分校的艾利森·戈波尼克教授和合著者在《摇篮里的科学家：早期学习对我们关于心灵的启发》（*The Scientist in the Crib：What Early Learning Tells Us about the Mind*）一书中告诉我们，即使在婴儿时期（实际上，尤其是婴儿时期），我们都将假设检验作为我们自然的学习途径（Gopnik，Meltzoff 和 Kuhl，2000）。正如我们在第 2 章中第一次提到的戈波尼克所说的，这是年轻人发现世界的方式，而且婴儿和幼儿的认知能力比以

270

前我们想象的要强得多。这一迷人的主题被《西雅图时报》描述为"调情"的婴儿，引得我们发笑和反思。尽管戈波尼克的研究十分吸引人，但也说明了人类在获取知识和技能方面的重要发现。在他们正在进行的研究中，她和她的同事表明，婴幼儿基本上都在从事研究和开发。他们通过和科学家相同的方式进行学习——提出假设并努力验证和更新它们。此外，他们还表明，即使是非常年幼的人类也可以想象另一个人经历了什么，并从中掌握因果关系。

这特别令人印象深刻，因为我们不容易和婴儿相处，他们还不能和我们进行口语交流。然而，戈波尼克发现了一种秘密工具：西兰花。给孩子两碗食物，一碗装满西兰花，另一碗装满美味的金鱼饼干，你就可以知道他们在想什么了。

戈波尼克指出，事实证明，即使在热爱天然食品的伯克利，婴儿也更喜欢金鱼饼干而不是蔬菜。在一项特别令人大开眼界的研究中，她让演员在18个月大的孩子面前表演短剧，表明自己喜欢生西兰花但讨厌饼干。之后演员会要求孩子们从其中一个碗里给他们一些食物。

事实证明，18个月大的孩子会很乐意地将西兰花给演员，但15个月大的婴儿不会。稍微年幼的孩子们不敢相信有人会喜欢蔬菜，所以依然给演员饼干。在这个年龄，婴儿仍然在为看重什么而苦恼。他们还没有建立我们并不都喜欢同一个事物的假设，因此当他们发现某些证据表明我们之间存在差异时，他们的推理会暂时陷入停滞状态。这也许并不奇怪，他们会展现出更偏向于自己的推理状态。

令人惊讶的是，仅仅3个月后，孩子们就完成了一个完整的人字曲线。在沟通的桥梁上，他们移动到了另一端。在这个年龄，他们会欣赏别人想要的东西。这是一个物种社会化的巨大进步。

正如戈波尼克的研究结果所示，当年幼的孩子获取了足够多的证据时，通常很快就会对自己的想法作出调整。然而，成年人可能需要更多的时间，部分原因是他们先前可能有更多相反的证据。正如我们之前在"核心"中强调的那样，我们不仅基于当前的某些证据更新观念，也基于过去大量的经验。在科学中，提出问题和回答问题的能力是一项必备技能。根据经合组织学习科学的报告，相关发现触发了使用和构建知识和技能的过程。

271　　　科学教育中需要警示的一个点是，学生还需要能真正建立他们对科学基础、实践和交叉概念的理解的活动，且需要足够的反馈以确保他们朝着正确的方向发展。斯坦福大学什里拉姆家族科学教育教授乔纳森·奥斯本（Jonathan Osborne）表示，科学实践活动并不总是能改善学生的学习成果,他对此并不感到惊讶。从某种意义上说,科学中的许多实践活动只是单纯地进行忙碌的工作。他说,如果它不涉及认知活动并得到足够的反馈,就不会产生认知方面的结果。例如,在许多学校中,发出一声巨响或进行火焰的表演能给学生留下深刻的印象,这是很常见的,但华丽的活动并不一定会引发大脑加工。如果教师没有清晰地呈现科学原理,学生没有时间理解这些原理,就不会进行很多深入的思考。

利用脚手架支持学生思考,这对于生成假设很重要。但也很容易出错,在学校里,如果我们要完成所有学习任务,可能没有时间不停地探索。一位资深教师说,他认为脚手架可以加强以问题为导向的学习。他介绍了一些有用的技术,包括建模任务、提供建议和提供指导。他认为有效地使用脚手架让学生们觉得自己已经找到了解决方案。教师们可能希望通过生成假设来利用"核心"思想中的其他一些策略,具体包括:

● 满足视觉学习。这是一种超越仅依赖文字和语言的教学方法。一位教师分享了他是如何用"Netflix"、"YouTube"或"NOVA"等科学网站的视频来教学相关主题的。为了确保学生理解视频中的重要思想,他准备了一个大纲,其中包含相关词汇、他们需要掌握的所有"重要思想"以及一些他觉得有趣的奖励项目。这份大纲可让学生专注于重要的信息,不必担忧要掌握所有的内容。

● 举多个例子。吉姆·佩莱格里诺(Jim Pellegrino)"了解学生知道什么",是许多其他教育和心理学方面的出版物的一位作者,引用他的话(引自 Committee on the Foundations of Assessment,2002—2003):如果你真的想让学生理解深层次的语境,你必须给他们多举几个例子。如果你希望学生概括他们的推理,一个例子是不足以让大脑觉得它足够推广的,即使老师是这么说的。人类的认知系统具有内置的检查功能,用以防止我们过早地被同化。所以,不断举例吧。

在适当的地方加入一些热烈的社会辩论。当我们测试正在思考的观点时,适当地转到新的环境中是很重要的。为了让这些练习有意义,参与热烈的社会辩论是有用的。一位学校辅导员说,这样做可以将学习体验从单纯的知识传播变为围绕概念发展意义的过程。她说她看到了学生们发自内心地觉得这些观点更加有趣,因为他们有机会阐明自己是如何理解这些概念的。这一切都是为了创造意义(Restak 和 Kim,2010),这使我们转向大脑如何有效地利用多个视角的话题。

人类的大脑完全涉及认知灵活性。在社会研究、历史和经济学等所有领域中,学生都需要接触多种观点以更好地理解一些事情、趋势和事件。

如果教师可以帮助学生重新整理他们已有的信息、构建新知识，他们的神经结构和连接中的心理结构就会发生变化。通过这种方式，学生可以有效地阐述和扩展某些观点。他们可能会有更多的能力进行思维迁移，并在现实世界中运用它。在此过程中，学生建立了更加细致和灵活的知识结构，由此可以更好地解释复杂的情况。

如前几章所示，学生可以在现实世界中深入了解某些社会研究。作为人类，当我们的想法与周围的世界相连时，能激发我们巨大的内在动机。如果学生能够在精神上远离学校的围墙，他们可能更可以看到他们所学的内容与人类想要实现的目标之间的关系，从而在大脑中树起这面很重要的旗帜。

一位将文化学习与社区服务相关联的教师发现，在这种情况下，学生——尤其是那些开始超越自己的初中和高中的学生——可能会努力地进行"自我驱动"。

提升跨文化能力

当然，在教学策略中考虑文化多样性始终是很重要的，通常学生们来自不同的文化背景。他们不仅来自不同的民族，拥有不同的种族背景，而且拥有不同的经济状况，处于不同的地理区域，信仰的宗教和父母的期望都不同（Driscoll，2000）。至关重要的是，不同学生的家庭及可获得的在线信息的类型和程度可能性不一样，这些都会影响他们对世界的看法。因此，学生对这个世界的看法不同。

这与情境学习理论家的观点相似：我们不仅应将新知识置于某个合适的位置（使其连贯、具体和有条理），以便我们能够理解，学习者自己也应该处于某个合适的位置。换句话说，尤其是当人们进行社会性研究学习时，对于我们所学的内容我们会处在一个很独特的位置。在教学设计实践中，他人的各种观点会丰富我们原本所知道的内容（Driscoll，2000）。

不论是什么年龄，某些学生都比别人更善于综合多种观点并能够在特定情况下进行概括——并且这些学生不一定是教师们认为的那些人。例如，那些很擅长记忆的人不一定擅长推理、假设和整合。

这种变化的原因可能是这样的：学生不是致力于进行简单的记忆或回忆死记硬背的事实或观点，而是希望能够流畅地使用这些观点和技能，来表示他们已经掌握了，正如第3章和第5章中教学设计的相关内容所述。社会学研究专业的学生不仅知道某个历史事件，也能够评估该事件存在什么影响，或者找到另一个可能与之相关的事件。在科学领域，学生可能会根据收集到的证据推断出结论，或者将两种趋势综合在一起并对可能的结果作出预测。一些不愿意只做简单记忆的学生可能会发现，当他们被要求进行批判性思维时，学校所学的东西对他们来说就有不同的用途了。

但是批判性思维的定义是什么？这取决于人们如何使用它，它的范围很广，小到能够 273
确定一项主张是否真实或论证得通，大到整个推理领域及其所包含的一切。

心理学家杰克·米查姆（Jack Meacham）曾是纽约州立大学杰出的教育学教授，他说，
教师们在引导孩子们发展批判性思维时，关键是要引导他们进行自我批判。许多学生都擅
长压制别人的想法。所以教育的重点在于，学生应能同等地批判自己的想法。他们能否给
自己的观念提供充足的证据，当证据充足时他们能否调整自己的想法、进一步学习？

在发展这种批判性思维时——对我们自己的思维持批判性——我们要承担所谓的"代
理"的角色。我们需要看到我们自己的思维容易受到证据的影响，就像其他人一样。

一些帮助我们提升数学学习的方法

我们的大脑网络应该有自我反思的能力。如果死死抓住所有"我认为"的观点，而忽视
其他所有的观点，我们无法要求大脑合法地处理这些信息。大脑的推理回路被我们截短
了，相关的能力也下降了。

在历史和地理中推理

迈克尔·谢内费尔特（Michael Shenefelt）是纽约大学的特级教师，也是《如果 A，
那么 B：世界如何发现逻辑》（*If A，Then B：How the World Discovered Logic，
asked in a Chronicle of Higher Education essay*）的作者之一，他在一篇高等教育编年
史文章中问道："为什么要研究希腊人？"然后谢内费尔特回答了为什么早期历史中希
腊人非常重要，他的回答是：研究一下地图。

在希腊，请注意这两件事。首先，希腊陆地地形崎岖不平。山脉和湖泊将这些岛
屿划分成许多独立的地区。此外，海上路线也很多。崎岖的地形将土地划分为许多小
的社区。为产生新的想法创造了条件。而海路则让这些想法得以传播。根据因果推
理，谢内费尔特认为，地理原因使得希腊多是散居者，也使得希腊思想向外得到传播。

像这样的因果推理是对记忆轨迹的一次程式化强化，十分有效（Davidson，
2012）。相比之下，大脑似乎不会注重不连贯的观点。在关注历史时，谢内费尔特主张
用大量的事实和日期来组织关键的思想。

274   从第 4 章的内容中我们得知,社会研究和其他领域中的记忆强化不仅仅是增强单一神经轨迹的强度。我们正在构建一个更大的模式,其中涉及该轨迹。对于社会研究、经济学和历史而言,这通常就是我们所说的因果关系。也就是说,我们经常要求学生以一种涉及因果关系的方式进行推理,或者认知科学家所说的因果模型——是什么导致了什么以及为什么(Anderson,2000)。

这里有一些教师可能会觉得有用的方法：

● 利用认知的学徒期。这需要采用问题解决的教学方法来指导学生,学生与他人合作,在多个真实案例中进行推理(Brown,Collins 和 Duguid,1989；Collins,Brown 和 Newman,1989)。过程中学生可以进行思考和反思,但更应该像真正的工作者一样去体验。正如研究人员所描述的,"头脑的学徒"建立了一个知识库,有助于学生像专家一样思考和推理(Schunk,2012)。当学生努力地像一个独立的思考者一样工作时,就要自然地撤出支持。

● 尝试苏格拉底式的对话。意思是,如在预测当天课程中的问题,以及将出现的和需要解决的挑战中,用问答的方法帮助学生构建观点。苏格拉底式对话方法不仅是对伟人的尊重,而且符合大脑的核心原则,这很令人惊讶。这是一种社交式的强化,自然地给出学生支架,并自然地撤出支架,让学习者反思自己的问题并进行自我批评。

● 反思,反思,反思。我们不需要告诉社会研究学科的教师反思就是要求学生查看他们所做的事情,分析他们的表现,并将其与其他人(包括同龄人和老师)进行比较。这完全是给予丰富的反馈和分享多种观点的思路。当然,教师需要确保学生有所收获,或者避免带着更加根深蒂固的误解(例如,避免练习失败的大脑原则)。为了达到积极的结果,帮助学生有效地加强记忆痕迹,尤其是通过有意义的模式和组织原则,帮助他们产生强有力的想法。

习惯化示例

说到习惯化,我们可以以美国人阿拉什·加迪沙(Arash Ghadishah)为例,他是美国广播公司世界新闻公司提名的现场制片人。《标准周刊》的博主马特·拉巴什(Matt Labash)写道,他第一次见到加迪沙是在 2003 年,当时他们在浏览伊拉克的战争新闻网站,酒店响起了警报。导弹来袭,尖叫的信号不断警告着我们。拉巴什说,他向加迪沙寻求建议,现在该做什么。但加迪沙很生气。因为在经历了这么多的战争警笛之后,他几乎没有反应,因为他已经习惯了。"你介意我把你戴上面具跑到地下室的这个过程拍下来吗?"加迪沙半开玩笑地问。

最后,再举一个例子进行说明,在艺术中,这个例子和大脑连接的方式有点不同。在人脑中,当在推理中引入多种观点时,会引发许多紧张的状况。人脑具有强烈的习惯化倾向。这意味着用相同的角度和方法重复多次后,人脑对刺激的反应会减弱。对这些事情,我们往往持同一种立场,停止回应。即使我们周围发生了一些相当戏剧性的事情,大脑也已经决定好该怎么做了。它已经形成了一种习惯。

那么习惯与艺术有什么关系呢? 人类很擅长进行创造。视觉艺术,如绘画和摄影,为我们的大脑视觉中心带来了新的信息和视角。电影和舞蹈是多模态的;触摸涉及新型动觉媒体;嗅觉和味觉在烹饪艺术中得到培养;音乐吸引听觉中心。这些只是人类艺术和表达的几种形式。通过创造和欣赏,引发大脑的各种感官体验,从中获取自己和他人的想法和感受。

尽管关于艺术和学习,我们有很多话可说,但仅就这一方面而言,教育工作者就可以从中取得很多收获。当教师们无法与孩子们进行沟通时,他们会感到沮丧。然而,撇开其他一切不谈,只是简单地日复一日地在学校里养成一些习惯,就可以促进大脑加工。大脑会逐渐停止对一些事情的反应。

但是,当我们能够感知和创造时,当我们能够体验和产生新奇事物时,大脑就会被新的刺激唤醒。用一个科学术语来说,我们对它很敏感,就好像大脑得到了一个提示,"该坐起来听课了。"对教师来说,用同样的信号重复强调效果越来越差——警笛响了,但被忽略了。但是通过创造和欣赏人类的表达,例如在艺术中,学生们可在大脑的各种感觉体验中分享自己的思想和感受,并感知到他人的感觉。在艺术教育的许多积极属性中,有效地转换观点可以帮助我们避免陷入大脑习惯化的陷阱。

当重复的经历让学生习惯了常规的时候,真正的"教育"经历恰恰相反。它们会激发学生的生长和欲望,并促进大脑寻求新知。艺术培养了学生学习的欲望。

一个刚刚完成一门艺术课的学生说明了这一点。他说,在上艺术课前,艺术作品只存在于博物馆或大画廊里,但在这门课程中,他看到了定义更广泛的艺术。他说,艺术吸引人的注意,由一系列有思想的作品组成,这令他很感兴趣。

在这一领域，我们建议教师使用的部分有效方法如下：

● 在日常课程教学设计中，将敏感和习惯的概念融入进去。创造性的表达是如何"重置"一些大脑的反应关闭倾向的？

● 在适合学习的情境中，采取一些方法来降低"已经听到的"障碍，并促进大脑对新的刺激做出反应。无论教育工作者是否直接教授艺术，他都可以在课堂上利用艺术，使其成为强大的场所。

● 在所有学科中，考虑一下艺术中所说的大脑创造力的概念。

● 对于大脑来说，艺术可以帮助其获取多样化的视角。所以，正如英国《学习科学报告》中所说的，艺术被纳入课程有利于学生的推理和表达（Howard-Jones 等，2007）。

与其他领域的一些建议一样，这可能意味着一些教师需要更加熟悉各种形式的艺术。教育工作者可以在他们感兴趣的领域中探索，随着时间的推移，增强他们对艺术的理解和参与。

结论

本章简要介绍了如何将核心大脑原则应用于某些学科领域。正如神经科学家珍妮特·杜宾斯基与教育工作者一起合作而获奖的"BrainU"一样，其目的不是为了规定神经科学如何指导教学，而是为了呈现富有成效的实践。作为其学科和年级的高度专业人士，愿意采纳这些想法的教师会将它们与自己的工作联系起来。

杜宾斯基说，在每个"BrainU"研讨会结束时，教师们都会讨论当天的内容和活动是如何应用于教学中的。杜宾斯基说，通过这种方式，教师就神经科学知识如何应用于课堂建立了联系。无论是问题解决还是角色扮演、探究学习或直接指导，他们都对认知激活的途径作出了探索。杜宾斯基发现这有助于增强教师的决心。他们能够快速理解研究结果，并进行运用。这些观点就变得很真切。

随着人们对大脑和我们的学习机制越来越了解，预计将来会慢慢出现针对特定区域和实际情况的更全面的治疗方法。我们已经可以在某些领域中看到了，例如在阅读中，专门解决某些问题的方案已经超出了本书介绍的基本"核心"。在知道大脑的基础原理后，教师通常会对更新的研究成果感兴趣。他们已准备好了解更多信息，以充实自己的知识库。但他们通常是更希望能将这些知识应用于自己的专业领域。慢慢地，随着他们了解了越来越多的有关大脑活动的知识，他们会发现研究中有更多的细节出现。

英国学习科学报告描述了新兴的大脑知识会让许多特定领域期望产生新的教育。他们说，现在已经有一些看法开始浮出水面，未来还会有更多，尤其是现在神经科学家对大脑在复杂环境中有什么功能越来越感兴趣。教室、校园、社区和家庭都是学习的中心。无论是正式学习还是非正式学习，认知神经科学都有大量有趣的挑战等待着我们。

资源

教师可用的在线、媒体和印刷资源：Dubinsky，2013。（请参阅本章末尾的引用部分）

结束篇

运用新知识

纵览所有课程观点

由于许多神经科学家和认知心理学家通常不太了解特定的教学，无法给出教育者针对性的具体的应用方法，因此教师将不得不自己想办法。很少有教师能完全靠自己想出办法，而教师之间进行合作更有可能成功。因此，在这种情况下，你需要分组工作，最好是让教授不同年龄段和学科的教师在一起，综合解决问题。你的目标是根据基础心理脑科学的研究成果（例如可能适用于你的教学实践或对你的教学实践有帮助的"核心"中的那些研究成果）建模教学方法。提示：注意避开如第 9 章讨论的那些神经学流言，注重已知的大脑和人类认知发现。

278

1. 通过思维迁移，在现实生活中运用思维，学习者建立更细致、更灵活的知识结构，从而更好地理解复杂的情况。你如何在社会研究、体育或健康课程及其他领域构建知识与实际运用之间的联系？

2. 生成假设并努力验证和更新假设的学习过程与我们大脑的学习方式相似。这种方法已被证明有利于提高学习的成功率，但并不是在每个领域都可以很轻易地采用这种方法，所以可以与其他学科的教师共同努力应用这种方法。你和另一位教师都必须将此种方法应用于所教授的相应年级或年龄的学生身上。

3. 大脑将讲故事和叙述视为一种证据或"社会证明"，它反映了对他人有价值或令人信服的经历。将脑科学的这一发现用于写作、艺术、数学或科学课。

4. 大脑具有认知灵活性。即让学生接触多种观点有助于他们更好地理解事件、趋势和事件。请说说你如何在小学、中学历史作业和高中经济学课程中利用这一点。

5. 最后，根据你在这个练习中获得的经验，你会给在尝试将学习科学融入课堂教学的同事或其他人什么样的建议？

引用

教师可用的在线、媒体和印刷资源

Annenberg Learner (Producer). (2012, 2014). Unit 6: Implications for schools. *Neuroscience and the classroom: Making connections.* Retrieved from http://www. learner. org/courses/neuroscience/text/text. html? dis＝U&num＝06&sec＝01

Biever, C. (2004, August 19). Language may shape human thought. *New Scientist*, *Science Express*, pp. 1 - 10. http://www. newscientist. com/article/dn6303-. Un1lDGp3vX4

BrainU (Producer). (2014, 2014). BrainU: The brain. Retrieved from http://brainu. org

Dubinsky, J. M. (2013). BrainU: The neuroscience teacher institute, BRAIN to middle schools, BRAIN to high schools. http://brainu. org/brainu-neuroscience-teacher-institute

Kaufman, S. B. (2013). Reasoning training increases brain connectivity associated with high-level cognition. *Scientific American.* http://blogs. scientificamerican. com/beautiful-minds/2013/03/18/reasoning-training-increases-brain-connectivity-associated-with-high-level-cognition/

Yong, E. (2011). Not exactly rocket science: How acquiring The Knowledge changes the brains of London cab drivers. *Discover Magazine.*

参考文献

279

Anderson, J. R. (2000). Acquisition of memories. *Learning and memory: An integrated approach* (pp. 185 - 225). New York: Wiley & Sons.

Brown, J. S. , Collins, A. , & Duguid, P. (1989). Situated cognition and the culture of learning. *Educational Researcher*, 18(1), 32 - 42.

Bruner, J. S. , Goodnow, J. J. , & Austin, G. A. (1956). *A study of thinking.* London: Chapman & Hall.

Carey, S. (2001). The representation of number in natural language syntax and in the language of thought: A case study of the evolution and development of representational resources. In J. Branquinho(Ed.), *The foundations of cognitive science* (pp. 23 - 53). Oxford: Clarendon.

Carey, S. (2008). Math schemata and the origins of number representations. *Behavioral and Brain*

Sciences, *31*(6),645 - 646.

Churchland, P. S. , Farber, I. , & Peterman, W. (2001). The view from here: The nonsymbolic structure of spatial representation. In J. Branquinho (Ed.), *The foundations of cognitive science* (pp. 55 - 76). Oxford: Clarendon.

Collins, A. , Brown, J. S. , & Newman, S. E. (1989). Cognitive apprenticeship: Teaching the crafts of reading, writing, and mathematics. In L. B. Resnick (Ed.), *Knowing, learning, and instruction: Essays in honor of Robert Glaser*. Hillsdale, NJ: Erlbaum.

Committee on the Foundations of Assessment. (2002 - 2003). J. W. Pellegrino, N. Chudowsky, & R. Glase (Eds.), *Knowing what students know*. Washington, DC: National Academy Press.

Common Core State Standards Initiative. (2010). *Common core state standards for mathematics*. Washington DC: National Governors Association Center for Best Practices and the Council of Chief State School Officers.

Davidson, C. N. (2012). *Now you see it: How technology and brain science will transform schools and business for the 21st century*. New York: Penguin.

Dehaene, S. (2009). *Reading in the brain: The new science of how we read*. London: Penguin.

Diemand-Yauman, C. , Oppenheimer, D. M. , & Vaughan, E. B. (2011). Fortune favors the bold (and the italicized): Effects of disfluency on educational outcomes. *Cognition*, *118*,111 - 115.

Driscoll, M. (2000). *Psychology of learning for instruction*. Boston: Allyn & Bacon.

Dubinsky, J. M. (2010). Neuroscience education for prekindergarten-12 teachers. *The Journal of Neuroscience*, *30*(24),8057 - 8060.

Fugelsang, J. A. , & Dunbar, K. N. (2005). Brain-based mechanisms underlying complex causal thinking. *Neuropsychologia*, *43*,1204 - 1213.

Goel, V. (2005). Cognitive neuroscience of deductive reasoning. In K. J. Holyoak & R. G. Morrison (Eds.), *The Cambridge handbook of thinking and reasoning*. Cambridge: Cambridge University Press.

Goldman, C. (2012, September 7). This is your brain on Jane Austen, and Stanford researchers are taking notes. *Stanford Report*. http://news. stanford. edu/news/2012/september/austen-readingfmri-090712. html

Gopnik, A. , Meltzoff, A. N. , & Kuhl, P. K. (2000). *The scientist in the crib: What early learning tells us about the mind*. New York: William Morrow.

Griffin, P. , McGaw, B. , & Care, E. (Eds.). (2012). *Assessment and teaching of 21st century skills*. Dordrecht and New York: Springer.

Hoeft, F. (2014). Intergenerational imaging of reading networks. http://www. bcbl. eu/activities-and-seminars/fumiko-hoeft-intergenerational-imaging-of-reading-networks/

280   Howard-Jones, P. , Pollard, A. , Blakemore, S. -J. , Rogers, P. , Goswami, U. , Butterworth, B. , ... Kaufmann, L. (2007). Neuroscience and education, issues and opportunities: A TLRP commentary. http://www. tlrp. org/pub/documents/Neuroscience Commentary FINAL. pdf

Jonassen, D. H. (2001). Handbook of research for educational communications and technology (3rded.). Mahwah, NJ: Erlbaum.

Kilpatrick, J. , Swafford, J. , & Findell, B. (Eds.). (2000). *Adding it up. Helping children learn mathematics*. Washington, DC: National Academy Press.

Lee, P. J. (2005). Putting principles into practice: Understanding history. In M. S. Donovan & J. Bransford (Eds.), *How students learn: History, mathematics, and science in the classroom*. Washington, DC: National Academies Press.

Marzano, R. J. (1998). A theory-based meta-analysis of research on instruction. Aurora, CO: Midcontinent Research for Education and Learning (ERIC Document Reproduction Service No. ED427087).

Marzano, R. J. (2003). *Classroom instruction that works*. Alexandria, VA: ASCD.

Marzano, R. J. (Producer). (2009, 2013). Researched strategies. Marzano Research Laboratory. Retrieved from http://www. marzanoresearch. com/research/researched_strategies. aspx

Mason, J. , Burton, L. , & Stacey, K. (1985). *Thinking mathematically*. Essex, England: Pearson.

Menon, V. (2014). Arithmetic in the child and adult brain. In R. C. Kadosh & A. Dowker (Eds.), *The Oxford handbook of numerical cognition*. Oxford, England: Oxford University Press.

Mercier, H. , & Sperber, D. (2011). Why do humans reason? Arguments for an argumentative theory. *Behavioral and Brain Sciences*, 34(2),57 - 74.

Moursund, D. (2012). Cognitive neuroscience, computers, and math education. *Information Age Education Newsletter* (91). http://i-a-e. org/newsletters/IAE-Newsletter-2012-91. html

Myers, C. A. , Vandermosten, M. , Farris, E. A. , Hancock, R. , Gimenez, P. , Black, J. M. , ...
Hoeft, F. (2014). White matter morphometric changes uniquely predict children's reading acquisition.

Psychological Science, *10*,1870 – 1883.

National Council of Teachers of Mathematics. (2007). *The learning of mathematics*: *69th NCTM yearbook*. Reston, VA: National Council of Teachers of Mathematics.

National Research Council. (2000). *How people learn*: *Brain*, *mind*, *experience*, *and school*: *Expanded edition*. Washington, DC: National Academies Press.

National Research Council. (2013). *Next generation science standards*: *For states*, *by states*. Washington, DC: National Academies Press.

OECD. (2007). Understanding the brain: The birth of a learning acience. doi: 10. 1787/ 9789264029132-en: OECD Publishing.

Peterson, M. (Producer). (2012, February 2, 2014). The neural foundation for learning math. Retrieved from http://daleadershipinstitute. com/content/neural-foundation-learning-math-0

Posner, M. I. , & Rothbart, M. K. (2007). Numeracy. *Educating the human brain* (pp. 173 – 187). Washington, DC: American Psychological Association.

Price, G. R. , Holloway, I. , Vesterinen, M. , Rasanen, P. , & Ansari, D. (2007). Impaired parietal magnitude processing in developmental dyscalculia. *Current Biology*, *17*(24).

Rabinowitz, M. (Ed.). (1993). *Cognitive science foundations of instruction*. Hillsdale, NJ: Erlbaum.

Restak, R. , & Kim, S. (2010). Long-term memory: Imagining the future by remembering the past. *The playful brain*: *The surprising science of how puzzles improve the mind* (pp. 57 – 86). New York: Riverhead Books.

Sakai, K. L. (2005). Language acquisition and brain development. *Science*, *New Series*, *310*(5749), 815 – 819.

Schunk, D. H. (2012). Cognition and instruction. *Learning theories*: *An educational perspective* (pp. 278 – 323). Boston: Pearson.

Shaywitz, B. A. , Shaywitz, S. , Blachman, B. , Pugh, K. , Fulbright, R. , Skudlarski, P. , ... Gore, J. C. (2004). Development of left occipito-temporal systems for skilled reading in children after a phonologically-based intervention. *Biological Psychiatry*, 926 – 933.

Shaywitz, S. (2003). *Overcoming dyslexia*: *A new and complete science-based program for reading problems at any level*. New York: Knopf.

Smith, P. , & Ragan, T. (1999). *Instructional design* (2nd ed.). New York: Wiley & Sons.

Society for Neuroscience. (2013). Brain facts. http://www.brainfacts.org/about-neuroscience/brain-facts-book/

Weinstein, C. E., & Mayer, R. E. (1986). The teaching of learning strategies. In M. C. Wittrock (Ed.), *Handbook of research on teaching*. New York: Macmillan.

Wilson, B., & Cole, P. (1996). Cognitive teaching models. In D. H. Jonassen (Ed.), *Handbook of research for educational communications and technology* (pp. 601 - 621). New York: Macmillan.

第 12 章　行动计划

最后一章将对教育者未来可了解的学习科学和脑科学作出展望,如核心指导原则中所包含的概念。本章将简要反思学校的行动,并提出针对教师的建议,同时也诚邀各位教师共同探讨这一话题。

引言

当教师和其他教育者开始了解大脑的工作机制——通过建立连接以加强神经通路,信息呈现的方式会直接影响记忆中保留的内容,以及反馈的重要性——大脑科学和学习之间的联系明显加强,这也令人兴奋。简而言之,它变成了"显而易见的事情"。然而,这种联系并不是随处可见的,即使是最关心教育质量提升的人也无法时时看到这种联系。

想一下这个例子:在奥巴马总统 2013 年 2 月的国情咨文演讲中,他为改善教育质量提出了一条新道路。他表明了要建立高质量的学前教育的重要性,并强调呼吁"力争顶端",要求建设更精准的课程和更高的高中标准。两个月后,他发布了一项新的重大的研究项目,旨在彻底改变我们对人类大脑的理解。他说,这项关于大脑的项目,第一年投入了 1 亿美元的资金,它将为"科学家提供他们需要的工具,了解大脑的动态,帮助我们更好地理解我们是如何思考、学习以及记忆的"(The U. S. White House,2013)。

奥巴马总统表示,这可能可以帮助我们治疗或预防大脑障碍,培训新一代科学家,带来人类认知之外的高科技企业和就业机会。但他并没有把他的大脑项目与他的教育质量改善的想法联系起来。

我们不能对政府太苛刻。这种事情毕竟不是第一次。这正是本章的重点。教育工作者——无论是政策制定者、行政人员还是教师——都需要参与如何改善教育质量的讨论。在本书中,神经科学、认知心理学和教育科学研究领域——三种力量——被汇集在一起,为我们揭示脑科学是如何助力教育实践的(见图 12.1)。无论人们如何定义学习科学,很明显，我们才刚刚开始了解它给学习带来的启发。

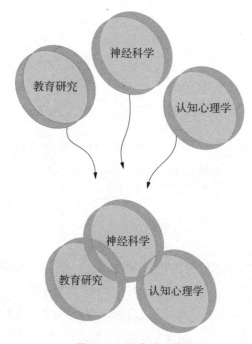

图 12.1　强大的三体

科学家的观点

科学家们会受一些观点驱动，对能发现新的观点非常兴奋。但他们是一个谨慎的群体。因此，即使他们提倡科学的进步，也会谨慎评估和质疑新的发现。这种精神同样适用于教育工作者，也适用于其他在评估新兴学习科学领域的价值和局限性的人。

神经科学领域最受尊敬的评论家之一是诺贝尔奖获得者埃里克·坎德尔（Eric Kandel），他因研究神经元记忆存储的生理基础而获得 2000 年诺贝尔生理学或医学奖。坎德尔因汇集各种观点，推动大脑科学前沿而闻名。他很支持该领域的政策举措，并在奥巴马 BRAIN 计划宣布后帮助大家建立利于理解该领域的框架。坎德尔积极参与了哥伦比亚大学野心勃勃的全校计划，即"Mortimer B. Zuckerman"脑行为研究所，该研究所的目的是建立所有学科之间的联系（http://zuckermaninstitute. columbia. edu）。

坎德尔在哥伦比亚大学医学院的一次采访中说："神经科学是一种致力于将认知心理学和脑科学结合在一起的尝试。"他描述了未来的广阔愿景，指出未来认知心理学不仅会和神经科学结合在一起,还会和更多的科学结合在一起,并且目前研究人员正在努力探索神经科学对所有其他人类知识的领域的作用,即无论是在艺术、音乐还是经济领域,大脑和大脑形象在其间都能起到的作用。

坎德尔对此做了很多努力,其中之一是与美国最大的公立学校系统纽约市教育局的前任校长、教育改革者乔·克莱因(Joe Klein)合作开展了一项神经科学项目。坎德尔在脑科学中的许多新发现启发了包括教师和学生在内的很多人。坎德尔是一名长期的大学教授,他很喜欢教学,并理解教学。但作为一名科学家,他谨慎地避免未经科学调查证实就作出大刀阔斧的改变。当人们问他脑科学是如何帮助教师改善教学的,他说这很重要,但目前还没有完整的答案。"事实上,我们最近才进行了这个讨论,"他说,"我们正处于一座大山的起点,但我们还没有到达那里……我们不了解精神分裂症和抑郁症,更不了解如何教孩子。"

当然,没有人质疑大脑的工作原理对教育工作者是有用的,但是教师的生活中还有很多的其他事情,他们怎么才能有时间和机会学习它们呢? 所以,当坎德尔听到幼儿园教师对美国国家研究委员会"头脑和大脑"的报告(见第 1 章)感到很兴奋时,他喃喃自语道:"但这能帮助她成为一个更好的老师吗?"

教师的观点

如果问教师同样的问题,他们通常会很热情地回答。对他们来说,答案是肯定的。但教师们对这个问题的看法可能与科学家用数据驱动的角度看待的方式不同。教师们说的是,他们看到了理解大脑发挥功能的机制和了解它在学习中的作用能给他们带来好处,可以帮助他们成为更好的教师。

一位教师认为:"我认为,即使是像我这样更年轻的小学教师,也很有必要了解大脑。" 285
"我觉得我有和幼儿园教师(第 1 章)一样的顿悟:哇,这很重要。"

教师们说他们认为特别强大的基础脑科学概念之一,以及构成本书的七项"核心"指导原则中的第一项,就是大脑的高度动态性。他们对它是如何产生物理的和永久的改变印象深刻,尤其是在童年和青少年时期,部分原因是出于经验。大脑是由它所学的东西塑造的。

"我没有想到作为老师,我们正在影响学生大脑发育和吸收信息的方式,"另一位教师说。"我们总是说我们是如何塑造生活的——其实是我们做了什么塑造了我们的思想,"她说,这对她来说是一个新的概念。"我不是这样教的,"她说,"这不是我们学习的方式。但这非常重要,这很令人兴奋。"

当然，教师们已经非常了解如何有效地教育下一代。他们接触更多的认知科学、教育研究和神经科学的观点也不会使他们产生教学革命。一方面，教师培训机构至少在近几年来就一直在举行会议，将神经科学纳入教师培训计划，而认知心理学和教育科学研究几乎从最初就被纳入其中。

正如一位教师教育家所说，让教师了解学习科学的研究和理论，加深他们对学生行为的理解，是很有效的——而且已经有一段时间了。教师是实用主义者，教育家说，他们正在寻找有效的教学工具，了解他们的机制，以便实现多种用途。当今教师面临的挑战令人生畏；学习科学现在非常有潜力，将来也依然如此，它会不断充实自己的理论，提高效力。我们从这位教育家身上获得的信息是：从心理学到神经科学，教师从早期关于学习定义差异的想法以及学习改变身体和构建大脑的知识中获益。什么是更重要的？

关键是要尊重教师在课堂上所做的事情。承认它也是基于研究的，这很重要，即使随着教师被邀请共同参与探索学习科学，有关学习的内容会逐渐浮出水面。

例如，一位中学教师分享了她为什么认为"核心"中的信息对她的课堂教学和课堂之外的事情一样有用。她分享道，在家长会中，此类信息帮助她更好地思考如何连接和分享她想分享的观点。在分享学生的相关信息时，她也可以将父母视为学习者——甚至考虑她自己的心态。

一位高中教师表示同意。"我认为从一开始（第一条指导原则），它就告诉我们，作为教师，我们对学生大脑的发展有巨大影响，这让我大开眼界，"她说，"但是当它谈到情绪以及我们的情绪如何干扰学习时——对我来说，我知道有时候我可以调节。要知道这是学习中会出现的一个很自然、很正常的部分，对我来说，这给了我更多的安慰。每个行为背后都有它的原因。"

286

对于一些教育工作者来说，脑科学不仅激发了他们对于如何更好地进行教学的思考，也激发了他们对于自己如何学习的思考，激励他们学习新的、困难的主题。他们可能很难理解技术性的信息，尤其是那些没有科学背景的人，但这是有可能的。正如一位职前英语语言艺术老师所说，脑科学的基础知识一开始让人感觉难以掌握：科学的成分太多了。但当她了解了"核心"原则时，她说她有信心"有了导师、讨论、专业知识的指导，回答我的疑惑"，她可以掌握这些内容。

一位资深的学校辅导员分享了教育工作者如何从两个方向走入学习科学：利用大脑的工作机制来最大限度地提升学习体验，以及以真正有助于人类大脑发育的方式进行教学。

作为学校辅导员，她一直觉得这些问题对学生来说很重要，甚至是关键的。对她而言，指导原则 1 再次提醒她要了解学生的发展阶段和能力。她看到自己学校的老师们已经完全在致力于提供广阔的经验，以便他们帮助学生发展新的思维方法和连接。

因此，正如本书中所说，来自科学家、心理学家和教育科学家的三种视角都是有用的。因为关于人类大脑学习机制的神经科学仍处于早期阶段，它最终如何以及在多大程度上能为改善教学质量提供思路是一个悬而未决的问题。但是，通过将大脑功能与教育研究联系起来，教师和其他教育工作者已经能够知道我们是如何学习的——这些信息可能会改善他们的教学方式。为了回顾构成本书基于研究的"核心"基础知识，这里再次列出七项指导原则：

● 指导原则 1：在学校的学习活动实际上是通过神经可塑性的生物学特性塑造大脑的过程，而教师在此过程中扮演着重要角色。

● 指导原则 2：掌握学习科学利于教师确定、提出和支撑影响其职业生涯和促进学生成功的观点或看法。

● 指导原则 3：学习方式在很大程度上影响了我们可实操的知识，诸如导入、精讲、扩展和知识整合等教学方法是取得学习成果的关键，而这些均与教师的教学设计有关。

● 指导原则 4：我们所学的知识与技能之所以能够在大脑中保留较长的时间，是因为我们可在不断的实践中强化对信息和经验的记忆。

● 指导原则 5：在学习时，我们会受到与大脑有关的重要因素（包括情绪）的影响。在学习过程中我们过滤掉什么与加工什么一样重要。

● 指导原则 6：支持有效学习的身体条件不仅包括睡眠、锻炼和营养等因素，还包括大脑发育关键期，即适合学习某些特定类型的知识与技能的时期。

● 指导原则 7：大脑是一个典型的"模式捕获器"，它通过各种反馈来调节学习过程。教师应以各种形式帮助学生有效利用元认知，即学生自身具备的调节或塑造自己学习的能力。

同心协力：学校和教育工作者可以采取的行动

一位教师很有信心，认为自己已经理解了指导原则的基本原理，他说："我随时都能说出这些原则。"然后他提出了一个重要的问题："但我可以应用它吗？"

这是一个从多角度出发提出的问题。一是教师需要了解和掌握的东西很多，这只是其中的一个领域，尽管它是一个触及许多其他领域的有力基础。另一个原因是，这是一个迅速崛起的领域，一定要与时俱进。因此，虽然教师通常需要自己决定如何应用所学知识，但真正关键的是学校和地区要支持融入脑科学观点。

对这位教师问题可以有的一个答案是：合作。无论大小，要记住通过社会的力量增强认知是有用的。无论是采用专业学习社区、教师协作圈还是其他共同协作的方式，教师通常都希望与同事合作。这也能够促进学校内部教学的一致性，使教师互为重要资源。

第二种策略是让教师经常根据脑科学观点反思一下所采用的教学策略。他们的教学方法是如何促进人类认知发展的？哪些微小的变化可能会对学生学习成果产生巨大的影响？为了促进学校和课堂教学的发展，帮助学生和教师建立信心和扩展他们的技能，教师和学校领导如果能自问一些基本问题，可能会有所帮助，例如：

- 在我做的事情中我是否有效地实现了七项指导原则中的一个或多个？
- 我有什么需要补充的吗？
- 我看到了什么我应该记住并应用的内容吗？

通过这种方式，教师可以采用他们自己喜欢的教学方法。例如，某位教师可能喜欢使用提示性的问题，让大家进行反思性讨论，而另一位教师则喜欢采用苏格拉底式的对话和案例研究，或基于技术模拟和社交媒体合作进行教学。

关键是教师能够坚定地遵守教学设计中更多的认知原则。应采取有目的的教学方法，并定时评估，提供反馈和循证，以帮助大脑更新决策，得到进步。最有效的教学方法不是极力开拓新的事物，而是有战略地选择方法。

在更广泛的范围内，我们鼓励营造一种有原则地采用学习科学的文化，即所采取的学习科学观点需要经过研究验证。风靡学校的最新观点可能很吸引人，但它会使得教师的意愿产生钟摆式变化，教师会变得精疲力竭，参与教学变革的意愿削弱。如果教师能看到一些重要的原则在学校教学中发挥作用，尤其是它们与先前有用的知识是有联系的，还带来了新的信息，他们的态度就会完全不同。

这种观点一部分是鼓励学校检查一下自己正在运用的系统背后有什么样的学习原则。它需要一种行动理论——改革如何运作，以及为什么要求教师在某种特定情境下取得成功。在他们思考自己的决定时，教师应该寻找机会，将经过验证的基于基本原理的观点（例如"核心"原则中的观点）付诸实践。

最后，如果鼓励在教学中采用认知科学相关方法，学校通常会发现一次性作出太多改变是十分具有挑战性的。采取循序渐进的、稳步前进的改革，更有可能成功。学校可以通

回报是留给有准备的人的

学生如果在前期准备得更加充分，后期总是能在任务和成绩中获得成功。这是所谓的"回声"效应。教师在学生学习的早期就为他们做好准备，奠定基础，可能使得学生们之后取得更大的成功(McCaffrey，Lockwood，Koretz 和 Hamilton，2003)。换句话说，成功造就了成功。

学校额外投入资源，让教师了解脑科学的基础知识，这强调了做好准备的重要性。

一般来说，在学校做的准备和成功与学生在以后的生活中所知道的和可以做的有最重要的联系。因此，教师帮助学生尽早且经常性地取得进步是很重要的。获得真正的成就的效果——当学生确实取得了实质性的学习收获时——不仅是立竿见影的，而且往往是长期持续的。

过多种方式逐步实现这种变化——例如，在某些年段选择集中实践某些原则。这样学校就可以在特定的时间段内采用一小组关键观点来解决某些问题。然后，教师和管理人员可以检查他们当前的教学设计，看看是否符合这些原则，与目标是否存在差距。以教育目标为导向，此种形式的变革与学校更加具有相关性，更有意义。

289

在 21 世纪向前迈进

历史上最早提到人类大脑的相关文件是一块有近 4 000 年历史的易碎莎草纸。灰褐色背景上用红色和黑色字符书写了一篇关于脑外科手术的古老论文，十分惊人——尽管它这么美丽，但该文件只告诉我们当时人们对大脑知之甚少。今天，大量的脑科学发现每天都在不断涌现。人类社会将如何应对最亲密的奖品——大脑的新信息？

多年来，人们常把人脑与计算机相比。想象一下，人们会说，如果我们可以将一个新硬盘放入我们的头脑中，那么学习就是轻而易举的事情。但随着 21 世纪的到来，情况发生了变化。最新的计算方法是像我们的大脑一样工作的人工智能计算机，它是基于人类神经系统而制的。大学研究人员和商业技术公司正在研究模拟神经元是如何对刺激做出反应的，以及是如何与其他神经元连接阐释信息的。

在这种新的基于生物的计算愿景中，电子元件可以像突触一样连接起来。电信号可能会因为所学知识受到加强和改变。一种新型计算机芯片不会被提前编程；相反，它可能是高度联网的，可以根据它的经历或需要"学习"的东西来改变它的行为。计算机科学家讲述了一个产生信号的尖峰是如何传播到其他组件的，是如何不断地改变着整个神经网络的。

听起来是不是很熟悉？开发人员说，阻碍相关进展的部分原因是科学家们在完全理解大脑的运作机制方面还有很长的路要走。然而，这是一个如此吸引人的概念，以至于2013年秋季斯坦福大学规模最大的课程是研究生级别的机器学习课程，涵盖统计和生物学方法，有760名学生选课。

290   我们能否制造出像人脑一样快速灵活，且能够预测、记忆、理解、概念化和计划的机器？换句话说，我们可以复制大脑的学习机制吗？为了让你了解未来的任务，《纽约时报》报道称，2013年，IBM超级计算机对包含大约100亿个神经元（超过人脑的10％）的大脑进行了模拟，其运行速度比普通计算机慢了约1500倍。模拟大脑需要几兆瓦的功率，而生物大脑仅使用20瓦的功率（Markoff，2013）。所以我们还有很多工作要做。但我们生活在一个有趣的时代，因为我们在思考我们的认知方式。

资源

教师可用的在线、媒体和印刷资源：
Markoff，2013。（请参阅本章末尾的引用部分）

结论

在呼吁教育工作者批判性地思考神经科学研究对教学的重要性时，美国国家研究委员会、国际经济合作与发展组织和其他有影响力的机构并没有建议教师成为脑科学家（Howard-Jones 等，2007；National Research Council，2000；OECD，2007；Society for Neuroscience，2013）。他们的意思是，教育工作者、认知心理学家和科学家之间持续进行积极的对话有助于我们理解人类学习的方式和时间。目前三方已经达成的共识是，了解某些脑科学基础知识，并在科学的基础上理解为什么有些教学实践有效，而有些则无效。脑科学无法规定教师应该教什么或如何教。但是，对大脑学习机制的认识以及对脑功能和认知的最新研究成果可以帮助教育工作者更有效地利用他们自己的课堂经验，并从教育研究成果中受益。

教师们可能会发现自己既对脑科学可带来的好处感兴趣，又对未来可能带来的后果感到有些畏惧，这是可以理解的，他们有理由感到既振奋又害怕。与计算机工程师不同，在课堂上，学生已经配备了让科学技术都羡慕的最聪明的学习机器：大脑。

引用

教师可用的在线、媒体和印刷资源

Markoff, J. (2013, December 28). Brainlike computers, learning from experience. *New York Times*, p. A1. Retrieved from http://www. nytimes. com/2013/12/29/science/brainlike-computers-learning-from-experience. html? _r＝0

参考文献

Howard-Jones, P. , Pollard, A. , Blakemore, S.-J. , Rogers, P. , Goswami, U. , Butterworth, B. , ... Kaufmann, L. (2007). Neuroscience and education, issues and opportunities: A TLRP commentary. http://www. tlrp. org/pub/documents/Neuroscience Commentary FINAL. pdf

McCaffrey, D. F. , Lockwood, J. R. , Koretz, D. M. , &. Hamilton, L. S. (2003). *Evaluating value-added models for teacher accountability*. Santa Monica, CA: RAND Education for the Carnegie Corporation.

National Research Council. (2000). *How people learn: Brain, mind, experience, and school: Expanded edition*. Washington, DC: National Academies Press.

OECD. (2007). Understanding the brain: The birth of a learning science. doi: 10. 1787/9789264029132-en: OECD Publishing.

Society for Neuroscience. (2013). Brain facts. http://www. brainfacts. org/about-neuroscience/brain-facts-book/

The U. S. White House. (2013). Remarks by the President on the BRAIN initiative and American innovation. http://www. whitehouse. gov/the-press-office/2013/04/02/remarks-president-braininitiative-and-american-innovation

附录 A　核心开发技术报告
（关于"核心"的介绍详见第 1 章）

引言

每个老师都做过这样的事情，站在教室前，凝视着所有的学生，想着："他们脑子里到底在干吗？"虽然这个问题现在可能仍然困扰着我们，但由于工具、技术不断进步，神经科学家的研究成果不断涌现，相比以往，我们对大脑的工作方式有了更清晰的了解。

这份技术报告为教师考察了本书所建议的神经科学和认知心理学的**核心**知识。本附录的目的非常具体，此说明材料提供的详细信息可以说明**核心**框架中列出的**核心**文件和观点是如何产生的。通过深入研究**核心**的扩展材料，读者可以获得有关**核心**的原始说明材料，并了解如何在出现其他信息时扩展和补充**核心**理念。

对这种文本扩展感兴趣的读者，可将本附录用于（1）探索附录的研究方法部分的方法论，以及（2）研究后续的研究结果和结论部分。

相比之下，更关注**核心**中提出的具体原则和观点的读者应直接跳到**核心**的框架部分，以及源自本技术报告的七项指导原则大纲部分。

对于这两部分的读者，附录 B 提供了第 2 章到第 12 章中使用的**核心**相关资源的完整列表，其中包括对已经发表的研究和分析的引用。从这些资源中得到的观点不仅可以帮助

教师和教育工作者清楚地理解**核心**，还可以帮助他们探索特定的主题，并更深入地钻研相关研究。请注意，附录 B 中列出的参考书目包括一些额外的引文，其中涵盖了对于教师和教育工作者而言技术含量较低的资源。

扩充核心的方法

总体而言，**核心**提出的问题是，什么是每位教师、教育工作者和教育领导者在这个新兴的脑科学领域进行终身学习应该知道的东西？尽管与前几年相比，关于大脑运作机制的研究已经有很多，但现在的研究发现越来越多了。所以我们要问，教师需要知道哪些利于他

们课堂教学的知识,需要了解哪些内容以为之后了解新的研究发现作铺垫?

　　这是一个很大的问题,存在很多不同的回答。在这里,基于我们的研究,我们给出的答案是教师正在或想要和需要使用的学习科学相关关键资源,这些对他们而言是有意义的:这需要教师具备哪些知识与技能? 将教师认为有用和相关的内容聚集起来,建立一个知识库,并将其与他们先前的知识联系起来。

　　由此我们提出的问题是,什么是学习科学的入门学习基础? 此问题针对那些关注与教育相关的脑和人类认知的人。因此,为了从第 1 章中所说的神经科学和认知科学的视角来探索教学元分析的结果,在这里我们提出专门针对教师的脑科学基础观点。

　　许多书籍、报告、网络资源和其他参考资料就教育者应该了解的大脑问题提出了他们自己的观点,但各不相同。大家对该领域还没有明确的共识,也没有普遍认同的**核心**知识内容概括材料,尽管有一些材料是非常有用的。在本附录中,通过对这些资源进行抽样,提出一些**核心**内容。同时我们也注重后续的灵活调整,因为教师需要能长期促进他们教育教学工作的基础知识。我们反思了教师现在所使用的脑科学材料的共同点和不同点都有哪些。因此,在这里我们介绍了这样一个研究。目的有三个:

　　● 利用文献本身来说明哪些脑科学观点最有可能给教学和学习带来启发。此外,在以后续章节中教育元分析的研究结果为背景下,将此作为基础来介绍相关内容。这为我们提供了一个初步的学习科学"镜头",这与神经科学、认知心理学和教育科学研究的学术成果一致——我们称之为"三合一的力量"。

　　● 通过确定需要添加到这些核心思想中的新兴领域,以前瞻性的眼光让教师拥有坚实的职业生涯基础,不断补充新发现,不断为改进教育教学实践提供灵感。这将有助于教师在职业生涯中有效地掌握脑科学相关知识。

294

　　● 我们特地与神经科学家和其他科学家合作,直接探索与教师相关的研究中有哪些研究空白(如果有的话)。我们已经问过专家,在目前已充分研究且能将成果共享的教育领域中,遗漏了哪些重要的内容。

方法

　　与之前的工作(Scalise 等,2011)一样,此处描述的审查材料是基于第三版《**合成研究**》(Cooper,1998)中的哈里斯·库珀方法的系统合成的。库珀的方法以评估综合结果有效性的系统指南为前提。在这种方法中,为解释一个特定现象而出现的概念被收集在一起,并从一套选定的材料中以宽度、内部一致性和预测的性质等标准对它们进行比较。所产生的综述报告描述了已在进行或提案的关键实验,评估了最为强大的理论,重新表述或整合了来自不同理论的抽象概念。该方法清晰地提出了问题制定、数据收集、数据验证阶段、数据合成和结果呈现的方法。其中包括五个阶段的工作:

1. 确定研究问题,明确界定问题的范围。

2. 利用数据收集的基本原则,在数据收集阶段充分全面集成相关材料。

3. 在数据验证实施阶段,使用明确的方法评估和比较材料中证据的质量。

4. 在分析实施和解释(或合成)阶段,将仔细检查、收集和评估后的数据通过合成技术对所检查的工作主体作三角结构化。

5. 传播结果,以与政策制定者和教育工作者共享综合研究成果。

此时的研究问题是确定神经科学和认知科学研究中的一套**核心**思想,它们被认为是学龄儿童的教育工作者最重要的思想。"学龄"包括大约 5—18 岁的儿童,抽样的范围不包括幼儿教育或中学后/成人教育对象。在这些教育领域中,确实有许多想法重叠,但有必要限制抽样范围以使材料抽样更可行。

295   为了进行数据采集,充分且综合地集成相关材料,我们采用了饱和度评估的方法。在饱和度评估中,如果相关材料太大,则无法对每个项目进行全面检查,因此其目标是产生一套具有代表性但不一定是逐一详尽的材料。如果不同来源的材料包含类似的信息——比如关于脑科学思想对教师很重要——就会开始出现相应的模式和趋势,并开始重复检索。

因此,饱和度评估通过趋势分析抓住了材料之间的共同点,还记录了它们之间的实质性差异。一旦检查了足够多的材料,再无新的信息,就建立了一个**核心**样本。为了验证结果,可以继续抽样,以已收集的知识主体作为一个**核心**,如新的抽样中很少再出现额外的关键观点,则表明为类似的**核心**。前提是,另一个有代表性的但非详尽的抽样将会导致产生一个类似的**核心**样本,这可以通过额外的抽样来解决。为了使文献搜索系统化,首先对材料进行搜索,然后应用几个选择标准。使用哈里斯·库珀的方法搜索电子数据库,然后搜索"落跑的"或"灰色"文献。电子数据库使用的是俄勒冈大学图书馆系统的资源,其中包括当地大学的收藏,即"美国西北太平洋峰会系列",和国际"世界猫"系列,其中含有广泛的图书收藏和大量电子数据库。此外,"灰色"文献还包括不由出版商控制或传播的信息,因此不一定可以在典型的出版渠道中获得,而是由政府、学术界和工业界等实体制作——例如,通过报告和白皮书。我们对"落跑的"或"灰色"文献的搜索采用了"滚雪球"的方法(Miles

和 Huberman,1994),我们向主要研究人员进行咨询,并检索之前的文献综述和研究综列(即使用先前综述和研究的参考列表来确定关键资源)。搜索源的结果见下一节,标题为"结果"。

为了评估和比较材料中相关证据的质量,我们用清晰明了的方法进行了数据验证,为哈里斯·库珀第三阶段的抽样建立了相关性标准。之后根据材料搜索的结果,采用以下五个标准:

1. 焦点相关性:这些材料包括书籍、经编辑的书籍部分、书籍章节和教师以及教育工作者可读的脑科学报告,旨在展示至少与教学和学习有一定关系的脑科学发现。

2. 深度相关性:所包括的信息具有足够的技术深度,呈现相关证据时嵌入了适当的提示,直接标明了清晰的文献出处,并在其中进行了充分解释。

3. 时间节点相关性:此书关注该领域最密切的时间节点大约最近 10 年,一些早期材料的外部限制为 15 年[最终延长 2 年(见"结果"部分)]。除了选择出版日期本身相对较新的材料,整个材料的引用都尽可能与研究期刊文献相关,因为近年来这些领域有很丰富的发现。

4. 发育相关性:所选的材料旨在处理主要解决学龄儿童的需求、存在 5—18 岁的发育需求的相关神经科学和认知科学研究。此外,确定了一个合理的研究范围来选择材料。

5. 表征相关性:为了给研究设置合理范围,增加了表征相关性。选取同一学者的材料不超过四个来源。这是为了让文献中的样本能够更好地代表一组观点,这增加了结果的"饱和"特征,同时在可管理范围内对材料进行分析和解释。

在分析和解释阶段,通过综合技术对经过仔细确定范围、收集和评估的数据进行三角测量,通过综合研究的方法对采样材料进行审查,从而收集出一组既代表共同点又存在分歧特征的**核心**思想。在这一阶段以及整个后续的分析中,使用了一种描述性方法。在这里,对主要来源的解释用于在整个数据收集和分析中出现新的模式和代码。这将不断迭代重新构建初始框架,直到分析完所有源。最后,发布后验框架或结果模式集。

综合研究方法(Jackson,1980)包含对相关材料进行抽样,然后表示其内容和证据的特征。此部分的文献综合还采用了迈尔斯和休伯曼(Miles 和 Huberman, 1994)的数据缩减和显示方法。首先,在早期分析步骤中,审查了每个材料中关于教师需知的脑科学知识的重要方面。正如迈尔斯和休伯曼所说的,此审查过程的指导问题为"主要概念、主题、议题和问题"是什么?(Miles 和 Huberman,1994,p. 51)

296

297　　正如迈尔斯和休伯曼所描述的那样，人们特别明确地注意材料的目的和概念透镜的应用。在这种情况下，这项工作的目的是(1)收集跨多个来源和视角的信息，找出脑科学中最可能指导教学和学习的内容；(2)通过识别新兴领域来树立前瞻性的眼光；(3)关注重要的差距(如果有的话)，让教师有一个坚实的职业生涯基础，以学习脑科学相关新的研究发现，为持续的教育教学实践提供启发。因此，作者在相关资料中描述的与脑科学的关键思想相关联的每个特征都包含在那篇文章的评论注释中。所有材料都在一个来源中描述了多个单独的特征，每个特征都被编码为来自同一研究的脑科学单个"实例"。

　　正如迈尔斯和休伯曼所问的那样，给定一组描述人们感兴趣的现象的代码，研究者如何才能转移到第二个层次——"一个更普遍、也许更有解释性的层次"(Miles 和 Huberman，1994，p. 69)？它们描述了一个"模式代码"的过程，这是一种解释性代码或推理性代码，基于一级编码来识别一个突发的主题、配置或解释。第一级编码是总结数据段的设备；二级模式编码是将这些摘要分组为较少数量的集合、主题或结构。当观点在实例中重复，并且开始出现主题时，这样的模式代码通常会被识别出来。

　　当然，哈里斯·库珀方法的传播阶段包括诸如此类的方法和结果描述。然而，在这里传播的总体前提将借鉴迈克尔·波斯纳博士(Posner，2012)提出的想法，他是一位认知科学家，多年来与大脑研究团队广泛合作，并在大脑研究方面发表了大量出版物。他建议对该领域的传播使用教学和学习元分析的结果，我们想在这本书中利用此内容，以作为教育工作者思考这些发现如何与神经科学研究和认知研究联系起来的相关练习。将这些想法进行交叉，形成幂次方。正如波斯纳所说："归根到底，一切都是大脑！"

　　波斯纳说现转化为实践。它还可以为学校的政策制定者和国家领导层服务，鼓励学校领导们朝着这些方向发展。

结果

　　利用上述技术，在哥伦比亚大学的帮助下，从 1995 年 1 月到 2012 年 5 月(该项目的搜索阶段完成)大约 17 年的相关文献中确定了一些关键资源。因为有一些重要的参考资料
298　始于 1995 年，因此将其选定为搜索的起始日期，而结束日期与最初寻找材料的工作结束时间一致。

　　该扫描确定了 56 个可能适用于所建立的标准的扩展资源，包括书籍、由不同作者编辑的书籍部分和报告。结果显示在附录 B。注意，虽然更短和更离散的资源，如个别期刊文章

或研究论文更具体的主题,不包括在书本资源组装初始核心抽样,作为主要来源他们完全集成到书的章节中,用于更广泛地描述核心概念。除了附录 B 外,所有资料来源的完整引用都显示在每个章节末尾的引文部分。一旦确定为可能相关的,来自俄勒冈大学的研究人员进行的下一步会深入审查 56 个全文资源中的每一个资源,以满足本研究所有五个相关性标准,然后从中取样。在确定了符合前三个相关性标准的材料——重点、深度和时间框架之后——我们阅读和分析了这些来源,并开始对作者认为对教师和学习影响很重要的与脑科学相关的各种成分、特征和结果进行分类。在原始的 56 个全文资源中,有 35 个被确定与标准最相关,因此包括在随后的抽样中;21 个被认为不太直接相关,因此从后续的抽样中删除(见附录 B)。

关于所选材料中的组成部分、特征和结果——或大观念——要知道教师需要识别脑科学中有什么想法是与实践相关的,这是很重要的。它们通常关注材料的明确特征,根据它们可能想到的特征来选择或放弃。通过提供一个基于研究的重要纲要性概念,它希望拓宽从业者以特征为中心的视角,并将其与大量相关的、基于研究的证据联系起来,由此决策者可以轻松和直接地利用这些证据。虽然我们已开始推进此进程,但我们不应认为该框架是完整的,这是一项正在进行的且有待其他人推进的工作。

对前面所述的材料进行审查后,应用第四和第五个标准:以发展相关性来衡量其对学龄儿童和年轻人的合理适用性;以表征相关性衡量,要求不从任何一个作者处获得超过四个来源(书籍、书籍章节、报告或基于网络的材料)的材料。此限制是为了从每一位作者处选择一个有合理代表性的脑科学材料子集,旨在告知与已确定的人群合作的教育工作者。

最后,在应用最后两个相关标准后对剩余材料进行二次筛选后,从 35 个相关的扩展材料中生成了 62 个单独的书籍章节或报告章节的样本。这 62 个来源成为本附录中回答问题的**核心**材料,下文确定为**核心**,如附录 B 所示。在每一章中都增加了许多其他的参考文献。当然,应该记住,这种饱和度评估的前提是,如果样本已有足够的代表性,再次出现的大观点就会是重复、类似的,否则就可以继续获取其他有效的样本。这里总结了排除在核心目录中的 21 个材料不完全符合标准的原因。完整的试验结果报告见附录 B:

- 一项 1992 年发布的资源不符合时间搜索范围。
- 其中四项资源不符合本书目的或受众需求;三项资源显示了与其他来源相关的参考文献;一项资源没有充分关注报告当前的脑科学发现。
- 另外两项资源参考了已引用的其他材料。

299

- 八项资源不符合本书目的或受众需求，更多地针对幼儿需求、高等教育、成人学习或家长受众。

- 五项资源不符合本书目的，或多或少地都提出了许多技术性的观点。

- 一项资源中所呈现的代表性观点已在另一位作者的书中有所体现。

利用这一证据，根据神经科学和心理大脑行为倡议协会的主题，本书架构了 62 个章节和报告部分，并为每一个章节提供了额外的资源。它们大多被组织成五个主要的类别，这也构成了这本书的章节：

1. 旨在为教师提供脑科学领域概述的资源（5 种资源），以及主要针对四个领域之一：（1）解剖学和基本大脑功能，包括神经回路和网络；（2）信息处理；（3）记忆和回忆；（4）大脑可塑性（21 种资源）。

2. 教师通常认知的思想和大脑行为，包括讨论情感、创造力、专业知识、知识整合和转移、控制和判断以及动机等概念（20 种资源）。

3. 关于将这些概念应用于教师感兴趣的一些特定领域，包括阅读、写作和识字；感知觉、运动和身体健康；科学教育、技术和 21 世纪技能；艺术和数学（16 种资源）。

接下来，我们生成了一个供教师和教育者评估脑科学概念的初始框架和过滤标准。这是经过对核心资源中模式的一级编码产生的，但只作为核心资源的一个子集，以此对关键观点和概念进行初始的模式识别。在这里采用的饱和评估方法，重要的是从能够输出密集信息的资源入手，然后在随后的阶段也会收集额外的模式，以便通过最具代表性的资源子集来丰富初始模式，但不会对数据收集过程结构施加过多限制。因此，为初始模式选择资源并不会"锁定"任何最终结果。概述性的资源在过程中是最有前途的起点，因为它们是由世界各地的不同组织总结的目前对教师而言重要的脑科学信息。

这一阶段的五个概述性资源是从不同的机构中选择的，这些机构近年来试图广泛地识别与教育者相关的脑科学景观。这五份是神经科学学会的大脑事实出版物，是一份 79 页的文件，探索大脑和神经系统（Society for Neuroscience，2008）；美国国家研究委员会在国家学院关于教育工作者的书籍（National Research Council，2000）；国际经济合作与发展组织（OECD）关于理解大脑的执行报告一章：学习科学的诞生（OECD，2007）；教学与学习研究计划（TLRP）的"神经科学与教育"报告（Howard-Jones 等，2007）；最后，与之前的概述性资源形成对比的，一个关于情报的书中的章节讨新框架"（Hawkins 和 Blakeslee，2004）。最后一个资源可能是一个更不寻常的选择，因为它代表一个相当不同的视角，起源于计算神经科学,但这里添加进来,代表一个不同的视角。

这些资源来自最近出版教育相关刊物的主要机构,它们作为综合文献代表被包括用于最初的模式生成。因此,预计这些资源将捕获广泛的相关模式。在后续的章节中,通过二级编码对所有文献进行更深入的调查,由此扩展了最初的模式,相关结果成为每一章节内容的焦点。

为了进行顶级的模式编码,在五种初始资源中确定了所有主要的脑科学思想(**大观念**)。其中不包括美国核管理委员会的图书章节和英国"神经科学和教育"报告。如这里所述,它们被搁置以对结果进行有效性检查,并添加到最初的模式。

对于前三个资源,我们分配了一个简单的主题和模式编码框架。该模式编码基于神经科学学会确定的一组主题,与哥伦比亚大学莫蒂默·祖克曼心理大脑行为研究所(http://zuckermaninstitute. columbia. edu)的代表生成的一组描述性概念进行匹配。最终形成的与本书目的相符的主题如表 A1.1 所示。

表 A1.1　由神经科学学会/心理大脑行为倡议分五个部分组织的核心模式主题

A:教师可知的脑科学领域概述(5 种资源);B:解剖学和大脑基本功能,包括神经回路和网络、信息处理、记忆和回忆以及大脑可塑性(21 种资源);C:教师通常认为的思维和大脑行为,包括讨论情感、创造力、专业知识、知识整合和迁移、控制和判断以及动机等概念(20 种资源);

代码	神经科学学会专题	心理大脑行为倡议描述与神经科学学会主题,使用这本书的例子
NNB	**概述:神经元到网络到行为**	● 什么是学习,我们如何学习? 从神经元到网络再到行为的学习
KM	神经可塑性	● 如何利用全部的脑力思考:大脑在停止增大后如何继续发展
M	**记忆**	● 这听起来很熟悉:神经元回忆信息,并将其重新编码,使记忆增强
PR	注意	● 我发现了! 大脑是如何与模式识别连接的
NPI	**疾病**	● 常见的儿童神经/心理疾病(自闭症、阅读障碍、多动症、智力障碍)
EAS	情绪和压力	● 感觉很重要:情绪和压力是如何干扰学习的,动机是如何促进学习的
FG	玩耍	● 学习感觉良好:脑的动机成就系统是如何促进学习成功的,**玩耍又是如何促进学习的**
EF	执行功能	● 执行功能(元认知):大脑内部的大脑

301

SR	自我调节	● 延迟满足和自我调节:成功的早期预测因素和它们对大脑的看法
DB	**药物**	● 欺骗大脑:神经活性化合物(合法和非法药物、咖啡因、尼古丁、酒精)如何影响大脑
DA	**语言(例如:英语)**	● 语言发展是自然的,阅读习得不是:大脑连接是如何自然产生语言,而不能自然产生阅读和写作的
HH	睡眠(例如:健康状况)	● 培养利于大脑健康的健康习惯:睡眠、锻炼和良好的饮食
SD	性别(例如:艺术)	● **我们之间的相似差异:空间的表达和案例**
TU	技术(例如:科学)	● **使用技术探索脑科学中的未知事物**
SI	社交网络(例如:数学)	● **社会互动是如何提升脑的逻辑和模式的**

302

迈尔斯和休伯曼描述了一个通过"松散的意义块"来审查模式编码的过程,并注意在数据形成时"解冻和重新配置",并包括更多的实例(Miles 和 Huberman,1994,p. 70)。在这种情况下,随着越来越多的资料完成审查了并分配了相关实例,主题开始出现。

神经科学学会于 2009 年召开了一次神经科学和教育峰会,邀请神经科学、认知科学和教育领域的专家撰写一份报告。该报告包括了一系列**核心**的脑科学主题,其中包括对教育和学习的潜在影响:神经可塑性、玩耍、注意力、行为、压力、睡眠、艺术、性别、执行功能、社交网络、自我调节和科技。模式编码的初始主题来自这些神经科学学会的系列主题,而非脑行为倡议的主题。

对于这三个最初的资源,我们从中发现存在 132 个关键思想或大观念,其中许多是重叠的或相同的,因此最终形成了 58 个不同的模式,或者说不同但主要的脑科学概念。随后分析了第四个资源,并添加到美国核管理委员会的"思想与大脑"一章,以确定另一个模式,并了解新信息达到"饱和"的程度。其目的是将其关键思想与先前对其他三个概述性资源的分析中已经出现的内容进行比较。下一个资源产生了 27 个主要概念,其中大多数与之前的 58 个模式基本重叠,因此只增加了 1 个新模式,增加了不到 2%,最终从 4 个资源中确定了 59 个模式。

在差距分析中,这两个框架都不能单独涵盖所有的模式,这表明了总体框架概念中存在一些差距。如表 A1.1 所示,可通过表中以粗体添加的附加文本来解决。这些扩展说明展现了该领域有越来越多的研究和脑科学观点可为教师所用。在粗体文本处,两个框架都需要扩展一些说明来解决这些概念上的差距。基于这些扩展内容,表 A1.2 的结果展现了文献本身的差距。

表 A1.2 已审查的四个初始资源中的主题的频率

模式	频率	百分比
NNB	40	25％
KM	35	22％
M	32	20％
PR	6	4％
NPI	8	5％
EAS	7	4％
FG	2	1％
EF	1	1％
SR	5	3％
DB	7	4％
DA	3	2％
HH	7	4％
SD	0	0％
TU	4	3％
SI	2	1％
合计	159	100％

尽管许多模式在不同的资源中重复出现,但通过结合神经科学学会的主题和心理大脑行为倡议的相关描述,前四个资源中确定的所有概念都与神经科学学会/心理大脑行为倡议的主题相一致,并添加了扩展说明(如表 A1.1 所示)。对于四种初始核心资源产生的模式,神经科学学会的主题和心理大脑行为倡议的描述大量重叠,但不完全,其展现了它们的共同点,也展现了一些可相互扩展的观点。四个资源的模式百分比和主题汇总见表 A1.2。表 A1.2 显示了框架理念的覆盖范围和差距。对于模式的频率,可以看到,在四种资源中引入的绝大多数概念都探索了大脑基本的解剖学和电路、神经可塑性和记忆,总共占概念覆盖范围的 67％或三分之二。

所有剩下的领域只占概念覆盖范围的三分之一，尽管教师、教育工作者和教育政策制定者对概述性资源非常感兴趣，但它们一般很稀少。因此，这表明了教师相关文献可能存在差距，或存在较多空白。我们可以做更多的工作来促进教育工作者获得这些领域的发现，特别是在出现更多的研究发现时。

304 　　这本书的部分目的是帮助解决这些重要领域的"饱和"趋势。书中的章节包括了剩余的核心资源，通过更深入地检查所有领域，将其他材料带到该章节的讨论中。

下一步

当然，这里的想法只是教学设计概念、想法和经验的一小部分，教育者作为其学科和年级的高技能专业人员，在此领域积累了更多的有效经验。或者说这些想法是一个重要的、相当新的领域，教师可能想知道更多相关内容，正如第 9 章神经伦理学相关文献中讨论的那样。

随着书中的章节不断充实此处的思想，迈尔斯和休伯曼将模式编码的过程描述为一个"抽象的阶梯"（Miles 和 Huberman，1994，p. 91），借鉴了卡尼（Carney，1990）的作品：

从文本着手，尝试编码类别，然后识别主题和趋势，之后测试预感和发现，首先描述"深层结构"，然后将数据集成到解释性的框架中。

然而，关于这里和书中章节中提供的数据有许多警告。当然，任一方法、任一技术或一组选定的技术都有固有的限制，因此需要根据数据生成和分析以及解释的限制，对给定的方法进行讨论和检查。

我们在这里试图包含文献的系统部分，但由于所描述方法的限制，此搜索应该被视为一个信息丰富的样本。在评估这些方法的有效性时，必须考虑该研究是否"以足够谨慎的方式完成，以便相信研究结果能够阐明相关假设"（Cooper，1998，p. 79）。

为了解决这些问题，我们使用了饱和度评估方法。它试图选择一个有代表性的样本，并检查这些资源在哪里聚集和发散，以及在发现中是否有足够的复制样本。随着每个新资源的添加，信息函数——换句话说，为每个新资源获得的新信息——通常会上升，但在检查了足够的资源时，函数开始变平。这表明，在收集的资源中有很多重复的内容。尽管为核心总共检查了 56 项资源，并在后续章节介绍了对它们进行的第二阶段的分析，第一阶段的结果分析表明，只检查到了三个概述性资源；第四阶段的主要内容是有效捕获，在 59 个总体出现的新兴资源中只有一个额外的模式。

证据验证的一个主要目的是避免评估者对结果存在潜在倾向。所有的研究都可以从方法上加以批评,甚至有可能无意中(Lord,Ross 和 Lepper,1979)指出这些研究或资源的设计和分析缺陷,与评估者的一些倾向相悖,我们承认在这里需要谨慎的解释。关于这种证据鉴定技术的局限性的另一个问题包括,模式列表可能不完整,如在这里通过神经科学学会和心理大脑行为倡议的资源确定的模式框架和指导方针,可以帮助我们制定一套明确的编码标准。但是,在要分析的任何特定数据集或资源集中,这些列表可能并不完整。正如这里所做的,这种方式捕获了额外的信息。

通过混合预编码框架的两种方法并允许新的代码出现,可以识别假阳性和假阴性错误的形式,并通过材料记录和比较研究问题。此外,通过编码表的开发和文档编制,尽量减少了编码错误的来源,如表 A1.1 中总结的。

更新相关分析

在更新相关分析时,我们继续与哈里斯·库珀方法综合研究保持一致,我们用"滚雪球"方法搜索灰色文献(Miles 和 Huberman,1994),寻求来自关键研究人员的反馈,并检查之前的文献综述和研究综合(即使用之前的参考列表评论和研究综合来确定关键资源)。在最初的分析之后,又确定了 8 个资源,并将其纳入附录 B,从而纳入核心资源,使在饱和评估范围内确定的资源总数达到 70 个。除此之外,超过 250 篇期刊文章和其他技术参考文献已经被包括在书的章节中,以支持在核心中描述的观点,以及一些教师可以与学生分享的资源。

结论

本附录中的核心工作旨在通过审查那些长期参与这次对话的众多机构和作者的观点,调查和收集一套可能对教师有用的观点。培养教师对这些概念的核心理解,为他们在该领域的职业生涯和长期的教育工作提供了基础。这在一定程度上是必要的,因为如第 1 章所述,预计未来会出现越来越多的资源,教师需要或希望获得和理解它们,以评估它们与自己教育教学实践的相关性。

人们希望其他人也能加入这种对话。最后,如果教师希望实现在这一领域的潜力,大量的材料,加上评估它们和使用证据仔细考虑它们的能力将是至关重要的。这对于 21 世纪的学习也是很好的实践,在这个世纪,有许多信息可用,但价值有限,无法判断它的可信度和效用。

2012 年在旧金山举行的"教育全人儿童/学生：为更聪明、更快乐、更健康的学习者使用脑科学"会议上，课堂上的教师、学校管理人员、语言病理学家、辅导员和其他参与教育的人都被大脑如何支持教育的话题所吸引。他们参加了一些会议，并提出了一些问题。许多观众都在与神经科学和认知科学的核心思想作斗争。例如，婴儿的人脑中充满了被修剪的神经元对很多人来说是一个新概念(见第 2 章)。

每天在新闻媒体和其他媒体产生的新观点中找到基本的观点，这对教师来说是一个挑战。幸福、行动、动机——它们是如何与大脑联系的，脑科学是如何解释的？看看如何从中获得灵感以及实际的帮助、想法和评论，这才是许多教师心中的目标。

正如一位学校图书管理员所说，"我试着给老师们带回资源，但我没有办法把它们和教学联系在一起，让它们对教学产生意义。"

本书的目的是发现一个专为教师设计的核心原则，如果你是一名教师，无论你是职前还是在职，这可能会影响你每天做的事情，所以在每一章的结尾，你可以自问："明天我该如何在教室里使用这个原则？"

引用

Carney, T. F. (1990). Collaboration inquiry methodology. Windsor, Ontario, Canada: University of Windsor, Division for Instructional Development.

Cooper, H. M. (1998). Synthesizing research: A guide for literature reviews (3rd ed.). Thousand Oaks, CA: Sage.

Hawkins, J., & Blakeslee, S. (2004). A new framework of intelligence. On intelligence (pp. 85 - 105). New York: Times Books.

Howard-Jones, P., Pollard, A., Blakemore, S.-J., Rogers, P., Goswami, U., Butterworth, B., ... Kaufmann, L. (2007). Neuroscience and education, issues and opportunities: A TLRP commentary. http://www.tlrp.org/pub/documents/Neuroscience Commentary FINAL.pdf

Jackson, G. B. (1980). Methods for integrative reviews. Review of Educational Research, 50(3), 438 - 460.

Lord, C., Ross, L., & Lepper, M. (1979). Biased assimilation and attitude polarization:

The effects of prior theories on subsequently considered evidence. Journal of Personality and Social Psychology, 37, 2098 - 2109.

Miles, M. B. , & Huberman, A. M. (1994). Qualitative data analysis: An expanded sourcebook. Thousand Oaks, CA: Sage.

National Research Council. (2000). 5. Mind and brain. How people learn: Brain, mind, experience, and school: Expanded edition (pp. 114 - 128). Washington, DC: The National Academies Press.

OECD. (2007). Understanding the brain: The birth of a learning science. doi: 10. 1787/ 9789264029132-en: OECD Publishing.

Posner, M. I. (2012). Interview for neuroscience matters with Michael Posner, University of Oregon.

Scalise, K. , Timms, M. , Moorjani, A. , Clark, L. , Holtermann, K. , & Irvin, P. S. (2011). Student learning in science simulations: Design features that promote learning gains. Journal of Research in Science Teaching, 48(9), 1050 - 1078.

Society for Neuroscience. (2008). Brain facts: A primer on the brain and nervous system. Washington, DC: Society for Neuroscience.

附录 B 核心参考资源总结
（其他核心信息详见第 1 章和附录 A）

Ⅰ. 核心包含：选定的核心样本中已确定的资源

1. Anderson，J. R. （2000）. Acquisition of memories. Learning and memory：An integrated approach（pp. 185 – 225）. New York：Wiley & Sons.

2. Anderson，J. R. （2000）. Retention of memories. Learning and memory：An integrated approach（pp. 226 – 264）. New York：Wiley & Sons.

3. Anderson，J. R. （2000）. Retrieval of memories. Learning and memory：An integrated approach（pp. 265 – 303）. New York：Wiley & Sons.

4. Anderson，J. R. （2000）. Skill acquisition. Learning and memory：An integrated approach（pp. 304 – 337）. New York：Wiley & Sons.

5. Bigge，M. L.，& Shermis，S. S. （2004）. How does Bruner's cognitive-interactionist，narrativecentered cultural psychology treat learning and teaching? Learning theories for teachers（pp. 133 – 153）. Boston：Pearson.

6. Carey，S. （2001）. The representation of number in natural language syntax and in the language of thought：A case study of the evolution and development of representational resources. In J. Branquinho（Ed.），The foundations of cognitive science（pp. 23 – 53）. Oxford：Clarendon.

7. CAST. （2003）. Individual differences，teaching approaches and new media. Retrieved from http://4. 17. 143. 133/udl/index. cfm? i＝11

8. Damasio，A. R. （2001）. Reflections on the neurobiology of emotion and feeling. In J. Branquinho（Ed.），The foundations of cognitive science. Oxford：Clarendon.

9. Damasio，H. （2001）. Words and concepts in the brain. In J. Branquinho（Ed.），The foundations of cognitive science. Oxford：Clarendon.

10. Dehaene, S. (2009). The dyslexic brain. Reading in the brain: The new science of how we read (pp. 235 - 262). London: Penguin.

11. Dehaene, S. (2009). How do we read? Reading in the brain: The new science of how we read (pp. 11 - 52). London: Penguin.

12. Dehaene, S. (2009). Learning to read. Reading in the brain: The new science of how we read (pp. 195 - 234). London: Penguin.

13. Diamond, M. , & Hopson, J. (1998). Learning not by chance. Magic trees of the mind: How to nurture your child's intelligence, creativity, and healthy emotions from birth through adolescence (pp. 264 - 284). New York: Dutton.

14. Doidge, N. (2007). Imagination: How thinking makes it so. The brain that changes itself: Stories of personal triumph from the frontiers of brain science (pp. 196 - 214). New York: Viking Penguin.

15. Doya, K. , Ishii, S. , Pouget, A. , & Rao, R. P. N. (2011). Reading neural codes: Spike coding. Bayesian brain: Probabilistic approaches to neural coding (pp. 15 - 47). Cambridge, MA: MIT Press.

16. Eliot, L. (2010). Starting school. Pink brain, blue brain: How small differences grow into troublesome gaps—And what we can do about it. New York: Mariner Books.

17. Farber, I. , Peterman, W. , & Churchland, P. S. (2001). The view from here: The nonsymbolic structure of spatial representation. In J. Branquinho (Ed.), The foundations of cognitive science (pp. 55 - 76). Oxford: Clarendon.

18. Frith, U. , & Blakemore, S. -J. (2005). The learning brain: Lessons for education. Malden, MA: Blackwell.

19. Gazzaniga, M. S. (2008). Is anybody there? Human: The science behind what makes us unique (pp. 276 - 321). New York: HarperCollins.

20. Gazzaniga, M. S. (2011). The way we are. Who's in charge? Free will and the science of the brain (pp. 7 - 41). New York: HarperCollins.

21. Gazzaniga, M. S. (2011). The parallel and distributed brain. Who's in charge? Free will and the science of the brain (pp. 43 - 73). New York: HarperCollins.

22. Gazzaniga, M. S. (2011). The interpreter. Who's in charge? Free will and the

science of the brain (pp. 75 – 103). New York: HarperCollins.

23. Gibb, B. J. (2007). Chemical control: How legal and illegal drugs affect the brain. The rough guide to the brain (pp. 171 – 202). London: Rough Guides Ltd.

24. Gigerenzer, G. , Todd, P. M. , & ABC Research Group. (1999). Fast and frugal heuristics: The adaptive toolbox. Simple heuristics that make us smart (pp. 3 – 34). Oxford: Oxford University Press.

25. Goleman, D. (1995). Trauma and emotional relearning. Emotional intelligence: Why it can matter more than IQ (pp. 200 – 214). London: Bloomsbury.

26. Goleman, D. (1995). The master aptitude. Emotional intelligence: Why it can matter more than IQ (pp. 78 – 95). London: Bloomsbury.

27. Goleman, D. (1995). Anatomy of an emotional hijacking. Emotional intelligence: Why it can matter more than IQ (pp. 13 – 32). London: Bloomsbury.

28. Hawkins, J. , & Blakeslee, S. (2004). A new framework of intelligence. On intelligence (pp. 85 – 105). New York: Times Books.

29. Hardiman, M. M. , & Denckla, M. B. (2010). The science of education: Informing teaching and learning through the brain sciences. In The Dana Foundation (Ed.), Cerebrum 2010: Emerging ideas in brain science. New York: Dana Press.

30. Howard-Jones, P. , Pollard, A. , Blakemore, S. -J. , Rogers, P. , Goswami, U. , Butterworth, B. , . . . Kaufmann, L. (2007). Neuroscience and education, issues and opportunities: A TLRP commentary. Retrieved from http://www. tlrp. org/pub/ documents/Neuroscience%20Commentary% 20FINAL. pdf

31. Jensen, E. (2006). The malleable brain. Enriching the brain: How to maximize every learner's potential (pp. 85 – 112). Alexandria, VA: Association for Supervision & Curriculum Development.

32. Kandel, E. R. , Jessell, T. M. , & Schwartz, J. H. (2000). The anatomical organization of the central nervous system. Principles of neural science (4th ed.). New York: McGraw-Hill Medical.

33. Kandel, E. R. , Jessell, T. M. , & Schwartz, J. H. (2000). The functional organization of perception and movement. Principles of neural science (4th ed.). New

York: McGraw-Hill Medical.

34. Kandel, E. R., Jessell, T. M., & Schwartz, J. H. (2000). Integration of sensory and motor function: The association areas of the cerebral cortex and the cognitive capabilities of the brain. Principles of neural science (4th ed.). New York: McGraw-Hill Medical.

35. Kandel, E. R., Jessell, T. M., & Schwartz, J. H. (2000). From nerve cells to cognition: The internal cellular representation required for perception and action. Principles of neural science (4th ed.). New York: McGraw-Hill Medical.

36. Klingberg, T. (2012). The learning brain: Memory and brain development in children. New York: Oxford University Press.

37. Koch, C. (2004). Neurons, the atoms of perception. The quest for consciousness: A neurobiological approach (pp. 21 – 48). Englewood, CO: Roberts & Company.

38. Koch, C. (2004). Introduction to the study of consciousness. The quest for consciousness: A neurobiological approach (pp. 1 – 20). Englewood, CO: Roberts & Company.

39. LeDoux, J. (2003). Building the brain. Synaptic self: How our brains become who we are (pp. 65 – 96). New York: Viking Penguin.

40. LeDoux, J. (2003). Adventures in time. Synaptic self: How our brains become who we are (pp. 97 – 133). New York: Viking Penguin.

41. McEwen, B. S. (2010). Neurobiology of stress and adaptation: Implications for health psychology, behavioral medicine, and beyond. In M. A. Gernsbacher, R. Pew, L. Hough, & J. Pomerantz (Eds.), Psychology and the real world: Essays illustrating fundamental contributions to society. New York: Worth.

42. Mountcastle, V. B. (1998). Cells and local networks of the neocortex. Perceptual neuroscience: The cerebral cortex (pp. 50 – 77). Cambridge, MA: Harvard University Press.

43. National Research Council. (2000). 5. Mind and brain. How people learn: Brain, mind, experience, and school: Expanded edition (pp. 114 – 128). Washington, DC: The

National Academies Press.

44. OECD. (2007). Understanding the brain: The birth of a learning science. doi: 10. 1787/9789264029132-en: OECD Publishing.

45. Pinker, S. (1997). Thinking machines. How the mind works. New York: Norton.

46. Pinker, S. (1997). Good ideas. How the mind works. New York: Norton.

47. Posner, M. I. , & Rothbart, M. K. (2010). Applying the mechanisms of self-regulation. In M. A. Gernsbacher, R. Pew, L. Hough, & J. Pomerantz (Eds.), Psychology and the real world: Essays illustrating fundamental contributions to society. New York: Worth.

48. Posner, M. I. , & Rothbart, M. K. (2007). Relating brain and mind. Educating the human brain (pp. 25 – 53). Washington, DC: American Psychological Association.

49. Posner, M. I. , & Rothbart, M. K. (2007). Preparing for school. Educating the human brain (pp. 209 – 216). Washington, DC: American Psychological Association.

50. Posner, M. I. , & Rothbart, M. K. (2007). Literacy. Educating the human brain (pp. 147 – 172). Washington, DC: American Psychological Association.

51. Posner, M. I. , & Rothbart, M. K. (2007). Numeracy. Educating the Human Brain (pp. 173 – 187). Washington, DC: American Psychological Association.

52. Prensky, M. (2012). Turning on the lights. From digital natives to digital wisdom (pp. 55 – 66). Thousand Oaks, CA: Corwin.

53. Purves, D. , Augustine, G. J. , Fitzpatrick, D. , Hall, W. C. , LaMantia, A. -S. , McNamara, J. O. , & White, L. E. (2008). Voltage-dependent membrane permeability. Neuroscience (4th ed. , pp. 41 – 60). Sunderland, MA: Sinauer Associates.

54. Purves, D. , Augustine, G. J. , Fitzpatrick, D. , Hall, W. C. , LaMantia, A. -S. , McNamara, J. O. , & White, L. E. (2008). Neurotransmitters and their receptors. Neuroscience (4th ed. , pp. 119 – 152). Sunderland, MA: Sinauer Associates.

55. Purves, D. , Augustine, G. J. , Fitzpatrick, D. , Hall, W. C. , LaMantia, A. -S. , McNamara, J. O. , & White, L. E. (2008). Synaptic transmission. Neuroscience (4th ed. , pp. 85 – 118). Sunderland, MA: Sinauer Associates.

56. Purves, D. , Augustine, G. J. , Fitzpatrick, D. , Hall, W. C. , LaMantia, A. -S. , McNamara, J. O. , & White, L. E. (2008). Channels and transporters. Neuroscience (4th ed. , pp. 61 – 84). Sunderland, MA: Sinauer Associates.

57. Reisberg, D. (2010). The neural basis of cognition. Cognition: Exploring the science of the mind (pp. 25 – 55). New York: Norton.

58. Reisberg, D. (2010). The science of the mind. Cognition: Exploring the science of the mind (pp. 3 – 23). New York: Norton.

59. Restak, R. , & Kim, S. (2010). Long-term memory: Imaging the future by remembering the past. The playful brain: The surprising science of how puzzles improve the mind (pp. 57 – 86). New York: Riverhead Books.

60. Rieke, F. , Warland, D. , de Ruyter von Steveninck, R. , & Bialek, W. (1998). Foundations. Spikes, exploring the neural code (pp. 19 – 99). Cambridge, MA: The MIT Press.

61. Shenk, D. (2010). How to ruin (or inspire) a kid. The genius in all of us (pp. 128 – 143). New York: Anchor Books.

62. Society for Neuroscience. (2008). Brain facts: A primer on the brain and nervous system. Washington, DC: Society for Neuroscience.

63. Sousa, D. A. (2010). Mind, brain, & education: Neuroscience implications for the classroom. Bloomington: Solution Tree.

64. Sousa, D. A. (2005). How the brain processes information. How the brain learns (3rd ed.). Thousand Oaks, CA: Corwin.

65. Sousa, D. A. (2005). The power of transfer. How the brain learns (3rd ed.). Thousand Oaks, CA: Corwin.

66. Sousa, D. A. (2005). The brain and the arts. How the brain learns (3rd ed.). Thousand Oaks, CA: Corwin.

67. Sylwester, R. (2007). The arts and humanities: Going beyond reality. The adolescent brain: Reaching for autonomy (pp. 111 – 120). Thousand Oaks, CA: Corwin.

68. Sylwester, R. (2007). Productivity and vocation: Maintaining our Planet. The adolescent brain: Reaching for autonomy (pp. 57 – 67). Thousand Oaks, CA: Corwin.

69. Sylwester, R. （2010）. Mastering movement：From imitation to exploration. A child's brain：The need for nurture (pp. 19 – 32). Thousand Oaks, CA：Corwin.

70. Tokuhama-Espinosa, T. （2009）. The new science of teaching and learning：Using the best of mind, brain, and education science in the classroom. New York：Teachers College Press.

312 **II. 选定的示例中未包含的已确定的资源**

序号	标准代码 （见以下要点）	
1	焦点	Armstrong, T. （2009）. Multiple intelligences in the classroom （3rd ed.）. Alexandria, VA：Association for Supervision ＆ Curriculum Development.
2	样式	Bloom, F. E. （2007）. Best of the brain from Scientific American：Mind, matter and tomorrow's brain. New York：Dana Press.
3	焦点	Dickmann, M. H. , ＆ Stanford-Blair, N. （2002）. A Louis moment. Connecting leadership to the brain （pp. 3 – 11）. Thousand Oaks, CA：Corwin.
4	深度	Erlauer, L. （2003）. The brain-compatible classroom：Using what we know about learning to improve teaching. Alexandria, VA：Association for Supervision ＆ Curriculum Development. Notes：1
5	样式	Ferrari, M. , ＆ Vuletic, L. （Eds.）. （2010）. Developmental relations among mind, brain and education （Essays in honor of Robbie Case）. New York：Springer.
6	样式	Gardner, H. , ＆ Traub, J. （2010）. A debate on "Multiple Intelligences." In The Dana Foundation （Ed.）, Cerebrum 2010：Emerging ideas in brain science. New York：Dana Press.
7	深度、日期	Given, B. K. （2002）. Teaching to the brain's natural learning systems. Alexandria, VA：Association for Supervision ＆ Curriculum Development. Notes：2
8	深度、日期、重点	Gregory, G. H. , ＆ Parry, T. （2006）. Designing brain compatible learning （3rd ed.）. Thousand Oaks, CA：Corwin.
9	日期	Jensen, E. （2005）. Teaching with the brain in mind. Alexandria, VA：Association for Supervision ＆ Curriculum Development.

续表

序号	标准代码 （见以下要点）	
10	日期	Jensen, E. （2006）. Enriching the brain. Alexandria, VA： Association for Supervision & Curriculum Development.
11	日期	Kotlyar, B. I. (1992). Habituation plasticity in the nervous system (pp. 33 - 48). Philadelphia, PA： Gordon and Breach Science Publishers.
12	样式	Ramachandran, V. S., & Blakeslee, S. (1999). Phantoms in the brain： Probing the mysteries of the human mind. London： Harper Perennial.
13	重点	Sousa, D. A. （2003）. Brain-compatible curriculum. The leadership brain： How to lead today's schools more effectively (pp. 90 - 100). Thousand Oaks, CA： Corwin.
14	重点	Sprenger, M. （2005）. How to teach so students remember. Alexandria, VA： Association for Supervision & Curriculum Development.
15	重点	Sullo, B. (2009). The motivated student： Unlocking the enthusiasm for learning. Alexandria, VA： Association for Supervision & Curriculum Development.
16	限制	Sylwester, R. （2003）. A biological brain in a cultural classroom. Thousand Oaks, CA： Corwin.
17	重点	Tilestone, D. E. （2005）. 10 best teaching practices： How brain research, learning styles, and standards define teaching competencies (2nd ed.). Thousand Oaks, CA： Corwin.
18	深度，日期	Willis, J. （2006）. Research-based strategies to ignite student learning: Insights from a neurologist and classroom teacher. Alexandria, VA： Association for Supervision & Curriculum Development.
19	重点	Willis, J. （2007）. Brain-friendly strategies for the inclusion classroom. Alexandria, VA： Association for Supervision & Curriculum Development.
20	重点	Winter, P. （2010）. Engaging families in the early childhood development story—Neuroscience and early childhood development, MCEECDYA, Canberra. （Obtained from PISA 2015 Module 09 report, May 2012）
21	样式	Wolfe, P. （2010）. Brain matters： Translating research into classroom practice （2nd ed.）. Alexandria, VA： Association for Supervision & Curriculum Development.

313

"标准代码"要点：

深度：出于符合本书的目的和受众需求的深度限制

日期：适合于本书的目的和受众需求的日期

- 日期在指定时间范围之外的资源

- 在与本书目的相符的框架之外的文献

重点：出于符合本书的目的和受众需求的重点限制

- 儿童早期

- 高等教育

- 成人学习

- 家长

- 领导能力

- 没有充分关注大脑科学

314

- 没有足够的脑科学基础作为支撑、符合本书目的的观点

- 与本书目的相关，但仅有狭窄或不同的重点/目标的相关资源

样式：出于符合本书的目的和受众需求的样式限制

- 对于受众而言未被充分解释的、不合适的技术性语言/观点

- 基于本书的目的和受众而言不够技术性的

- 与本书目的相比，叙述重点有偏差，或没有充分的说明性强调

限制：已超过可引用某一作者的章节限制

- 为了突出代表性，**核心**对每位作者的引用量最多限于四章

- 或作者的观点已在另一个资源中呈现